AF860335

DE L'ÉCOLE ODONTOTECHNIQUE DE PARIS À L'U.F.R. D'ODONTOLOGIE

50 ans d'Entretiens de Garancière

Médecine à travers les siècles

Collection dirigée par le Docteur Xavier Riaud

L'objectif de cette collection est de constituer « une histoire grand public » de la médecine ainsi que de ses acteurs plus ou moins connus, de l'Antiquité à nos jours. Si elle se veut un hommage à ceux qui ont contribué au progrès de l'humanité, elle ne néglige pas pour autant les zones d'ombre ou les dérives de la science médicale.
C'est en ce sens que – conformément à ce que devrait être l'enseignement de l'histoire –, elle ambitionne une « vision globale » et non partielle ou partiale comme cela est trop souvent le cas.

Dernières parutions

Patrice PINET, *Beethoven face à la maladie et aux médecins*, 2025.
Sylvie MAS, *Le statut des émotions dans l'Antiquité grecque et chinoise*, 2025.
Sylvie MAS, *Santé globale. Des soins de santé primaires à la santé intégrative*, 2025.
Michel A. GERMAIN, *Les pionniers de la microchirurgie*, 2025.
Hubert JOHANET, *La chirurgie cœlioscopique Histoire d'une révolution*, 2025.
Jacques VASSAULT, *Contribution à l'histoire de l'asile d'aliénés d'Évreux. Tome IV : Les situations*, 2025.
Jacques JAUME, *Georges Simenon, Maigret et la médecine*, 2025.
Wies DULFER, *Ethnomédecine et soins oculaires modernes au Tchad. Une croisade contre la cécité*, 2025.
Xavier RIAUD, *Histoire de la dentisterie vétérinaire*, 2025.
Xavier RIAUD, *Histoires de l'art dentaire*, 2025.
Patrick Albert POGNANT, *René Crevel. À poumons perdus*, 2025.
Georges TRAVERT, Aleksander EDELMAN, et Isabelle SERMET-GAUDELUS, *La fatalité de la mucoviscidose sera-t-elle vaincue ? Histoire et succès*, 2024.
Patrice PINET, *Christoph Wilhelm Hufeland, hygiéniste, professeur de médecine et premier médecin à la cour de Prusse. 1762-1836*, 2024.
Françoise GUILLON-METZ, *Des diabétiques célèbres. De l'Antiquité à nos jours*, 2024.
Xavier RIAUD, *Expérimentations nazies bucco-dentaires. Éthique médicale et histoire*, 2024.
Mathilde HAGELSTEIN, *Henri Petit, dentiste nancéien pendant la Grande Guerre*, 2024.
Michel A. GERMAIN, *Cancers et reconstructions médico-chirurgicales à travers les siècles*, 2024.
Xavier RIAUD, *Cowboys, Indiens et... dentistes. Une autre façon de voir le Far West*, 2024.

Sous la direction de
l'Association Universitaire d'Odontologie Garancière

DE L'ÉCOLE ODONTOTECHNIQUE DE PARIS À L'U.F.R. D'ODONTOLOGIE

50 ans d'Entretiens de Garancière

Avec la collaboration d'Ava Bismuth Pariente

Commentaires de Xavier Riaud

Préface de Nelly Pradelle-Plasse et Steve Toupenay

L'Harmattan

Ce livre comprend la réédition de la thèse pour le diplôme d'État de docteur en chirurgie dentaire de la Dr Ava Bismuth Pariente, commentée par le Dr Xavier Riaud

© L'Harmattan, 2025
5-7, rue de l'École-Polytechnique - 75005 Paris
www.editions-harmattan.fr
ISBN : 978-2-336-55580-5
EAN : 9782336555805

Souvenirs…

Au numéro cinq de la rue Garancière
Il était une école, on l'appelait « dentaire ».
C'était notre école et elle nous était chère.
Pas très élégante, elle savait pourtant nous plaire
Par son charme désuet et son aspect austère.
Certes, on y trouvait des compères et des commères ;
Les cancans, en ces temps, on ne s'en lassait guère.
Nous avons mûri, pris de l'âge, du caractère
Et notre vieille maison plus que centenaire
À aussi changer d'appellation : U.E.R.
Elle s'est transformée, rajeunie, agrandie, fière
D'être devenue faculté à part entière.
Et soudain, une nouvelle, un coup de tonnerre :
Bientôt le départ, la dispersion, le transfert
La conduirait à Bercy, la Salpêtrière
Et aussi Rothschild, pour une nouvelle carrière ?
À l'ombre de Saint-Sulpice, il y avait naguère
Une vieille école que l'on appelait « dentaire ».
C'était mon école, elle m'était familière.
Son départ devenu, paraît-il, nécessaire
Laissera des regrets, ce n'est pas un mystère,
À ceux qui associent « jeunesse » à Garancière.
Mais, trêve de nostalgie : souhaitons au contraire
Plein succès à la nouvelle faculté dentaire.

Poésie de Pierre Orlovetsky[1]
Docteur en Sciences odontologiques
Ancien Professeur à la Faculté de chirurgie dentaire de l'Université Paris VII

[1] Cf. https://entretiensgaranciere.fr ; cf. A.U.O.G., communication personnelle, Paris, 2025, avec l'aimable autorisation de son président, le Pr Bernard Picard.

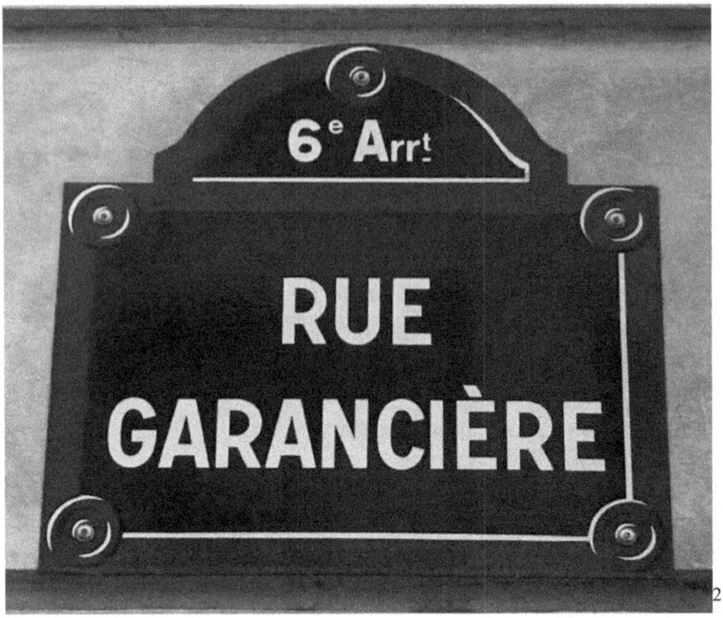

[2]

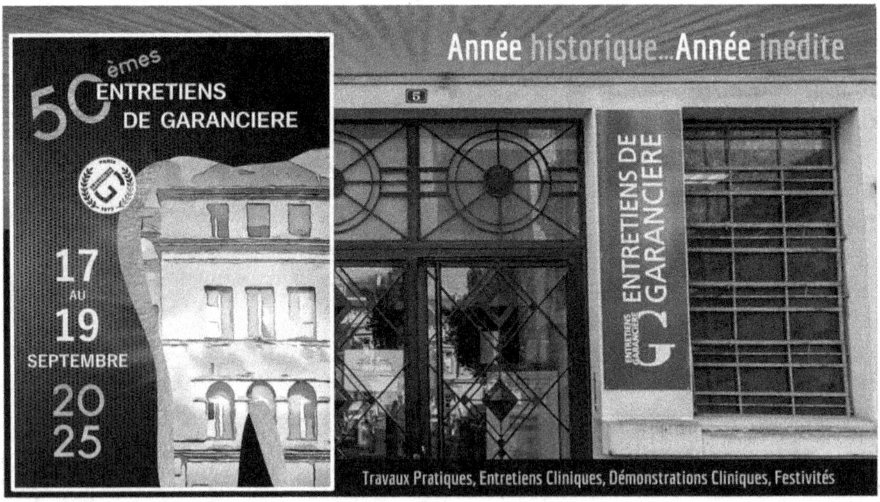

[3]

[2] Cf. Riaud Xavier, collection privée, 2025, © Xavier Riaud.
[3] Cf. Pradelle-Plasse Nelly, communication personnelle, 2025, © Nelly Pradelle-Plasse.

Préambule

En préambule de cet ouvrage anniversaire, je souhaiterais reprendre les mots figés sur papier écrits par les Prs Nadine Forest, alors Doyenne de la Faculté de chirurgie dentaire de l'Université Paris VII, et Albert A. Clément, président de l'A.U.O.G., dans le petit fascicule intitulé « Centenaire de Garancière (1882-1982) » édité par la Faculté lors de cet autre anniversaire.

« Célébrer le Centenaire de « Garancière », c'est retracer l'histoire de l'Association de l'École Odontologique de Paris.
Pénétrer l'identité profonde des hommes disparus qui l'ont fondée.
Faire connaître ce qu'ils ont conçu et voulu pour enseigner, perfectionner, réglementer l'art dentaire en France et le porter ainsi au plus haut niveau.
Rappeler l'œuvre accomplie au cours d'un siècle par leurs successeurs, dont la volonté a permis de mettre en place des structures s'adaptant aux progrès des Sciences et des Techniques, afin de les transmettre.
Montrer enfin la continuité de pensée, de l'esprit « Garancière » qui règne encore au sein de la Faculté de Chirurgie Dentaire de l'Université Paris VII, une des plus anciennes École Dentaires de France. »

Je ne pense pas pouvoir argumenter plus. Ce que ces deux éminents praticiens disent est juste et c'est toujours le cas aujourd'hui...
Dentiste et historien de cœur, c'est aussi pour ces raisons que j'ai accepté la mission de concevoir et d'écrire cet ouvrage lorsque mon confrère Steve Toupenay et ma consœur Nelly Pradelle, tous deux enseignants à l'U.F.R. Odontologie Université Paris Cité et coprésidents des Entretiens de Garancière pour l'année 2025, m'ont demandé de réfléchir à un projet commémoratif à l'occasion du 50ème anniversaire de ce célèbre congrès.

Xavier Riaud

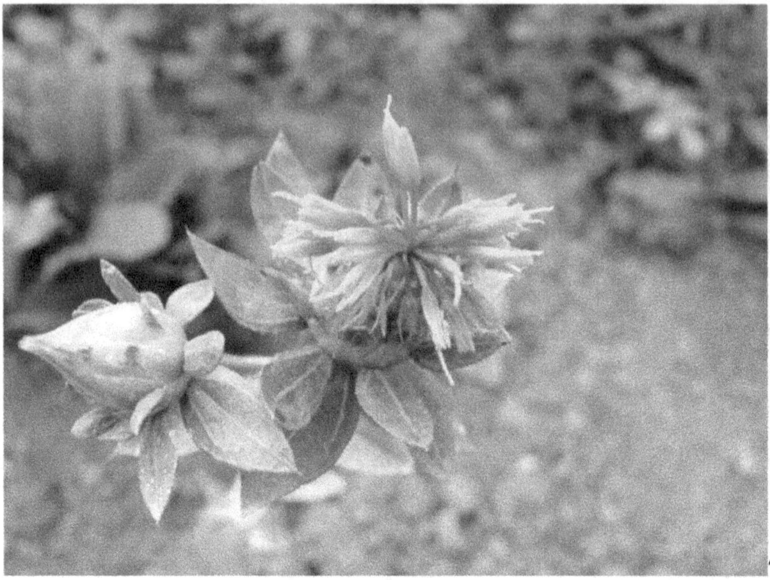[4]

Rubia Tinctorum : la fleur de Garance donnait sa couleur rouge aux pantalons des soldats français pendant la Première Guerre mondiale. Les cuves de teintures se situaient au numéro 8. La rue était parcourue par un ruisseau, avec cette coloration si particulière, qui passait en-dessous du bâtiment du 5, rue Garancière.

[4] Cf. Toupenay Steve, communication personnelle, 2025, © Steve Toupenay.

Préface

Le Dr Brasseur, premier directeur de l'Institut odontotechnique ancêtre de l'U.F.R. d'Odontologie Paris VII, souhaite en 1879, dans sa fonction : *« Élever le niveau moral et scientifique de la profession en France. »*
Ces mots résonnent comme un écho, car c'est l'objectif que nous nous sommes assignés à travers les Entretiens de Garancière, mais aussi à travers notre mission d'enseignement universitaire.
Il s'agit d'une maxime que nous expliquons à nos étudiants dans leur quête de rigueur, d'exigence et d'excellence. Mais, ce sont aussi ces mots que nous partageons avec nos collègues et confrères-consœurs dans le dévouement, dans la solidarité ou l'abnégation qui nous animent entre nous ou pour nos patients, dans le succès, dans la gestion des échecs parfois aussi ou encore dans la transmission du savoir en particulier lors des Entretiens de Garancière.
Ce sont ces mots, associés à l'adage de l'Association universitaire odontologique de Garancière (A.U.O.G.) *« Transmettre et éduquer »*, qui constituent le lien historique entre tous les praticiens qui ont enseigné à Garancière, une institution séculaire, une des plus vieilles facultés dentaires de France. Lorsqu'on franchit cette lourde porte noire du 5, rue Garancière, l'âme de tous les grands praticiens qui ont marqué l'institution vous émeut et laisse-en vous une trace indélébile.
Ce sont ces mots toujours, riches en symboles, qui nous font mesurer l'importance de notre devoir de transmission, mais aussi l'honneur et le privilège d'être né professionnellement dans cet endroit mythique après ce fameux concours de médecine si difficile, d'y avoir grandi en tant qu'étudiant, d'avoir reçu les connaissances de praticiens savants aussi remarquables parfois célèbres, des références internationales pour la plupart, et d'y évoluer, de s'y épanouir chaque jour en tant qu'enseignant au milieu de nos étudiants.

Nous pensons fermement que c'est de l'union entre des universitaires reconnus pour leurs compétences et leurs publications, et des professionnels libéraux que naissent l'échange, et l'émulation scientifique, et pratique nécessaires au bien du patient. Cette mixité riche est l'une des valeurs ajoutées pérennes depuis la naissance des Entretiens de Garancière jusqu'à cette 50e édition, que l'avenir devra cimenter physiquement, et spirituellement. Ce bâtiment de Garancière, dans lequel siègent l'amphithéâtre en chêne historique et maintenant des salles de travaux pratiques de haute technologie, favorise la transmission du savoir.
Nous mesurons la responsabilité qui nous a été confiée par nos maîtres d'intégrer cette association reconnue d'utilité publique, de poursuivre cette mission, de détecter et de former la prochaine génération qui nous succèdera dans l'esprit originel des Entretiens de Garancière.

Nous avons voulu ce livre afin que tous vous puissiez ressentir, comprendre cet esprit Garancière qui est nôtre et qui nous est si cher, lien conducteur de tous les Entretiens de Garancière depuis le premier en 1974, mais qui avait été imaginé par le Pr Guy Penne dès 1973, peut-être dont l'idée avait germé dans son intelligence fertile dès 1972. Un symbole de pérennité dans la relation entre les entretiens de Garancière et le Sénat perdure encore 50 ans après !
Nous avons voulu ce livre afin que vous puissiez tous comprendre et peut-être nous accompagner, et poursuivre dans la tâche qui est la nôtre.
Nous avons voulu cet ouvrage afin que dans les prochaines décennies, d'autres puissent s'y référer sans rencontrer de difficultés dans leur quête d'informations sur l'histoire de notre université, de notre association ou de notre congrès mondialement reconnu avec le temps par sa dynamique nouvelle au service de la formation continue nécessaire, et obligatoire maintenant : rendre l'excellence accessible pour l'appliquer de manière pragmatique afin de parfaire l'offre de soins des patients à des praticiens formés.
Au fil des ans, ce congrès dont les affiches jalonnaient les escaliers du bâtiment, permettant d'accéder à chaque étage de cette ruche bourdonnante, a effectivement acquis une renommée par son excellence scientifique, mais surtout par cette proximité qui existe entre le sachant et le praticien.
Nous avons souhaité cet opus en hommage à nos maîtres, en hommage à notre faculté, en hommage à nos collègues, en hommage à l'A.U.O.G. et en hommage aux Entretiens de Garancière qui nous sont si chers et dont nous fêtons cette année le cinquantième anniversaire.

C'est pour toutes ces raisons que nous avons demandé à notre confrère et ami, Xavier Riaud dont le travail d'historien de l'art dentaire est largement reconnu en France et par l'Académie nationale de chirurgie dentaire, d'écrire et de concevoir ce livre commémoratif.
Xavier s'est immergé dans notre histoire avec ferveur, il s'est imprégné de cet esprit. C'est d'ailleurs lui qui a eu l'idée, comme un clin d'œil, après une brève recherche, de publier la thèse de notre consœur Ava Bismuth Pariente, avec son accord bien évidemment, et d'y ajouter des commentaires naturellement bienveillants qui viennent en complément afin d'expliquer le contexte, les rivalités d'époque et de clarifier un certain nombre d'éléments historiques demeurés peut-être un peu flous.
Vous y apprendrez beaucoup de choses, mais nous vous laissons le plaisir de la découverte. Xavier Riaud a réalisé un travail considérable, un travail qui restera assurément. Nous l'en remercions.

Bien évidemment, nous avons sollicité l'ensemble des membres du conseil d'administration de l'A.U.O.G., l'ensemble des directeurs des précédents Entretiens de Garancière et les doyens qui ont apporté leur soutien indéfectible aux Entretiens de Garancière. Nous avons également apporté notre regard critique sur l'ensemble afin que chaque mot permette, même aux profanes ou aux confrères-consœurs extérieurs à notre univers, d'en ressentir l'essence si essentielle pour nous.

L'âme, l'esprit de Garancière condensé dans un livre que nous avons souhaité vous offrir pour fêter les 50 ans des Entretiens de Garancière… En souvenir, en hommage nous l'avons dit, en cadeau…
Bon anniversaire !
Bonne lecture !

Dr Nelly Pradelle-Plasse et Dr Steve Toupenay
Coprésidents des Entretiens de Garancière 2025.

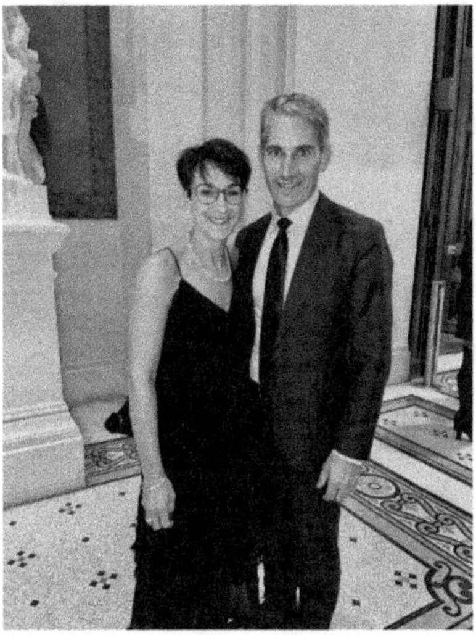

Dr Steve Toupenay
Spécialiste qualifié en médecine bucco-dentaire
Expert judiciaire près la Cour d'appel de Paris.
Expert agréé par la Cour de cassation

Dr Nelly Pradelle-Plasse
MCU-PH Université Paris Cité
AP-HP Hôpital Rothschild
Laboratoire Multimatériaux et Interfaces (équipe BIO, CNRS UMR 5615)

En hommage à la Pr Muriel de la Dure-Molla, notre collègue et amie, présidente scientifique du congrès, qui vient de nous quitter (juillet 2025).

Chapitre I –
Bismuth Ava[5],
Histoire et évolution de l'École odontotechnique de Paris depuis sa création à l'inauguration de l'Université Paris VII,
Thèse Doct. Chir. Dent. U.F.R. Odontologie Paris VII, 2018.

[5] Jury de thèse : Pr Vianney Descroix (président), Dr Philippe Gateau (directeur), Dr Jean-François Nguyen (assesseur), Dr Hélène Range (assesseur), Dr Justine Scaviner (assesseur), Dr Bouchra Sojod (assesseur), Dr Eliott Zaghroun (assesseur).

Avant-propos

Nous allons nous pencher sur l'histoire de la dentisterie en remontant le plus loin possible dans les époques, afin d'étudier ce qu'était l'art dentaire à son commencement, et comment celui-ci a évolué au fil du temps. *« On ne connaît bien une science que lorsque l'on en connaît l'histoire »* a dit Auguste Comte[6].
Une image amusante est apportée en introduction du livre *Deux écoles dentaires.* L'art dentaire est né avec Adam et Ève lorsqu'Ève a croqué dans le fruit défendu. Elle y a laissé son empreinte dentaire, la première empreinte.
Le tout premier marqueur d'une trace de dentisterie que l'on retrouve remonte à l'an 3 000 avant J.-C. à Sumer. Il s'agit d'un étui d'or retrouvé dans des fouilles qui contient un cure-dent, un cure-oreille et une pince à épiler. On retrouve quelques documents chez les Assyriens et Babyloniens à cette même époque qui associent plutôt l'art dentaire à la médecine qui est pratiquée sous forme de magie à cette époque. C'est en Égypte, à Louqsor, qu'Ebers a trouvé un papyrus datant de 3 700 avant J.-C. où sont décrits des remèdes contre les maux de dents et de gencives. On retrouve également dans le Talmud des preuves que les Hébreux ont pratiqué des soins dentaires, tout comme en Chine, sous l'empereur Houang Ty.
C'est avec Hippocrate (460-380 avant J.-C.) que la médecine prend tout son essor : *« Hippocrate*, nous dit Ailianos, *s'élève au-dessus des médecins de son temps. Il est l'un de ces hommes qui, sans l'aide d'appareils spéciaux, par la seule pénétration de leur esprit et de leur puissance d'observation, ont découvert les vérités fondamentales, sources d'autres vérités. »* Il a étudié l'anatomie dentaire, les pathologies, les thérapeutiques. Chez les Romains à cette même époque, des bridges fixés ou amovibles sont découverts. La civilisation arabe a également contribué à l'histoire de l'art dentaire, avec deux médecins essentiels comme Abulcasis, qui a recommandé les bains de bouche salés et découvert les instruments pour réaliser les extractions, et Avicenne, qui a pensé à la trépanation pour les soins pulpaires. Durant cette période, l'art dentaire se détache de la médecine et se pratique plutôt comme un artisanat.
Au Moyen Âge, peu de nouvelles découvertes sont faites dans le domaine de l'odontologie, ceci jusqu'au début de la Renaissance. Néanmoins, un personnage marque cette période : Guy de Chauliac (1298-1368), auteur de *La grande Chirurgie*, livre publié en 1363. C'est au cinquième chapitre de son ouvrage qu'il traite de la langue et des dents. Il décrit notamment l'anatomie dentaire, liste les pathologies dentaires, évoque la prévention.
La Renaissance est ensuite une période d'acquisition de connaissances avec le développement des notions d'anatomie, la remise en cause de la théorie des

---

[6] Cf. Bismuth Ava, *Histoire et évolution de l'École odontotechnique de Paris depuis sa création à l'inauguration de l'Université Paris VII*, Thèse Doct. Chir. Dent. U.F.R. Odontologie Paris VII.

humeurs des dents et l'émergence d'une approche plus médicale de l'odontologie. En Italie, Léonard de Vinci décrit l'anatomie du sinus maxillaire et des dents, et Andréas Vésale, celle des os, et muscles du crâne. Fallope et Eustache font les premières investigations sur le follicule dentaire. En France, Ambroise Paré, barbier puis père de la chirurgie, est l'auteur de la citation suivante : *« La douleur des dents est la plus grande et la plus cruelle qui soit entre toutes les douleurs sans mort. »* Il écrit dans ses ouvrages sur les avulsions dentaires et décrit plusieurs instruments. Il s'intéresse également aux obturateurs palatins. Malgré le caractère encore artisanal de la dentisterie, Hémard doute de la théorie du ver dans les dents et les auteurs allemands (Stocker et Fabry) conçoivent les premiers traitements et une médicalisation plus forte de la dentisterie. Les professions médicales continuent de se développer sous l'influence religieuse de l'Église qui donne à la médecine un esprit plus mystique que scientifique, qui interdit la dissection pour le respect du corps humain. La médecine se développe aussi par l'influence sociale, qui offre de nombreux privilèges aux médecins considérés comme savants.
Tout commence sous Louis XIV, mais c'est une autre histoire…

Genèse de Garancière

L'année 1699 est un tournant dans l'histoire de la dentisterie : c'est la naissance d'une thérapeutique essentiellement dentaire, pratiquée par des gens dont c'est le métier. 1699 est une date bien précise, celle des textes royaux qui, en France, ont établi le dentiste pour la première fois dans la société française, à travers un cadre législatif placé sous l'autorité du Chirurgien du Roi.

Au XVIIe siècle, sous le règne de Louis XIV, il existe deux catégories bien distinctes de soignants : les médecins, considérés comme savants, formés dans les universités, peu nombreux, et les chirurgiens formés par empirisme, qui sont beaucoup plus nombreux. Les médecins s'occupent des gens riches surtout. Les chirurgiens, eux, sont plutôt considérés comme des artisans et sont subordonnés aux médecins, qui sont le cerveau. Les chirurgiens, quant à eux, sont les mains. La dentisterie est alors une activité marginale et mal considérée, les dentistes exerçant plusieurs métiers à la fois : une grande partie est composée de barbiers, mais aussi de vendeurs d'élixirs, d'autres encore remettent les membres déboîtés à leur place. Les barbiers réalisent des chirurgies simples, des évacuations d'abcès, supervisés par des médecins.

Louis XV a réuni, en une seule communauté, les chirurgiens et barbiers-chirurgiens, qui ont mené une lutte stérile tout au long du siècle pour que cette communauté reste tout de même sous l'autorité des médecins. La Cour royale disposait néanmoins d'un opérateur pour les dents, nommé Dupont. Il soignait et entretenait les dents du Roi.

Des travaux importants ont été effectués durant le XVIIe siècle, par des Néerlandais sur le rôle des vers dans les pathologies dentaires. Le dentateur Gilles, l'un des tout premiers dentistes de la capitale, a publié une petite plaquette qui s'intitule *Des remèdes contre le mal de dents*. Il explique notamment le rôle des vers dans la survenue d'une carie. Le médecin Guyon a écrit, à ce propos, dans un cours de médecine pratique : *« Il s'engendre des vers des dents, desquels une douleur est excitée. On les fera mourir par choses amères, par lavement avec centaurée, coloquinte, semences d'oignons ou de poireaux, par application, dans le creux de la dent, de la poudre de corne de cerf mélangée à du miel »*. Andry, en 1700, explique : *« Les vers dentaires s'engendrent aux dents par la malpropreté. Le ver, extrêmement petit, a une tête ronde marquée d'un point noir. C'est ce que j'ai observé au microscope »*. Tous affirment que ces animaux apparaissent spontanément, tous admettent leur rôle déterminant dans le processus cariogène. Fauchard, lui-même, concède : *« On trouve des vers dans les caries des dents, parmi le limon ou le tartre. On les nomme vers dentaires. Je me suis servi du microscope de monsieur de Marteville et je n'ai pu les voir »*. Il est vrai que cette vision parasitaire de la carie remontait aux origines mêmes de la médecine.

En 1686, le Premier Chirurgien Félix opère le Roi d'une fistule anale. C'est un grand succès. Il démontre une parfaite maîtrise de la chirurgie. En parallèle, la

reine décède suite à une erreur de diagnostic des médecins de la Cour. Ces évènements suscitent un regain d'attention en faveur des chirurgiens. Félix obtient alors les faveurs du Roi et demande la reconnaissance de plusieurs chirurgies, dont celles des dents malades. Les faveurs accordées au Premier Chirurgien se répercutent sur toute la communauté, qui pourra construire grâce aux donations un amphithéâtre inauguré en 1694, toujours présent ce jour rue de l'École de Médecine. C'est donc grâce aux compétences de Félix et au roi Louis XIV que les dentistes rentrent officiellement pour la première fois en France dans le monde de la médecine.
C'est à la suite de ces évènements que Louis XIV publie l'Édit de 1699 qui réglemente les statuts et la pratique des chirurgiens.
Au XVIIIe siècle, l'art dentaire prend un tournant et devient une odontologie plus scientifique. Ce changement vient pour beaucoup d'un livre considéré comme le premier ouvrage de chirurgie dentaire moderne.
Pierre Fauchard est né en 1678, en France, et s'engage dans la marine royale à 15 ans. C'est là-bas qu'il découvre son intérêt pour la dentisterie, en côtoyant le chirurgien major du Roi, Alexandre Poterlet. Il remarque que les marins ont fréquemment des douleurs dentaires. Il devient médecin de combat. Il s'installe à Angers et y exerce au sein de l'hôpital d'Angers où il fournit alors un travail très intéressant. Les pratiques de l'époque se résument à extraire les dents abîmées. Fauchard veut les traiter. Il utilise pour cela de nouveaux instruments, les transforme pour les adapter à l'utilisation qu'il souhaite en faire. Pierre Fauchard, en 1728, publie son célèbre ouvrage Le Chirurgien-dentiste ou Traité des dents. Ce livre est essentiel, car Fauchard est le premier à partager ses connaissances avec le public. Il livre ses observations, ses recherches, ses procédés techniques.

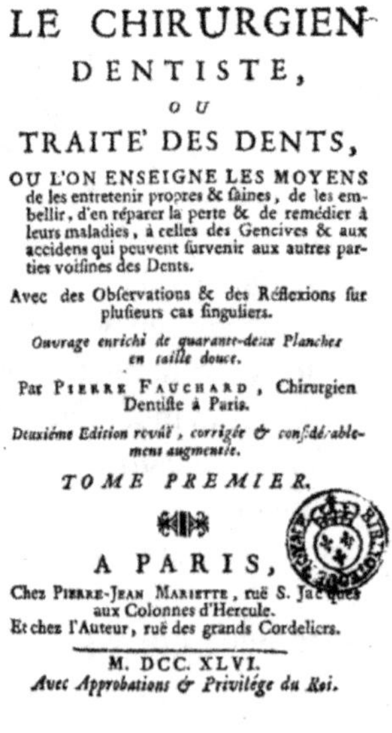
LE CHIRURGIEN
DENTISTE,
OU
TRAITE' DES DENTS,
OU L'ON ENSEIGNE LES MOYENS de les entretenir propres & ſaines, de les embellir, d'en réparer la perte & de remédier à leurs maladies, à celles des Gencives & aux accidens qui peuvent ſurvenir aux autres parties voiſines des Dents.
Avec des Obſervations & des Réflexions ſur pluſieurs cas ſinguliers.
Ouvrage enrichi de quarante-deux Planches en taille douce.
Par PIERRE FAUCHARD, Chirurgien Dentiſte à Paris.
Deuxiéme Edition revûë, corrigée & conſidérablement augmentée.
TOME PREMIER.
A PARIS,
Chez PIERRE-JEAN MARIETTE, ruë S. Jacques aux Colonnes d'Hercule.
Et chez l'Auteur, ruë des grands Cordeliers.
M. DCC. XLVI.
Avec Approbations & Privilége du Roi.

Le célèbre ouvrage de Pierre Fauchard est composé de 38 chapitres traitant de :
– la structure, l'origine, le développement de l'organe dentaire ;
– l'apparition des dents de lait, les remèdes contre la douleur pour l'enfant ;
– l'utilité des dents ;
– le régime et l'entretien nécessaires pour conserver les dents ;
– l'entretien des dents blanches et « raffermir » la gencive ;
– les causes des maladies dentaires, alvéolaires et parodontales, les pronostics et diagnostics ;
– la sensibilité dentaire ;
– les différentes caries et leurs causes ;
– observer la carie avant d'extraire la dent ;
– la trépanation de la dent lorsqu'elle est douloureuse ;
– le tartre et ses effets ;
– l'idée générale sur les pratiques énoncées dans les chapitres suivants ;
– la situation et les attitudes du malade et du dentiste l'un envers l'autre ;
– les observations pré per et post-extraction ;
– comment ouvrir la bouche de force si elle est bloquée suite à un trauma ;
– la structure, l'étendue, la connexion, et l'usage des gencives ;
– les maladies des gencives, les traitements ;
– les épulis et les traitements ;
– les abcès et les traitements ;
– les ulcérations et les traitements ;
– les fistules et les traitements ;
– les effets du scorbut sur les dents, gencives et os, et leurs traitements ;
– les accidents qui surviennent sur les parties proches ou plus éloignées des dents suite à la carie ;
– 10 observations sur les dents ;
– 6 observations sur les dents régénérées ;
– les observations sur les dents avec éruption tardive ou absence d'éruption ;
– 5 observations sur les dents solidarisées ;
– 12 observations sur les malformations dentaires ;
– la luxation dentaire ;
– 5 observations sur les dents réimplantées (ou transplantées dans une bouche étrangère) ;
– 2 observations sur dents projetées dans le sinus maxillaire lors de l'extraction ;
– 3 observations sur les excroissances pierreuses formées sur les dents ;
– 4 observations sur les maux de tête causés par les dents ;
– 2 observations sur les effets du scorbut dans la cavité buccale ;
– 12 observations sur les tumeurs et abcès dus aux dents ;
– les observations sur les irritations de la langue, des joues et des gencives dues aux frottements ;
– les ulcères causés par la dent de sagesse ;
– 6 observations singulières.

La diversité des sujets traités par Pierre Fauchard est impressionnante. Cela touche à pratiquement toutes les disciplines : histologie, pédodontie, prothèse, chirurgie, traumas, parodontie, pathologies pulpaires, orthodontie, médecine orale et pathologie des tissus mous... Il publie par la suite un deuxième volume où la parodontite occupe le quart de l'ouvrage. Il est le premier à décrire cette maladie et à proposer un traitement qui est, dans ses grandes lignes, toujours pratiqué de nos jours. Il consiste en un nettoyage des dents, un traitement des lésions gingivales, un équilibre occlusal, une contention, une hygiène générale et locale. Le nom de « maladie de Fauchard » a d'ailleurs été donné à la parodontite. Fauchard apporte donc énormément dans le domaine scientifique de la dentisterie, mais il met en exergue, dans sa préface, le déshonneur qu'a connu la profession à cause du charlatanisme et aborde alors l'enseignement, et l'exercice professionnel qui pourraient être mis en place suite aux nouvelles réglementations apportées par l'Édit de 1699.

Suite à l'Édit de 1699, Louis XIV applique une réglementation sur l'exercice de la chirurgie dont la dentisterie, qui interdit l'exercice illégal et le charlatanisme. Déjà quelques années avant l'Édit, l'idée de praticiens spécialistes est amorcée par Dupré de Fleurimont qui écrit, en 1682, dans un ouvrage *Les moyens de conserver des dents belles et bonnes* : *« Il est nécessaire pour le bien du public que ceux qui travaillent à la bouche ne fassent aucune vacation que pour le tirement des dents. Il faut que ceux qui font la profession de tirer seulement les dents soient expérimentés et approuvés idoines par MM. Les Chirurgiens des Universités ; d'autant plus que plusieurs s'en mêlent sans aucune application, se rendant experts en cet art aux dépens et ruine de la santé de chacun ; arrachant dents bonnes ou mauvaises, ou partie de mâchoire, ou dent pour autre... »*. En septembre 1699, cette idée est concrétisée, plus particulièrement au niveau de l'article 102 de l'Édit pour les dentistes : *« Il sera fait défense à tous bailleurs, renoueurs d'os, aux experts pour les dents, aux oculistes, lithotomistes et tous autres, exerçant telle partie de la chirurgie, que ce soit qui ne sont point compris dans les États de la Maison Royale, enregistrés à la cour des Aydes, d'avoir aucun étalage, n'y d'exercer dans la ville et faubourgs de Paris aucune partie de la chirurgie, s'ils n'ont été jugés capables par le Premier Chirurgien du Roi en faisant la légère expérience et en payant les droits [...]sans que les uns et les autres puissent former un corps distinct et séparé, ni prétendre être agrégés à la communauté des Maîtres chirurgiens, ni prendre d'autres qualités que celle d'expert pour la partie de chirurgie sur laquelle ils auraient été reçus. »* On note ici que des qualités sont requises pour la pratique de la chirurgie et qu'elles doivent être reconnues et testées par le premier Chirurgien du Roi, et que chaque praticien doit se limiter à l'exercice pour lequel il a été qualifié. Nous assistons alors à la naissance des praticiens spécialistes qui sont réglementés et reconnus pour la première fois en France. D'autres édits étendent cette réglementation aux provinces comme Versailles, entre 1719 et 1730, puis les autres villes comme

Nantes et Toulouse en 1754 adoptent ces réglementations. À Bordeaux, il y a même la mise en place de deux examens, pratiques et théoriques, pour acquérir le titre de spécialiste. En effet, l'enseignement reste flou durant cette période suivant la publication de l'Édit royal, les cours ne sont pas organisés. Pierre Fauchard qualifie le savoir des praticiens spécialistes de médiocre. C'est en 1786 qu'un nouvel édit apporte une réglementation à l'apprentissage de la profession : Article 27 : *« Ne pourront aucun aspirant être admis à ladite qualité d'experts, s'ils n'ont servi deux années entières et consécutives chez l'un des Maîtres en Chirurgie, ou chez l'un des experts établis dans la ville et les faubourgs de Paris, ou enfin sous plusieurs Maîtres ou Experts des autres villes pendant trois années »*. C'est en cette année 1786 que le Collège royal de chirurgie est inauguré par Louis XV. Un cadre est posé pour l'apprentissage pratique et théorique du métier qui s'apprend chez les Maîtres et experts, pendant une durée de trois ans. L'Institut public de Saint-Côme, de nombreux cours privés, donnés par les professeurs de la Faculté ou du Collège royal, ainsi qu'une littérature importante sont accessibles aux jeunes apprentis. Ce règlement impose alors le passage d'un examen et une formation pratique, pour recevoir le titre d'Expert, puis de Maître, qui sont inscrits dans un catalogue référencé.

Trois hommes sont importants dans cette ère de réglementations et réformes : Mareschal, La Peyronie, et La Martinière qui ont été tous les trois, Premier Chirurgien du Roi. Mareschal crée l'enseignement officiel de la chirurgie en 1724 au collège Saint-Côme. Il aspire à un apprentissage de la chirurgie plus contrôlé et uniforme, et profite de la querelle entre les médecins du Roi et les professeurs de la Faculté pour soumettre au Roi le projet d'Académie royale de Chirurgie en 1731. C'est un projet pensé par La Peyronie et approuvé par Louis XV. L'Académie royale de Chirurgie naît alors en 1731 et connaît un grand succès. Elle est organisée en deux classes d'Académiciens, titre recherché par les praticiens de toute l'Europe tant l'Académie a une bonne renommée. Elle est dirigée par un président né, toujours le Premier Chirurgien du Roi, un vice-président, un directeur, deux commissaires et un secrétaire. Ce qui explique la bonne renommée de l'Académie et son rayonnement dans toute l'Europe, c'est qu'elle est la première structure qui partage les expériences et connaissances scientifiques de chacun au profit du progrès. En effet, Voltaire a écrit : *« Les progrès de la chirurgie furent si rapides et si célèbres dans ce siècle, qu'on venait à Paris des bouts de l'Europe pour toutes les cures et toutes les opérations qui demandaient une dextérité non commune ; non seulement il n'y avait d'excellents chirurgiens qu'en France, mais c'était dans ce seul pays qu'on fabriquait parfaitement les instruments nécessaires »*. Cette Académie de partage et d'échange analyse alors les différentes publications et expériences de tous les praticiens, et délivre des prix aux travaux démontrant une avancée, un progrès. C'est par ce biais notamment que l'art dentaire est entré dans le monde de la chirurgie et a pu se développer. Ainsi, Bunon, le dentiste des Filles du roi, s'intéresse à la pathologie dentaire infantile. Bourdet, quant à lui, expose la luxation à l'intérieur de l'alvéole contre l'odontalgie. Jourdain démontre les capacités des experts en dentisterie dans tout ce qui est chirurgie de la bouche, des sinus, du palais, des lèvres. L'Académie est restée en place durant 62 ans, jusqu'à la période de la Révolution où la pratique de la chirurgie a rencontré de nombreux chamboulements... Malgré de grandes avancées, la Révolution bouleverse toute cette nouvelle organisation des professions médicales, dont celle de la dentisterie. En effet, la nuit du 4 août 1789 célèbre l'abandon des privilèges. Il est vrai que plusieurs titres de médecins et dentistes sont dus à des privilèges, les rois et princes les choisissaient sans forcément se soucier de leurs diplômes. Le 26 août 1789, la Déclaration des droits de l'homme et du citoyen est établie et de nouvelles lois ayant un impact direct sur l'exercice de la dentisterie suivent alors. En mars 1791, les 2 et 7 mars est d'abord mis en place le décret d'Allarde qui supprime toutes les corporations de métiers de l'Ancien Régime. Or, à peu près chaque métier depuis le Moyen Âge, y compris les dentistes, se regroupait en corporations qui réglementaient la profession, son apprentissage, sa formation. Cette loi instaure alors la contribution de patentes, c'est-à-dire que tout individu qui exerce une profession doit payer une contribution.

La loi d'Allarde déclare : *« Il sera libre à toute personne de faire tel négoce ou d'exercer tels profession, art ou métier qu'elle trouvera bons ; mais elle sera tenue de se pourvoir auparavant d'une patente, d'en acquitter le prix suivant les taux ci-après déterminés et de se conformer au règlement de police qui sont ou pourront être fait. »* Puis, le 14 juin 1791 est énoncée la loi Le Chapelier qui accompagne le décret d'Allarde et interdit la reconstitution de toute association professionnelle, que ce soit de patrons ou de salariés.

Voici les articles 1 et 2 :

Art. 1. : *« L'anéantissement de toutes espèces de corporations des citoyens du même état ou profession étant une des bases fondamentales de la constitution française, il est défendu de les rétablir de fait, sous quelque prétexte et quelque forme que ce soit. »*

Art. 2. : *« Les citoyens d'un même état ou profession, les entrepreneurs, ceux qui ont boutique ouverte, les ouvriers et compagnons d'un art quelconque ne pourront, lorsqu'ils se trouveront ensemble, se nommer ni président, ni secrétaires, ni syndics, tenir des registres, prendre des arrêtés ou délibérations, former des règlements sur leurs prétendus intérêts communs. »*

Ces lois de 1791 désorganisent tout ce qui a été mis en place sous l'Ancien Régime, notamment l'idée de payer une patente afin d'exercer un métier et la possibilité pour chacun d'exercer la profession qu'il jugera bonne. Dès lors, n'importe qui pourra exercer la médecine, l'art dentaire, ce qui annonce un retour des abus et du charlatanisme tant combattu jusque-là. La fin du XVIIIe siècle est alors animée d'un grand désordre concernant la pratique de la médecine en général, ainsi que celle de la dentisterie.

En effet, fin 1790, le vent de la Révolution a déclenché des évènements imprévisibles dans la tournure qu'a pris la santé en France. Il y a eu des modifications structurelles économiques et professionnelles qui ont entraîné la suppression des cadres corporatifs qui encadraient les métiers, dont ceux de la santé avec les lois d'Allarde et le Chapelier. Ces idées de liberté et d'égalité annoncent la fin des règlements, contrôles, limitations, grades, titres et places d'honneur, qui occupaient une place importante dans l'exercice de la médecine. Suite à la promulgation des lois de 1791, on assiste sans surprise à une montée considérable du charlatanisme. Toute personne peut exercer toute profession, les titres de Maître et Experts n'existent plus, l'École de Saint-Côme non plus. Le nombre de médecins augmente considérablement, et il n'y a plus de différence entre les anciens praticiens qui possédaient un titre et les nouveaux qui paient une patente (Vidal 1995).

Après les efforts fournis tout au long du XVIIIe siècle pour que l'art dentaire soit une spécialité médicale reconnue et ne soit plus assimilé à de l'artisanat, c'est le retour de l'exercice sans règle de la dentisterie. Ce retour en arrière dans la pratique de la dentisterie a généré de nombreux abus. On ne parle alors plus d'Experts ou de Maîtres, mais d'Officiers de Santé, pour mettre fin à la dignité et aux titres dont jouissaient les médecins.

À quoi correspond cette nouvelle notion d'Officiers de Santé ?

Le terme « officier de santé » a un sens différent suivant qu'il s'agit de la période allant de 1791 à 1803, ou des années suivantes. Ont été officiers de santé entre les années 1791 et 1793, tous les protagonistes des arts de guérir, aussi bien ceux qui possédaient les anciens titres de l'Ancien Régime que ceux qui ont payé une patente sans avoir suivi aucune formation scolaire. Sont devenus officiers de santé à partir de 1793 les praticiens instruits dans une école nationale de santé ou qui, plus simplement, ont reçu d'un jury un certificat d'officier de santé.

Par contre, à partir de la loi de ventôse an XI (1803), ce terme sert à désigner celui qui exerce une médecine mineure avec des connaissances limitées. Il se situe au-dessous du docteur en médecine (Vidal 1995). Entre 1791 et 1793, il n'y a pas de distinction entre les anciens praticiens, ayant appris dans les Facultés et le Collège royal, et les nouveaux ayant acheté une patente sans apprentissage défini. Ils exercent tous de manière régulière. Ceci entraîne donc une augmentation importante du nombre d'officiers de santé, donc du charlatanisme ambiant.

Face à cette montée inévitable du charlatanisme, certains anciens professeurs décident de mettre en place des « Petites Écoles » pour apprendre le métier à ces nouveaux praticiens et limiter le retour de mauvaises pratiques.

- Desault, qui est chirurgien majeur à l'Hôtel-Dieu, donne un cours de démonstration de chirurgie.
- D'autres professeurs de l'ancien Collège royal donnent aussi un enseignement libre.

Ces petites écoles délivrent un enseignement rapide et peu coûteux. Elles ne permettent pas d'acquérir un titre spécial, mais permettent à ceux exerçant l'art dentaire d'en connaître les bases. Tout le monde peut y entrer (Vidal 1995). Face à cette situation, Fourcroy, célèbre chimiste et politicien de l'époque, veut revenir sur les décisions prises en 1791 et dit en 1803 : *« L'anarchie la plus complète a pris la place de l'ancienne organisation. Ceux qui ont appris leur art se trouvent confondus avec ceux qui n'en ont pas la moindre notion. L'empirisme le plus dangereux, le charlatanisme le plus éhonté abusent partout de la crédulité et de la bonne foi. Aucune preuve de savoir et d'habileté n'est exigée... »* (Collectif 1964).

Suite à cet énoncé, une loi est promulguée le 10 mars 1803, la Loi du 19 Ventôse An XI :

• Art. 1 : *« À compter du 1er Vendémiaire de l'An XII, nul ne pourra embrasser la profession de médecin, de chirurgien ou d'officier de santé sans être examiné et reçu comme il sera prescrit par la présente Loi. »*

• Art. 2 : *« Tous ceux qui obtiendront le droit d'exercer l'art de guérir porteront le titre de Docteur en Médecine ou en Chirurgie, lorsqu'ils auront été examinés et reçus dans l'une des six écoles spécialisées de médecine, ou celui d'Officier de Santé quand ils seront reçus par les jurys dont il sera parlé au chapitre suivant. »*

Nous remarquons alors la création de deux titres dans la médecine, les docteurs ou officiers de santé, qui seront deux situations et catégories professionnelles distinctes. Les docteurs sont soumis à un examen plus rigoureux, dans les écoles de médecine, ce qui nécessite d'avoir réussi les deux baccalauréats, de lettres et de sciences, alors que les officiers de santé n'ont besoin seulement du Certificat de grammaire, qui équivaut à la classe de 4e année de nos jours. Chacun peut se présenter à l'obtention de ce titre.

Pour obtenir le titre d'officier de santé, il y a plusieurs façons :

– faire trois années d'études dans les Écoles de médecine ;
– passer six ans à assister ou collaborer avec des docteurs en médecine ;
– passer cinq ans dans les hôpitaux civils ou militaires ;
– prouver avoir exercé la médecine ou l'art dentaire pendant trois années.

Ces dossiers sont soumis à un jury composé de deux docteurs en médecine et d'un professeur de Faculté qui sont censés faire preuve d'une grande indulgence.

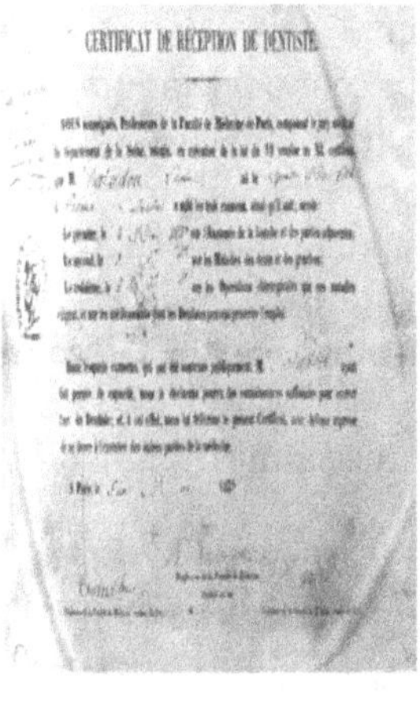
CERTIFICAT DE RÉCEPTION DE DENTISTE

Fac-similé d'un diplôme d'officier de santé-dentiste. (Centre français de Documentation odontostomatologique).

Les docteurs peuvent exercer sur tout le territoire, alors que les officiers de santé seulement dans celui où ils ont été reçus. Les officiers de santé appartiennent donc à la seconde catégorie qui suit une formation rapide avec un examen facile pour exercer une médecine bien moins prestigieuse que celle des docteurs.

On constate que, depuis la loi de 1803, malgré l'examen requis pour obtenir le titre d'officier de santé, l'enseignement n'est pas organisé de manière claire et uniforme. Des cours particuliers, conférences tentent de pallier ce manque d'enseignement.

Pourquoi cette période trouble à propos de l'exercice de l'art dentaire ? La loi de Ventôse qui précisait qu'il fallait être reçu à un examen pour obtenir le titre d'officier de santé ne précise pas si les dentistes sont inclus. Certains profitent de ce non-dit pour pratiquer la profession sans avoir passé d'examen ni étudié. Face à ceci, les avis divergent, la Faculté et le ministère de l'Instruction publique incluent les dentistes dans les professions médicales régies par la loi de Ventôse, comme toute profession appartenant à l'art de guérir. Or, en 1827, la Cour de cassation tranche : les dentistes ne sont pas concernés par la loi de Ventôse. Aucun diplôme n'est alors requis pour l'exercice de la dentisterie à partir de cette date. Le charlatanisme refait surface de plus belle encore et les abus sont nombreux.

En 1833, lors d'une commission médicale, le ministre de l'Instruction publique et le doyen de la Faculté de médecine, Orfila, évoquent le cas des dentistes et l'importance d'une loi pour encadrer cette profession médicale qui fait tout de même face à des pathologies importantes (Collectif 1964). Un dentiste, Joseph Audibran, dénonce cette situation au ministère, et obtient le soutien d'Orfila, et du ministre de l'Instruction publique, le comte de Salvandy, qui partagent son avis, et dénoncent la gravité de l'absence de réglementation totale de la profession de dentiste. Audibran crée alors une société, le 7 mai 1845, avec d'autres dentistes diplômés afin de dénoncer les abus, le charlatanisme, qui rabaissent la profession, mais aussi pour s'instruire, faire de la recherche, et perfectionner toutes les sciences et techniques de l'art dentaire. Cette société compte des membres importants comme Regnart et Taveau, qui ont inventé l'amalgame, matériau d'obturation incontournable, toujours utilisé de nos jours. La Société connaissant un grand succès s'adresse au Procureur du Roi afin qu'il poursuive tous ceux qui exercent la dentisterie sans diplôme. Ces derniers sont ainsi soumis à une amende. Mais, en 1846, la Cour de cassation renvoie l'affaire devant la Cour royale qui les en décharge (Collectif 1964). Malgré cet échec, le comte de Salvandy présente son projet, en 1847, en faveur de la profession de dentiste à la Chambre des Pairs.

Il prône donc une spécialisation de la profession, en dehors des études de médecine qui est un métier à part entière, mêlant le médical et la mécanique, et qui nécessite une pratique exclusive pour être correctement réalisée. La Faculté a adhéré au projet de Salvandy, ajoutant toutefois une réglementation sur la

formation des dentistes, qui devront réaliser 3 ans de stage chez un dentiste ainsi que 2 ans d'études médicales. Ces formations techniques et cliniques pourront être abordées simultanément. Le projet de Salvandy était prêt à aboutir, mais un nouvel élément vient bouleverser l'objectif tant escompté : la révolution du 24 février 1848 empêche la loi d'être mise en place, le dossier concernant les arts de guérir ayant été abandonné.
C'est encore une fois le retour de la pratique sans règle ni diplôme qui prend le dessus. La Cour de cassation annonce de nouveau que la profession de dentiste ne nécessite aucun diplôme.
Au milieu de ce siècle, les différentes catégories de personnes exerçant la dentisterie sont :
– les dentistes qui ont payé une patente, les plus nombreux ;
– les dentistes officiers de santé, un millier environ, qui se sont présentés devant un jury pour y obtenir le titre d'officier de santé-dentiste (l'appellation de "dentiste" n'est précisée par aucune loi) ;
– les docteurs en médecine dentaire qui, eux, possèdent un diplôme leur permettant un exercice plus large de la médecine. Ils ne sont qu'une dizaine en France (Vidal).

Le projet de Salvandy alors oublié, l'exercice de l'art dentaire est de nouveau libre. Parmi les trois groupes exerçant la dentisterie, tous veulent l'application d'une réglementation, sauf évidemment les charlatans qui profitent de la situation. Ils demandent un titre, que ce soit celui de docteur en médecine, d'expert, ou simplement de chirurgien-dentiste. Les avis divergent, mais tous acceptent l'idée de l'obtention d'un diplôme pour pratiquer la profession.
De plus, la situation de la dentisterie est en pleine évolution à cette même période aux États-Unis, en Angleterre où des écoles dentaires existent déjà. Les dentistes français se sont alors investis pour remettre en valeur et réglementer la profession encore une fois, que ce soit par des pétitions ou par le projet de création d'une école dentaire à l'image des pays anglophones. Une date est importante à noter : 1857. C'est la parution du premier journal dentaire français : *L'Art dentaire*, revue mensuelle de la chirurgie et de la prothèse dentaire, par MM. Fowler et Preterre, dentistes américains.
Cette revue, qui sera suivie de nombreuses autres, met en exergue la situation des dentistes en France par rapport aux autres pays et offre alors des pistes de réflexion pour pallier le problème existant. En 1865, Andrieu tente d'envoyer une lettre à l'École de médecine de Paris pour soumettre la création d'une branche sur les maladies buccales et l'art dentaire. Il n'aura aucune réponse.

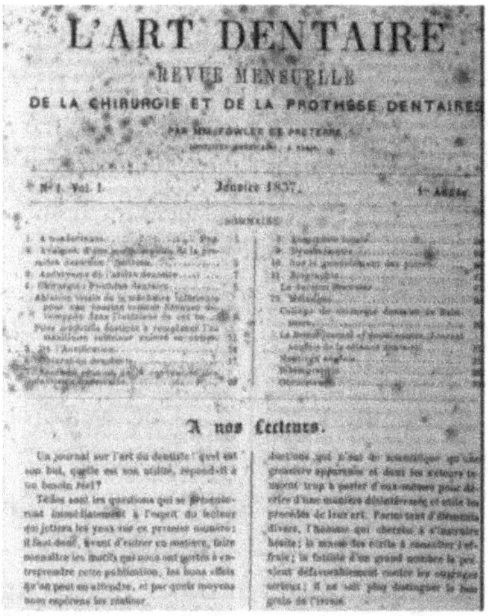

L'ART DENTAIRE

REVUE MENSUELLE

DE LA CHIRURGIE ET DE LA PROTHÈSE DENTAIRES

A nos Lecteurs.

Première page de la revue *L'Art dentaire*.

Cette lettre sera suivie d'autres pétitions toujours sans réponse, la situation de la profession n'intéressant pas plus que ça le gouvernement. En 1874, le journal *Le progrès dentaire* est publié et redonne de l'espoir à la communauté des dentistes. Le rédacteur Stevens souligne dans chaque revue l'importance des réformes dans l'exercice de la dentisterie. Ce nouvel entrain conduit à un projet de Congrès national qui n'aboutit pas. Andrieu envoie de nouveau une pétition au Sénat, qui sera approuvée et envoyée au ministre de l'Intérieur et de l'Instruction publique, mais on ne voit pas de réglementation se profiler... En 1879, Andrieu met en place, avec le syndicat des fournisseurs du matériel dentaire, la Société syndicale odontologique de France, un moyen de regrouper tous les dentistes. Suite à des divergences, deux syndicats apparaissent : la Chambre syndicale odontologique de France du Dr Andrieu et le Cercle des dentistes de Paris du Dr Godon.

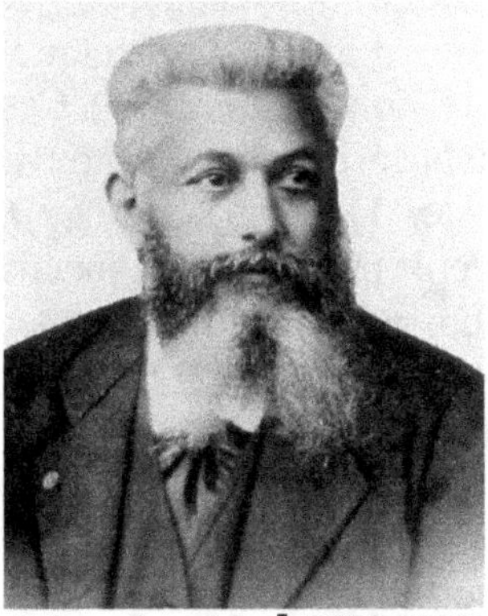

Dr Edmond Andrieu[7] (1833-1889).

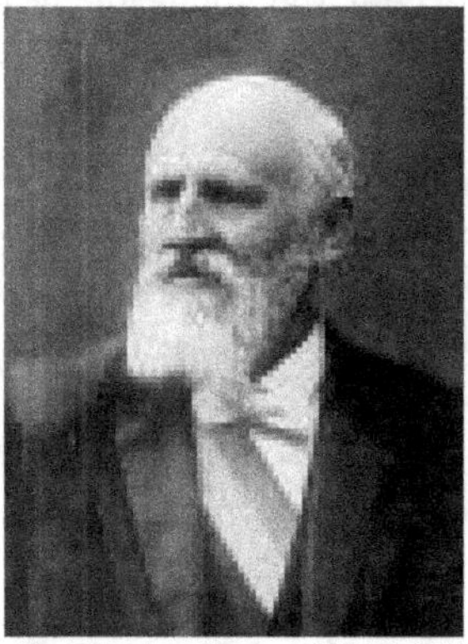

Dr Charles Godon (1854-1923).

[7] Cf. S. P. E. I. - *Deux écoles dentaires - École odontologique de Paris* - École dentaire de Paris - Paris - 1964. (Pour les 2 photos.)

En 1880, la Chambre syndicale adresse de nouveau une pétition au ministre de l'Instruction publique afin de réglementer la profession et elle sera cette fois prise en compte par Jules Ferry, le ministre grand ami de Godon et franc-maçon compagnon de loge, qui fait enfin rédiger un projet de loi (Morgenstern 1995). Il est important de noter que les différences qui ont séparé le Cercle des dentistes et la Chambre syndicale ont abouti respectivement à la création de deux écoles distinctes : l'École dentaire et l'École odontotechnique de Paris.
Le Dr Andrieu ayant envoyé des pétitions sans réponse jusqu'en 1880, Le Cercle des dentistes a pris les choses en main parallèlement. Il a pour projet la création d'une école privée. Dix mois plus tard, le 13 novembre 1880, l'inauguration de l'École Dentaire, fondée par Charles Godon, a lieu, en présence de tous les dentistes. Les cours ont commencé aussitôt avec 45 élèves, puis l'École s'est développée rapidement avec un nombre croissant d'élèves et de malades.
Les deux syndicats ont des idéaux différents pour parvenir au même but, la réglementation du métier de dentiste : le Cercle des dentistes préfère créer des écoles dentaires tout en laissant la profession libre en comptant sur le succès des écoles pour faire avancer la situation tandis que la Chambre syndicale, comptant le Dr Andrieu, souhaite réglementer la profession avant toute chose bien qu'il ne soit pas contre la création d'écoles.
C'est pourquoi le Dr Brasseur, un des créateurs, a eu l'envie de créer une école officielle pour obtenir des diplômes officiels, en l'année 1879. Or nous l'avons vu, les pétitions et lettres adressées au ministre de l'Instruction publique sont restées sans réponse, jusqu'en 1880 où Jules Ferry les a enfin pris en compte. En 1882, suite à des pétitions concernant la mise en œuvre du projet, le Pr Lefort a fait un rapport dessus : la Société syndicale le modifie et en renvoie un au ministère qui n'a plus donné suite (Collectif 1964). À cette même période, l'équipe de la Chambre syndicale dont les messieurs Andrieu, Brasseur, Colignon, Gaillard et Stevens est conviée à Londres à un congrès médical. Ces hommes observent l'avancée de la dentisterie, des techniques, de l'enseignement. De même, la Suisse ouvre les portes d'une école dentaire reconnue et subventionnée par l'État au même moment (Morgenstern 1995). Ces évènements réveillent la Chambre syndicale qui n'avance pas avec le gouvernement qui fournit de nouveaux efforts dirigés par les Dr Andrieu et Dr Gaillard qui, finalement, optent pour la création d'une école privée face à l'inactivité de l'État. Ainsi, le 7 janvier 1884, au 3 rue de l'Abbaye, l'Institut odontotechnique s'est installé.
Le conseil d'administration de l'école est composé des membres suivants :
– Dr Andrieu, président ;
– Dr Colignon, vice-président ;
– Dr Brasseur, secrétaire général archiviste ;
– M. Crignier, secrétaire annuel ;
– Dr Stevens, secrétaire annuel étranger ;
– M. Poinsot, trésorier ;

– Mrs les Drs Gaillard, Saussine, Damain, Goldenstein, Du Bouchet, Dubrac, Ducournau, Colson, J.-B. George.
Le Dr Brasseur en est le directeur, le Dr Gaillard, son adjoint. Le Dr Andrieu est une figure importante de l'École étant donné tous les efforts et le temps qu'il a consacrés pour atteindre cet objectif.

Analyse des premiers procès-verbaux de la société :
- Procès-verbal du 22 mai 1883
La séance est tenue par la Chambre syndicale odontologique de France. La Chambre est réunie sous la présidence du Dr Andrieu, en présence de tous les membres à l'exception de M. Goldstein qui s'est fait excuser. Cette séance a pour but d'étudier la mise en place d'une école et d'une clinique dentaire privées. M. le président, le Dr Andrieu, propose simplement ce jour de faire connaître le projet de société qui sera nécessaire à la fondation de la structure. Il réserve la discussion sur la réalisation du projet à une prochaine assemblée, car elle nécessite de la réflexion. En effet, plusieurs options s'offrent à eux quant aux locaux de la future école. Ils ont déjà arrêté un local qui convient à leur projet, mais ils ont appris l'abandon prochain d'un terrain sur l'emplacement mis à leur disposition par l'administration qui pourrait être adéquat à la création d'une école dentaire et qui leur permettrait de recevoir l'aide de l'administration pour l'achat du matériel et du mobilier. Enfin, une troisième proposition leur est faite par l'Union des Chambres syndicales qui leur offrirait dans leur hôtel plusieurs pièces, permettant de mettre en place des fauteuils d'opérations, des cours, conférences, expériences. Ces trois options méritant d'être examinées sérieusement avant de prendre une décision, la séance est levée. C'est le 12 juin 1883 qu'a lieu l'Assemblée générale, à l'hôtel national de la rue de Lancry, siège de la Société syndicale odontologique de France, où le président M. le Dr Andrieu met aux voix la fondation de l'Institut odontotechnique, sous le patronage de la Chambre syndicale. Puis, le 10 juin 1883, sont transcrits les statuts de la Société de l'Institut odontotechnique de France. Le Dr Andrieu précise à l'ouverture de cette séance le but de la création de l'Institut, soit celui de rehausser le niveau des études dentaires en France afin qu'elles occupent une place méritée au sein des spécialités médicales. Il rappelle que l'Institut doit être composé d'une société, la Société syndicale odontologique de France, et d'une école supérieure professionnelle spéciale, alors appelée École dentaire de France, à laquelle sera attachée une clinique dentaire.
- Procès-verbal du 13 novembre 1883 rédigé par un commissaire de police de la ville de Paris, qui prend acte auprès du Dr Brasseur de la déclaration concernant la fondation de l'École dentaire de France au 3 rue de l'Abbaye, à Paris. C'est le 7 janvier 1884 que l'Institut odontotechnique ouvre ses portes et met enfin à exécution son projet. L'équipe a donc de beaux projets pour l'Institut, elle y voit une École dentaire, une clinique, une société scientifique (la Société odontolo-

gique de France), un syndicat, une revue (la revue odontologique), une bibliothèque et un musée. Seront ainsi développés tous les aspects de l'art dentaire, que ce soit la technique pure, la science, l'apprentissage, l'art de soigner (Collectif, 1964)... Dès sa fondation, l'École met au point deux types d'enseignements d'une durée de trois ans :

– un parcours contenant l'apprentissage de la chirurgie et la prothèse dentaire permettant d'accéder au futur diplôme officiel qu'ils espèrent rapidement mis en place par l'État, cet enseignement nécessitant d'avoir plus de 17 ans et de détenir le baccalauréat ou le certificat de grammaire, ou d'enseignement secondaire supérieur ;

– un parcours enseignant la « mécanique dentaire » permettant d'obtenir le brevet de mécanicien dentiste de l'École odontotechnique de Paris (Morgenstern, 1995).

C'est enfin en 1892 que l'État réglemente la profession de dentiste et a reconnu d'utilité publique l'École odontotechnique. Il lui délivre l'autorisation de préparer ses élèves à l'examen d'État pour obtenir le titre de chirurgien-dentiste. L'École odontotechnique est déplacée de la rue de l'Abbaye à la rue Garancière dans les années 1900. Cette rue est située dans la partie occidentale du Quartier latin, limitée au sud par les jardins du Luxembourg, au nord par le boulevard Saint-Germain, à l'est par le boulevard Saint-Michel, à l'ouest par la rue Bonaparte.

À l'époque du règne Louis XII, dans les années 1500, l'emplacement de Garancière n'est alors qu'un terrain vague appelé « pré crotté » où ont été construits des hôtels particuliers avec leur entrée à la rue de Tournon et leur sortie rue Garancière (qui ne porte pas encore son nom). L'église de Saint-Sulpice existe déjà, elle est bordée, à l'époque, de deux cimetières. C'est en 1540 que la rue Garancière est nommée ainsi, suite à la construction de l'hôtel Garancière en hommage à Yvon de Garancière qui y a vécu à la fin du XIVe siècle. Le bâtiment lui-même dénommé Garancière est construit en 1539 et habité :

– en 1543 par le président du Parlement Nicolas le Var ;

– en 1580 par Louis de Bourbon, prince de la Roche-sur-Yon et le gouverneur du Maine, de Touraine et de l'Anjou ;

– en 1595, il est habité par Thibault de Portès, audiencier de France ;

– en 1696, par Gaston Jean Baptiste Terrat, puis par son héritier qui a rehaussé les murs en 1719 ;

– en 1740, une Académie prend place dans l'hôtel particulier où on apprend la musique, les mathématiques, l'équitation aux jeunes ;

– en 1752, l'hôtel appartient à Guillaume Bugnet, puis au curé de Saint-Sulpice, Jean Dulau d'Allemans. Ensuite, il est vendu, en 1763, au lieutenant général des armées du Roi et, en 1784, à la dame Marie Louise Maurice Élisabeth de Montmorency, l'épouse du maréchal des camps ;

– lors de la Révolution, le bien est confisqué et vendu à Jean Gossim, entrepreneur de la manufacture d'armes de Charleville pour 385 128 000 francs.

C'est en 1925 que l'École odontotechnique devient propriétaire du bâtiment en en ayant déjà été locataire depuis quelques années (Collectif 1964).
La Faculté que nous connaissons aujourd'hui est bien celle qu'elle était il y a plus d'un siècle. Les évolutions techniques et les enseignements ont par contre considérablement évolué bien évidemment, et n'ont bien sûr plus rien à voir.
En 1892, lors de la reconnaissance d'utilité publique par l'État de l'école, elle a dû changer de nom, car elle n'était pas une école d'État. Elle s'appelle alors l'École odontotechnique de Paris pendant 60 ans. En 1952, un certain Max Filderman, propose un changement de nom, le mot odontotechnique, évoquant un enseignement restreint uniquement à la technique pure, ce qui n'était pas le cas. Il a fait de longues démarches afin d'aboutir le 25 juillet 1953 à l'obtention d'un nouveau nom : l'École odontologique de Paris. L'École a gardé ce nom jusqu'au moment où elle a changé de statut pour devenir une faculté.
Durant cette période, de 1884 à 1963, près de 80 ans, neuf directeurs se sont succédé :
- Dr Brasseur (1883-1889) ;
- Dr Gaillard (1889-1890) ;
- M. Damain (1890-1899) ;
- Dr Quedot (1899-1910) ;
- Dr Siffre (1910-1913) ;
- Dr Lebedinsky (1914-1919) ;
- Dr Frison (1919-1949) ;
- Dr Fourquet (1949-1951) ;
- Dr Pelletier-Dutemple (1951).

Ils avaient tous un idéal commun et suivaient la même ligne directrice. L'École, connaissant un franc succès, doit déménager de la rue de l'Abbaye et s'installe vers 1900 au 5 rue Garancière, qu'elle n'a jamais quittée jusqu'à aujourd'hui d'ailleurs (Collectif 1964).

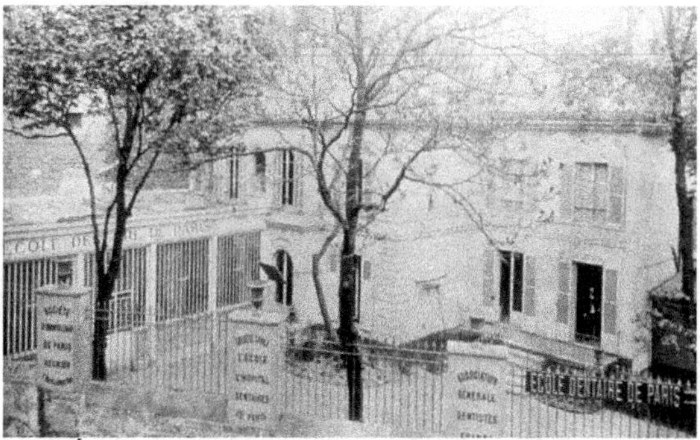

École dentaire de Paris[8] - 57, rue Rochechouart
(à cette adresse de 1888 à 1898).

[8] Cf. Archives de l'École dentaire de Paris.

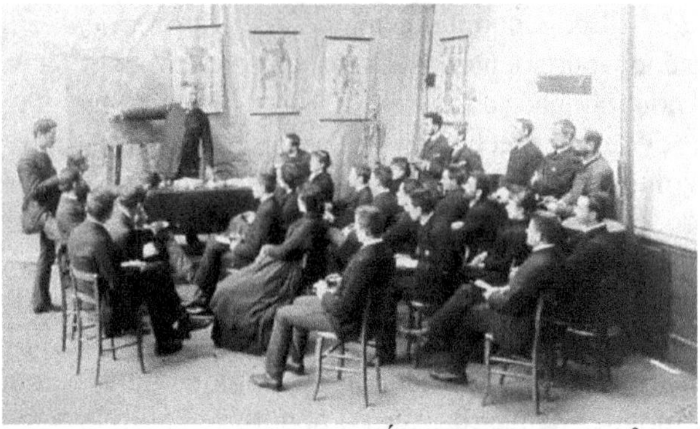

Salle de cours théoriques de l'École dentaire de Paris[9].

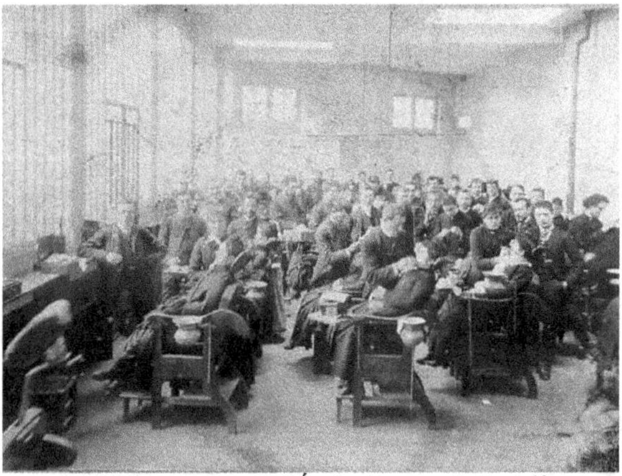

Salle d'opération de l'École dentaire de Paris[10].

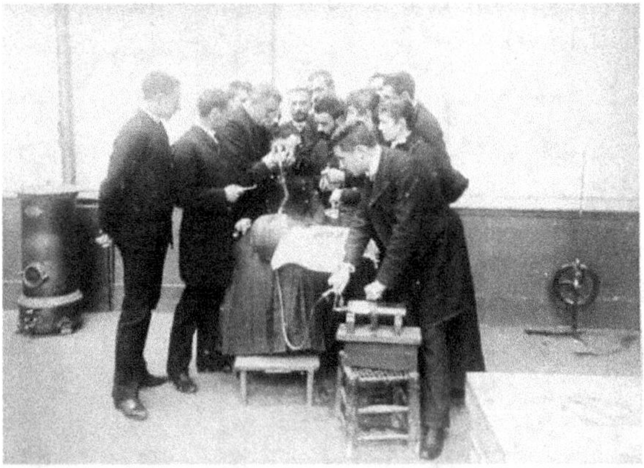

Le patient, les élèves et le professeur au moment d'une opération[11].

[9] Cf. Archives de l'École dentaire de Paris.
[10] Cf. Archives de l'École dentaire de Paris.
[11] Cf. Archives de l'École dentaire de Paris.

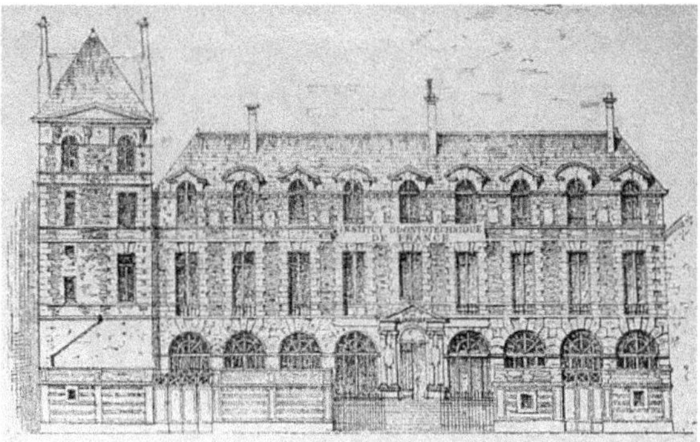
Institut odontotechnique de France[12] - 3, rue de l'abbaye, Paris (à cette adresse de 1884 à 1902).

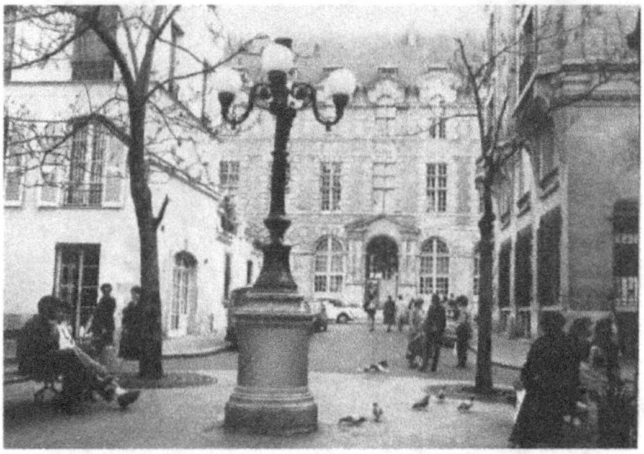
Façade du 3 rue de l'Abbaye, cliché issu du livret publié pour le centenaire de Garancière.

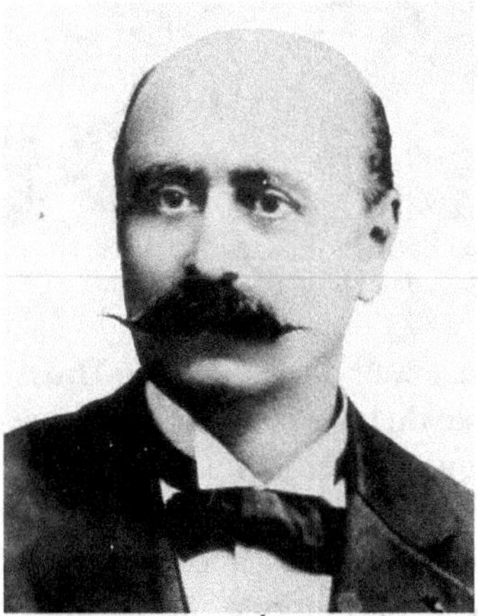
Dr Georges Gaillard, directeur de l'École odontotechnique de Paris[13].

---

[12] Cf. S. P. E. I. - *Deux écoles dentaires - École odontologique de Paris* - École dentaire de Paris - Paris - 1964.
L'Institut odontotechnique de France deviendra l'École odontotechnique.
[13] Cf. Groupement odontotechnique - *L'École Odontotechnique de Paris - Historique et évolution - Cinquantenaire de la Fondation de l'École (1883-1933)* - Paris - 1933.

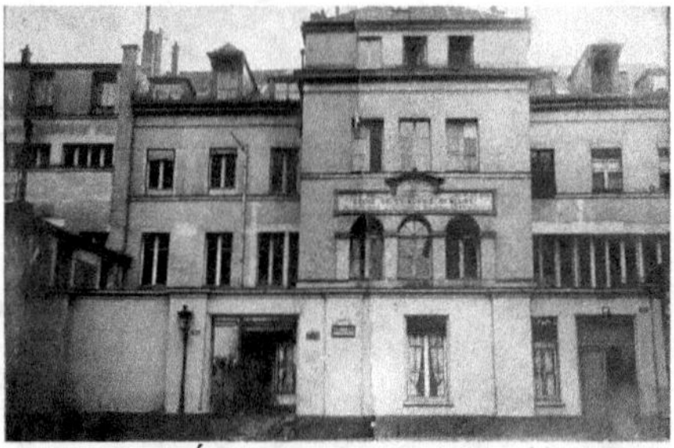

Façade de l'École odontotechnique[14] (1900).

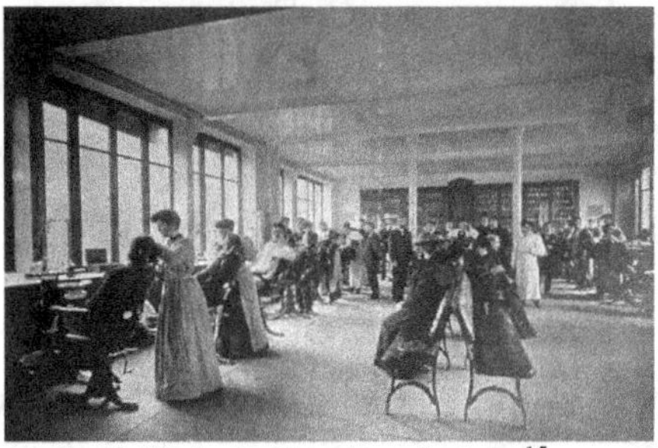

Salle de dentisterie opératoire[15].

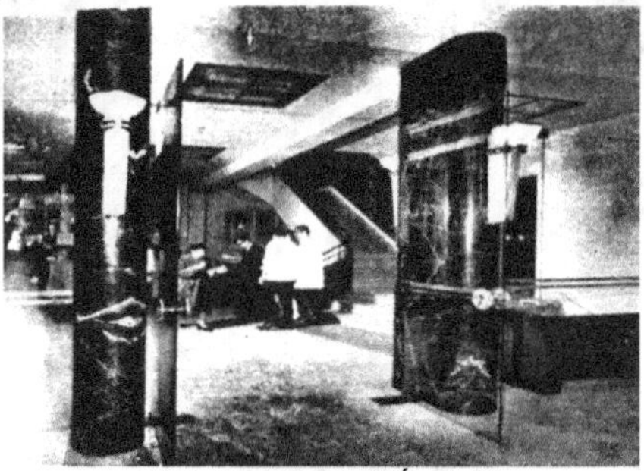

Hall d'entrée de l'École[16].

L'École dentaire de France a pour directeur le Dr Brasseur, médecin de la Faculté de Paris, chirurgien-dentiste du bureau de bienfaisance du IXe arrondissement de Paris, et pour sous-directeur, le Dr Gaillard, chirurgien-dentiste du dispensaire des écoles du Ier arrondissement de Paris. Le matin, les élèves participent aux cours pratiques, en clinique. La clinique est ouverte de 8h00 à 10h00, sous la surveillance d'un professeur de clinique, lui-même chirurgien-dentiste, assisté

[14] Cf. Groupement odontotechnique - *L'École Odontotechnique de Paris - Historique et évolution - Cinquantenaire de la Fondation de l'École (1883-1933)* - Paris - 1933.

[15] Cf. Groupement odontotechnique - *L'École Odontotechnique de Paris - Historique et évolution - Cinquantenaire de la Fondation de l'École (1883-1933)* - Paris - 1933.

[16] Cf. Groupement odontotechnique - *L'École Odontotechnique de Paris - Historique et évolution - Cinquantenaire de la Fondation de l'École (1883-1933)* - Paris - 1933.

d'un chef de clinique. Des opérations sous anesthésie ont lieu, toujours supervisées par le professeur de clinique. Il y aura également des séances d'aurifications données par les Drs Bogue, Kingsley et Thomas au cours de l'année scolaire. Les professeurs de clinique sont les Drs Andrieu, Colignon, Giraud, Paulin, Goldenstein, Stevens et Du Bouchet, donc les fondateurs mêmes de l'Institut. Le soir ont lieu les cours théoriques, entre 20 et 21h00 ou 21 et 22h00, chaque jour portant sur une matière différente : pathologie et thérapeutique buccale, prothèse et mécanique dentaires, anatomie et physiologie dentaires humaines, sciences accessoires/physiques/chimie/histoire naturelle.

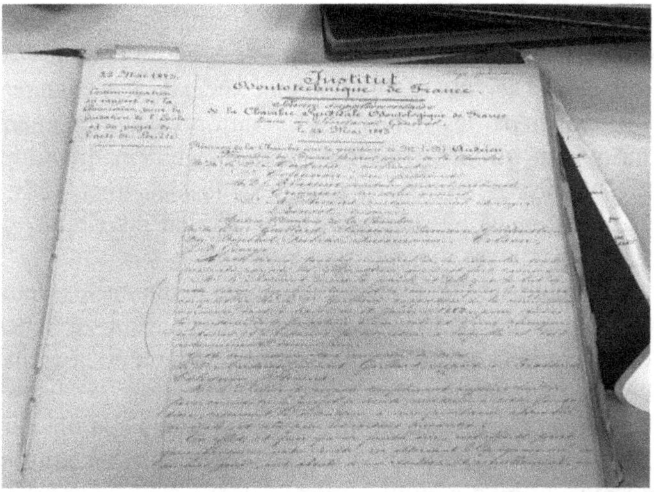

Extrait d'une séance originale de l'assemblée générale de l'Institut odontotechnique.

L'enseignement au sein de l'École dentaire comporte deux degrés différents :
– l'enseignement supérieur professionnel, appelé section de chirurgie et prothèse, comprenant un parcours en clinique dentaire ;
– l'enseignement secondaire, appelé section de mécanique dentaire, avec un atelier de prothèse.

L'enseignement supérieur professionnel a pour but de former les élèves à la fois en chirurgie afin qu'ils soient aptes à recevoir le titre légal de chirurgien-dentiste par l'État, alors encore en projet de réglementation, ainsi qu'en prothèse pour qu'ils sachent réaliser des prothèses dentaires. Ce cycle délivre aux élèves, si réussite aux examens de sortie, le diplôme de capacité de l'Institut odontotechnique de France.

L'enseignement est divisé en trois années d'études :
– en première année, sont enseignées les matières théoriques telles que l'anatomie et la physiologie générale, les sciences accessoires, la physique, la chimie, la métallurgie appliquée à l'art dentaire, les pathologies générales, et de mécanique dentaire, et d'un stage clinique facultatif ;

– en deuxième année, on retrouve l'anatomie et la physiologie, mais cette fois appliquées au dentaire essentiellement, l'histologie, les pathologies et les thérapeutiques buccales et dentaires, des conférences cliniques, de la dissection, de la prothèse dentaire et un stage clinique obligatoire. L'enseignement se veut alors plus spécifique et ciblé sur la cavité buccale ;
– en troisième année, s'ajoutent aux matières de deuxième année les matières médicales et thérapeutiques, des éléments de pharmacologie, et un stage clinique, toujours obligatoire. La présence des élèves au stage de clinique est attestée par une feuille de présence et est obligatoire pour les deuxièmes, et troisièmes années. Pour être admis dans le parcours de chirurgie et prothèse dentaire, il faut être âgé de plus de 17 ans, fournir un certificat de bonne vie et mœurs, ainsi qu'un duplicata du baccalauréat en science ou en lettres, ou à défaut du certificat de grammaire, ou de l'enseignement secondaire spécial, et s'engager par écrit à payer les droits exigés par les statuts et à se conformer au règlement. Si l'élève est mineur, un parent ou tuteur rédigera cet engagement. Les droits d'études s'élèvent à 760 francs et doivent être réglés tous les trois mois. En cas de redoublement, l'étudiant doit s'acquitter des frais d'inscription d'une année additionnelle. Nous remarquons au sein des procès-verbaux des dispositions transitoires concernant les admissions, applicables durant les deux premières années suivant l'ouverture de l'École : – les élèves peuvent suivre les cours s'ils possèdent seulement le Brevet d'enseignement primaire, ou la preuve qu'ils ont satisfait à l'épreuve du volontariat ;
– les dentistes patentés depuis au moins deux ans souhaitant obtenir le diplôme de capacité de l'Institut odontotechnique doivent présenter un certificat signé par deux membres du conseil d'administration attestant qu'ils pratiquent en tant que dentiste, indiquer s'ils font partie d'une société odontologique et laquelle, indiquer s'ils sont gradués d'une université et laquelle, s'inscrire comme élève de troisième année, et passer les examens de fin d'année en acquittant les droits ainsi que ceux du diplôme de capacités ;
– les praticiens ayant plus de dix ans d'expérience passeront seulement les examens définitifs (examen pratique et dissertation écrite), et s'acquitteront des droits à ces examens et au diplôme de capacités ;
– les étrangers sont soumis aux mêmes obligations que les Français, mais les équivalences sont admises à condition de régler les droits d'études et du diplôme, et de passer les examens définitifs.
Il est également mentionné des dispositions spéciales :
– tout gradé en médecine ou dentiste souhaitant suivre les cours théoriques ou pratiques de l'École devra en faire la demande au directeur afin de recevoir une carte d'entrée temporaire ;
– tout officier de santé ou docteur en médecine souhaitant obtenir le diplôme de capacités de l'Institut odontotechnique sera dispensé des examens théoriques, il passera les examens pratiques, cliniques, et la dissertation écrite, et devra s'acquitter de tous les frais de droits d'études.

Les examens ont lieu en juillet et une session de rattrapage, en novembre. Ils sont composés de deux examens de fin d'année et d'un examen théorique, et pratique de fin d'études avec une dissertation écrite.
À la fin de chaque trimestre, les élèves passent des examens « d'études » avec le professeur titulaire de chaque cours : les notes de ces examens sont prises en compte sur la validation des examens de fin d'année et définitifs. L'examen théorique porte sur les matières théoriques enseignées durant l'année et l'examen pratique comprend la dentisterie opératoire, le diagnostic de deux cas pathologiques avec la prescription du traitement correspondant, deux opérations de chirurgie dentaire telles qu'obturations ou aurifications, la préparation et la finition complète d'une prothèse dentaire qui sera exposée au musée de l'École si réussie, et une dissertation sur un mémoire écrit sur des observations faites durant les études, ou sur des questions données par les professeurs. L'ajournement aux épreuves pratiques n'annule pas les résultats des examens théoriques s'ils ont été satisfaisants. Les élèves ayant réussi l'examen de fin d'études reçoivent dans le mois leur diplôme de capacité de l'Institut odontotechnique, signé par le directeur de l'École, le président de l'Institut et le président du jury d'examen. La clinique dentaire où les étudiants font leur stage est ouverte tous les matins de 8h00 à 10h00. Le service est assuré chaque jour, organisé par le directeur de l'École, avec la présence d'un dentiste professeur de clinique, assisté par un chef de clinique. Les professeurs n'assurent les soins qu'une fois par semaine et le chef de clinique a pour rôle de l'assister, de recueillir les observations, et de faire un rapport tous les 3 mois sur les cas traités. Pour obtenir le titre de chef de clinique, ce sont les étudiants qui comptabilisent le plus de points aux examens et qui se seront fait remarquer par leur assiduité, et leurs bons travaux cliniques qui seront choisis. Les consultations et opérations simples sont gratuites, les opérations spéciales ne sont faites que sur présentation d'une carte signée par un prescripteur ou un bienfaiteur. L'Institut se met en rapport avec l'administration des Hôpitaux pour les informer qu'ils sont à leur disposition pour confectionner des appareils de prothèse dentaire.
Concernant l'enseignement secondaire professionnel, la section de mécanique dentaire a pour but de former des mécaniciens habiles et de leur fournir toutes les connaissances nécessaires à l'exercice de leur art. C'est un enseignement à la fois théorique et pratique. L'enseignement théorique a lieu à l'École, l'enseignement pratique consiste en un stage chez des praticiens agréés par le conseil d'administration de l'École.
L'enseignement est également divisé en trois années :
– la première année sont étudiés les instruments employés par le mécanicien dentiste, la métallurgie appliquée à l'art dentaire, les différents procédés de moulage, les notions élémentaires d'anatomie dentaire, et la fabrication à l'atelier des instruments utilisés ;

– en deuxième année, il y a un enseignement théorique et pratique des différents genres d'appareils en prothèse dentaire, qu'ils fabriqueront ensuite à l'atelier, ainsi qu'un enseignement théorique des procédés de restauration buccale ;
– en troisième année, ils exécutent divers systèmes d'appareils de redressement et des obturateurs, et travaillent des appareils métallurgiques. Tous les cours théoriques et pratiques sont obligatoires, et, à la fin de chaque trimestre, un concours est organisé entre tous les élèves de la section, ceux n'ayant pas obtenu le nombre de points requis devront recommencer le trimestre. Les droits d'études s'élèvent à 460 francs et doivent être réglés tous les trois mois, comme les étudiants de l'enseignement professionnel supérieur. Ce cycle d'enseignement secondaire professionnel délivre à la fin des trois années d'études sous conditions de réussite de l'examen de sortie, le Brevet de mécanicien dentiste de l'Institut odontotechnique de France. Les conditions d'admission pour les études de mécanicien dentiste sont d'être âgé de 15 ans minimum, de fournir un certificat de bonne vie et mœurs, ainsi qu'un engagement écrit comme celui que doivent donner les étudiants de l'enseignement supérieur professionnel, et un acte d'apprentissage. Le certificat d'enseignement primaire ou du volontariat n'est exigible qu'à la fin de la troisième année. Il existe également des dispositions transitoires pour les mécaniciens dentistes désirant obtenir le brevet de l'Institut odontotechnique. S'ils exercent depuis plus de dix ans, ils passeront seulement l'examen de fin d'études et s'acquitteront des droits d'administration, et ceux du diplôme. Ceux ayant cinq ans d'expérience devront en plus suivre la dernière année d'étude. Les examens ont également lieu en juillet, avec la session de rattrapages en novembre. Il y a aussi deux examens de fin d'année sur les connaissances acquises durant l'année écoulée et un examen de fin d'études qui regroupe tout l'apprentissage des trois ans. Concernant les deux sections, le conseil d'administration accorde chaque année des récompenses aux étudiants : les étudiants de la section chirurgie et prothèse peuvent recevoir une médaille de vermeil, d'argent ou de bronze, en fonction des points obtenus aux examens. Si personne n'a obtenu de résultats satisfaisants, le conseil peut supprimer les récompenses pour l'année. Il existe également un prix de clinique accordé à l'étudiant qui aura fourni le meilleur travail en clinique. Les étudiants de la section mécanique dentaire peuvent aussi obtenir une médaille d'argent ou de bronze en fonction de leurs points. Il existe aussi des bourses et demi-bourses accordées par le conseil d'administration qui consistent en une remise totale, ou partielle des frais d'inscriptions. Ces récompenses sont distribuées chaque année à la séance d'ouverture de l'École. L'étude de ces conseils d'administration nous montre en détail l'organisation des études au sein de l'École à sa création même, qui se révèle plus technique que de nos jours, d'où le terme « odontotechnique ». La grande différence, bien que les études soient plus courtes et les matières théoriques moins développées, est l'absence de travaux pratiques d'entraînement les premières années qui sont aujourd'hui un pilier de l'enseignement de l'art dentaire. À cette époque, les élèves de première année commencent directement

avec de l'observation clinique lors d'un stage et se retrouvent donc plus rapidement face aux patients. L'École se développe et prend de l'ampleur jusqu'en 1914 où la Première Guerre mondiale déstabilise le monde brusquement et, à un moindre degré, l'établissement lui-même.

Première Guerre mondiale

Fin 1914, la guerre est une guerre de position, les armées françaises et allemandes se retrouvent face à face, dans les tranchées. Les soldats n'ont alors aucune hygiène, ils vivent dans des conditions plus que précaires et n'ont pas la possibilité d'entretenir leur hygiène bucco-dentaire. Microbes et infections les entourent, ce qui entraîne entre autres des maux de dents. De plus, au début de la guerre, le port de casque n'est pas encore obligatoire, ce qui fait augmenter le nombre de blessés maxillo-faciaux (Salf & Augier, 1996). Malgré ces soucis dentaires croissants, les dentistes sont appelés dans l'armée comme le reste des soldats, leur métier ne sera au départ pas pris en compte (Lecomte & Tristan, 2010). En effet, l'armée a gardé au départ la vieille mentalité qui pensait que *« le temps consacré aux soins du soldat est du temps perdu pour l'instruction, les exercices, l'entraînement et le service »* (Salf & Augier, 1996). En octobre 1914, les dentistes sont autorisés à rejoindre les sections d'infirmiers militaires et d'utiliser leurs connaissances en tant que soldats pour traiter les urgences chez les combattants. En novembre 1914, trois centres de stomatologie et prothèse maxillo-faciale sont créés dans les hôpitaux militaires de Paris, Lyon et Bordeaux : des dentistes y sont envoyés. En décembre 1914, chaque hôpital d'évacuation reçoit un dentiste (Péninguel B., 2012). Les dentistes sont donc au front aux côtés des infirmiers et médecins militaires qui leur prêtent quelques instruments : *« des pinces droites et courbes de Collin, la clef de Garengeot comme instrument d'extraction, la boîte n° 6 de stomatologie comprenant un porte-fraise à main, deux élévateurs, une langue de carpe, une seringue à eau, un miroir buccal à manche, un fouloir à gutta-percha, une sonde courbe, un ciseau à émail, un jeu de dix excavateurs, une précelle à pansements, dix daviers, une boîte nickelée contenant six fraises, du fil de platine, de la gutta-percha et parfois même un tour à pied de dentiste »* (Salf & Augier, 1996).

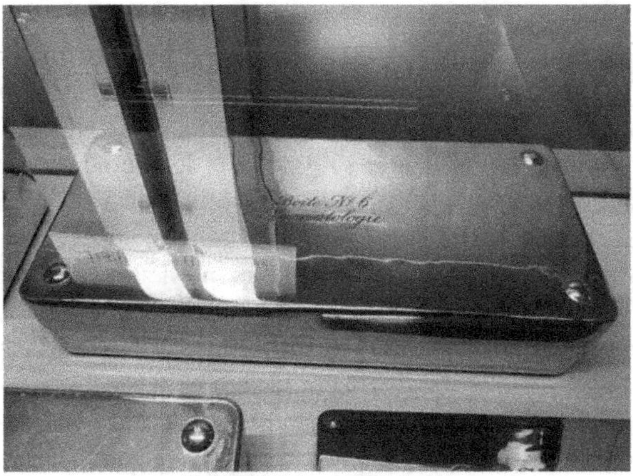

Boîte n° 6 de stomatologie
(© Musée du Service de santé aux Armées du Val-de-Grâce).

Ces instruments permettent aux dentistes soldats de soulager les autres soldats, ils réalisent principalement des soins d'urgence face aux caries, gingivites, abcès, l'extraction étant le geste le plus courant. Ceci entraîne une augmentation des édentements chez les soldats qui ont de plus en plus de mal à manger, à parler, à se faire comprendre, ce qui est handicapant sur le front.
Cette augmentation des problèmes bucco-dentaires et leur retentissement sur l'efficacité des soldats font évoluer le statut des dentistes dans l'armée. En effet, en 1915, une prise de conscience commence et de nouvelles structures font leur apparition dans les services de stomatologie : des centres d'édentés, des cabinets de garnison. Les dentistes peuvent prodiguer leurs soins dans un véhicule aménagé, ils réalisent donc les soins et prothèses dentaires, mais aussi les réductions et immobilisations des fractures des blessés de la face. Leur aide et leur nécessité au front sont désormais évidentes et sont reconnues officiellement par le président Raymond Poincaré par le décret du 26 février 1916 qui donne au dentiste le grade de dentiste militaire assimilé à celui d'adjudant (Lecomte & Tristan, 2010). Justin Godart, sous-secrétaire d'État au Service de Santé militaire, fait passer une instruction le 27 février 1916 : les dentistes militaires sont nommés sur justification de leur titre et diplôme français, et sont choisis parmi les enseignants, et le personnel scientifique des écoles dentaires. Ils sont limités au nombre de 1000. Ce titre développe rapidement un sentiment d'injustice pour les chirurgiens-dentistes de l'armée de terre qui n'ont que le titre d'adjudant par rapport aux médecins stomatologistes qui, eux, ont le titre d'officier. Il en va de même pour les dentistes de la Marine. En effet, l'amiral Lacaze, le ministre de la Marine, fait obtenir aux chirurgiens-dentistes de la Marine le même titre que les médecins auxiliaires. Ils constituent un corps d'officiers chirurgiens-dentistes de la Marine (Salf & Augier, 1996). Ce n'est que le 18 octobre 1918 qu'une loi donnera aux chirurgiens-dentistes militaires accès à trois grades :
– dentiste auxiliaire, adjudant ;
– dentiste de 2e classe, sous-lieutenant ;
– dentiste de 1re classe, lieutenant.
Les dentistes deviennent infirmiers militaires. Le statut des chirurgiens-dentistes dans l'armée s'est donc établi petit à petit, face aux besoins croissants des soldats en termes de soins dentaires. Malgré le peu de reconnaissance qu'ils rencontrent au début de la guerre, depuis 1900, l'hygiène et les pathologies dentaires sont enseignées aux élèves médecins militaires à l'hôpital du Val-de-Grace à Paris, et à l'hôpital Desgenettes à Lyon. Le médecin général inspecteur demande aux dirigeants des écoles dentaires de désigner leurs meilleurs élèves pour les affecter dans les hôpitaux (Riaud, 2008). Les conditions plus que difficiles dans lesquelles vivent les soldats au front entraînent des répercussions évidentes sur leur état de santé générale, notamment sur la santé bucco-dentaire. En effet, il est impossible pour eux d'entretenir une hygiène quotidienne, associée à une alimentation peu équilibrée : viande, conserves, sans oublier le tabac à priser,

l'alcool. Ceci est à l'origine de maladies des gencives telles que la gingivite, la parodontite, et de caries allant jusqu'à la pulpite, et l'abcès.
Une étude est réalisée par un dentiste militaire, Bourgeois, pendant 22 mois sur un régiment de soldats territorial et, pendant 8 mois, sur une division d'active : l'alimentation carnée et la sédentarité sont bien des causes de pathologies bucco-dentaires, ainsi que de troubles digestifs qui se répercutent aussi sur la sphère orale (Riaud, 2008). De plus, les soldats au front reviennent souvent avec de grandes blessures, souvent des blessures de la face, qui peuvent être très handicapantes. Enfin, le manque de dents, perdues par ces blessures de la face ou à cause de ce manque d'hygiène important, entraîne des troubles de la phonation, ce qui ralentit l'armée et rend les soldats moins efficaces, et aptes au combat. C'est aussi un handicap pour ouvrir les cartouches de poudre des fusils, qui se déchirent avec les dents (Riaud, 2014). Les retentissements des problèmes bucco-dentaires se sont avérés finalement assez handicapants pour mener à bien cette guerre ce qui a permis de réévaluer le statut des dentistes au sein de l'armée pour leur accorder une place méritée. Un chirurgien-dentiste ayant participé aux soins au front lors de cette Première Guerre mondiale, Filderman (Riaud, 2008) témoigne : *« Un de mes malades se présentant un jour avec une bouche qui était malpropre, je lui dis de se procurer une brosse à dents et de ne plus venir dans le même état, sous peine de se voir refuser les soins dentaires. Il est revenu deux jours plus tard avec une bouche assez nettoyée. Je l'en ai félicité et lui ai demandé comment il a pu se procurer aussi rapidement une brosse à dents. - C'est un camarade qui m'a prêté la sienne, m'a-t-il répondu naïvement. » « Il n'est pas rare de voir arriver un Poilu, avec son index fourré dans la bouche et qui, de l'autre côté de la porte crie : « Je viens me faire plomber cette dent. » Je regarde la dent à plomber et je constate qu'il s'agit des vestiges d'une grosse molaire dont les racines sont séparées par la carie. J'ai beau expliquer à mon patient que sa dent n'est pas soignable, il reste persuadé du contraire et s'en va mécontent. Une autre fois, un Poilu arrive avec une bouche dans un état déplorable, remplie de racines infectées, de caries pénétrantes, les dents noyées dans du tartre, et m'indique une petite tâche d'émail qu'il veut faire plomber. Je lui dis qu'avant de faire cette obturation, il y aurait des travaux plus urgents à exécuter dans sa bouche, qu'il faudrait commencer par nettoyer. Mais, il ne veut rien entendre et me quitte furieux, persuadé que je ne veux pas le soigner. »* Ces anecdotes démontrent l'étendue des dégâts causés par la guerre sur l'état bucco-dentaire des soldats et le travail qu'ont dû faire les dentistes militaires tant sur le plan médical que psychologique chez ces soldats. Ils ne se rendent pas compte dans quel état de délabrement se trouvent leurs bouches et ont du mal à l'accepter. Les dentistes jouent donc un rôle important dans la prévention, le soin, et la prise de conscience des soldats de leur état bucco-dentaire, c'est pourquoi ils ont été en premier lieu qualifiés d'infirmiers militaires.

Une description très complète de ces cabinets de garnison a été faite par le médecin major de 2e classe, le Dr Émile Sauvez, intitulée *« Rapport sur le rôle et l'organisation des cabinets dentaires de garnison ».*

Voici la définition du rôle des cabinets dentaires de garnison donnée par la dépêche ministérielle de 1916 : *« Les cabinets dentaires de garnison ont pour mission de :*

1) Soulager les militaires qui souffrent des dents ;

2) Maintenir le nombre des combattants en permettant de garder ou de réintégrer dans le service armé les hommes munis insuffisamment au point de vue dentaire pour assimiler leur ration d'entretien ;

3) Répandre dans les troupes les notions générales nécessaires d'hygiène de la bouche. Ils sont autorisés officiellement dans les centres de garnison le 2 décembre 1910 (Riaud, 2008). »

Il y a deux types de patients qui se présentent dans les cabinets de garnison :

– les soldats valides qui appartiennent au commandement. Sur eux seuls, les soins d'urgence sont effectués, afin de ne pas retarder leur retour dans le service armé. Ils ne peuvent perdre de temps, car toute perte de temps est une perte d'exercice, d'entraînement, de service ;

– les malades ou blessés des hôpitaux, qui appartiennent au Service de santé. Sur eux, les soins complets sont effectués, ils ne doivent pas ressortir de l'hôpital avec un état bucco-dentaire défectueux. On divise cette catégorie en deux types de patients, ceux qualifiés de « récupérables », qui doivent être soignés avant si possibilité de reprendre le combat, et les non récupérables. Les soldats valides passent avant les malades ou blessés des hôpitaux, la politique du commandement étant de perdre le moins de temps possible au combat. Pour les malades et blessés des hôpitaux où il n'y a pas de problème de temps de retour rapide au combat, les soins sont prodigués avec toutes les ressources possibles associées à l'enseignement à l'hygiène orale, le but étant de faire ressortir ces soldats blessés ou malades en bon état, notamment au point de vue bucco-dentaire pour leur éviter un retour rapide dans les services hospitaliers. Le dentiste militaire se doit donc d'aller voir au sein du service hospitalier rattaché au centre de garnison que les malades entrés pour d'autres problèmes ont un état bucco-dentaire acceptable, auquel cas des soins dentaires seront à programmer pendant leur hospitalisation. Le chef de service du cabinet dentaire de garnison examine donc chaque homme qui entre au dépôt.

La dépêche ministérielle n° 3386 3/7 et celle n° 8119 3/7 du 9 juin 1916 énoncent les traitements à effectuer au sein des cabinets dentaires de garnison :

– nettoyage de la bouche, avant tout traitement ;

– obturations simples, c'est-à-dire des caries non perforantes (n'atteignant pas la pulpe) ;

– extractions. Ce n'est pas une liste stricte. Si le dentiste militaire dispose de temps, et que cela n'affecte pas l'organisation du service militaire, les meilleurs soins possibles seront donnés.

Ex. : une molaire présentant une carie perforante pourra être soignée et non extraite si cela est possible, afin d'assurer une meilleure mastication, ou un pilier de prothèse important. Les soins dentaires doivent ensuite être suivis de réhabilitation prothétique pour les soldats ayant accès aux soins complets. C'est le chef de service des centres dentaires de garnison qui attribue les appareillages aux édentés. Pour cela, il doit demander l'avis de l'adjoint technique de stomatologie de la région, ainsi que l'autorisation du directeur du Service de santé de la région. Afin d'obtenir cette autorisation, la question se pose sur l'utilité et la nécessité de la prothèse, la balance entre la perte de temps du soldat, et les dépenses de l'État pour financer la prothèse. Une fiche schématique est remplie avec le nombre et l'état des dents, et des racines à extraire. Celle-ci est soumise au chef de service du centre dentaire de garnison qui transmettra ensuite si la demande de prothèse est acceptée. Au sein des cabinets dentaires de garnison, l'approche n'est pas tellement conservatrice face aux racines résiduelles, qui, bien que pouvant amener de la rétention aux prothèses, étaient plutôt un risque infectieux pour ces soldats sans aucune hygiène bucco-dentaire. De plus la différence de dépressivité entre la muqueuse et les racines s'avère être un risque élevé de fracture de la prothèse étant donné les coups et chocs que reçoivent les soldats. Le temps de cicatrisation après extraction est évalué au maximum à un mois et demi avant la pose de la prothèse en bouche. Concernant l'hygiène et la prophylaxie, les statistiques montrent qu'un soldat sur 10 se brosse les dents et deux sur cent se rendent chez le dentiste pour les soins avant d'en arriver à l'urgence. Il est donc important que les dentistes militaires sensibilisent leurs patients au maximum à l'hygiène orale, en leur expliquant les conséquences non seulement sur leur cavité buccale, mais également sur leur état général.
Les instructions relatives aux dentistes militaires du 27 février 1916, à l'article 7 paragraphe B informent sur l'organisation des centres dentaires de garnison :
– un dentiste dans chaque endroit où il y a un dépôt de corps de troupe avec rattachement à l'hôpital militaire ou à défaut la plus importante structure sanitaire ;
– un dentiste par camp d'instruction. Les cabinets de garnison se trouvent donc dans les hôpitaux militaires ou s'il n'y en a pas dans les hospices mixtes, ou enfin dans les hôpitaux complémentaires. Le point commun à ces structures est qu'elles font partie du Service de santé et non du commandement, comme les infirmeries régimentaires où l'on évite d'ailleurs de placer des cabinets de garnison : le commandement n'a pas la même vision de la santé que les médecins, mieux vaut rester sous le contrôle du Service de santé. On trouve dans chaque cabinet de garnison un médecin stomatologiste, ou à défaut un adjudant dentiste, qui peut être assisté de chirurgiens-dentistes gradés, ou non selon les besoins du centre. Le dentiste militaire est apte à être chef de service d'un centre dentaire de garnison. Au niveau de l'organisation, des fiches de suivi des patients sont établies avec un plan de traitement complet et une mise à jour des actes effectués et restants à faire. Il y a également un livre journalier qui tient compte

de tous les actes réalisés par les praticiens ainsi que de la réalité des visites des militaires. Le centre de garnison est en correspondance avec le commandement, pour le tenir informé de l'état des soldats, de leur date de retour, des visites, avec l'adjoint technique de stomatologie pour différents avis face aux cas rencontrés, avec le médecin-chef pour traiter les patients dans leur globalité, et pour la demande de prothèse. Lorsque la préparation de la bouche est terminée, avec une gencive bien cicatrisée, les soldats sont envoyés vers les Centres d'édentés afin de recevoir leurs prothèses. Pour les évacuer, une demande au médecin-chef doit être formulée. Pour avoir une idée des outils et matériels qui sont utilisés dans ces centres, décidés par la dépêche ministérielle n° 2054 3/7, le 8 février 1916 :

EXTRAIT DE LA DÉPÊCHE MINISTÉRIELLE N° 2054 3/7 DU 8 FÉVRIER 1916

Matériel nécessaire dans un cabinet d'un opérateur.

Fauteuil [1]	1
Crachoir [1]	1
Tour de cabinet	1
Fraises diverses	1 grosse
Fraises à racines	3
Pièce à main	1
Angle droit	1
Excavateurs (gauche et droit)	6 de chaque côté
Fouloirs à amalgame	3
Fouloirs ou spatules à ciment et gutta	2
Spatule à ciment	1
Ciseaux à émail	2
Miroirs buccaux	6
Manche pour miroir	1
Poire à air chaud	1
Précelles	1
Sondes à canaux	2 douzaines
Tire-nerf	1 douzaine
Mortier pour amalgame	1
Limes à séparer	1 douzaine
Meules carborendum	3
Mandrins pour moules et disques	5
Disques à polir	250
Seringue hypodermique	1
Aiguilles interchangeables	3 douzaines
Daviers	1 jeu
Elévateurs	1 jeu
Brûleur ou lampe à alcool	1
Thermo-cautère	

Les centres dentaires de garnison ont donc été d'une grande utilité à la réhabilitation bucco-dentaire dentaire des soldats pendant la guerre, permettant aux dentistes de réaliser leur travail dans d'assez bonnes conditions tout en s'accordant aux demandes et impératifs du commandement.
Au début de la Première Guerre mondiale, l'École odontotechnique se trouve dans un contexte encore fragile. En effet, la structure, ayant peu d'ancienneté, reconnue d'utilité publique en 1892 et installée rue Garancière depuis 1900 seulement, a encore beaucoup à construire et son avenir reste incertain. L'arrivée de la guerre dans ce contexte peu favorable ne laisse rien de bon à présager pour l'École. L'impact du début du conflit est d'ailleurs remarqué au sein des registres de délibérations du conseil d'administration.
Lors de l'analyse des procès-verbaux du Conseil d'administration de 1917 à 1932, issus des archives privées de Garancière, un arrêt brutal des délibérations en juillet 1914 survient qui ne reprennent que cinq ans plus tard, en 1919 : *« La mobilisation survenue en août 1914 fit partir immédiatement M. Bastien le trésorier de notre Association et avec lui le comptable qui l'assistait dans la tenue des livres. Ces messieurs furent même surpris et de ce fait les livres furent laissés tels qu'ils étaient à la fin de juin ».*
On comprend que la mobilisation fut soudaine, et ne permit pas à l'établissement de se préparer en conséquence. Cette période de flottement durant la guerre qui a été particulièrement difficile pour l'École est un sujet qui revient fréquemment dans les procès-verbaux. Le 8 juillet 1919, le secrétaire de séance rappelle brièvement : *« Cinq années se sont écoulées depuis notre dernière assemblée générale. »* Cela a été une période d'autant plus difficile pour ceux restant dans l'établissement, non mobilisés par l'armée comme les femmes, les praticiens âgés, qui ont fait de leur mieux pour maintenir l'école en fonction dans ces conditions difficiles. La presque totalité du corps enseignant étant mobilisée aux armées, l'enseignement a été dispensé le mieux possible grâce au dévouement d'une petite équipe de praticiens sous la direction du Dr Lebedinsky. De nombreux professeurs ne sont pas revenus malheureusement.
L'Association présidée par M. Fontanel a pu offrir une salle équipée au Service de santé des Armées et a contribué ainsi à la création du corps des dentistes militaires (Association de l'École odontologique de Paris, 1982).
Au sein de l'École odontotechnique, les soldats mobilisés s'échelonnent des classes 1889 à 1919. La mobilisation est donc considérable et touche toute la population, mais au niveau de l'École, c'est la population étudiante qui est la plus touchée : 20 % seulement des étudiants mobilisés viennent de Paris et de sa proche banlieue, les 80 % restant de la France entière. Ces étudiants combattants sont ensuite repartis dans différents régiments et, bien souvent, ils sont chacun affectés vers leurs régions d'origine, malgré leur migration parisienne étudiante. La grande majorité des étudiants sont affectés dans les unités combattantes, les régiments d'infanterie. On note tout de même un matelot mécanicien de la première escadrille de sous-marins.

On compte également huit caporaux, cinq sous-officiers, trois officiers et quatre qui exercent officiellement l'art dentaire dont un qualifié de médecin auxiliaire. En analysant les circonstances de décès de ces soldats, sur les fiches, on constate que la mention « tué par l'ennemi » revient le plus souvent (à 59 %). 25 % sont décédés de leurs blessures et on compte un accident, deux naufrages, 5 décès suite à des maladies infectieuses.
La Première Guerre mondiale est une guerre particulière tant par l'ampleur des dégâts causés, des soldats mobilisés, mais également de la nature des blessures : on compte près de 3 000 000 de blessés parmi les soldats français sur 8 000 000 mobilisés. 200 000 de ces blessés sont invalides et 10 à 15 000 sont des grands blessés de la face, ce qui représente 11 à 14 % de blessés français au visage (Long, 2002). Pourquoi ces blessures au visage apparaissent-elles plus fréquemment et surtout beaucoup plus handicapantes, et délabrantes que pendant les autres guerres ?
Pour commencer, l'artillerie a changé, avec l'apparition des obus, des armes à feu qui dilacèrent la peau, et la chair, ce qui change le type de blessures. La position des soldats dans les tranchées est également un facteur de risque : les tranchées protègent le corps des soldats des tirs horizontaux, mais la tête restant à l'extérieur est plus facilement atteinte par les tirs, mais aussi par les bombardements des avions. On assiste alors pendant cette guerre à l'apparition de nouvelles blessures, les soldats dans les tranchées sont parfois pris pour morts tant les blessures de la face sont impressionnantes et ne peuvent laisser penser que le soldat est toujours vivant. Les blessés ne peuvent appeler au secours dans leur état. Le Service de santé des armées doit alors faire face à ces nouveaux blessés de la face, les Gueules cassées, en adaptant les thérapeutiques pour les soulager au maximum, et optimiser leurs chances de récupération. C'est la naissance de la chirurgie maxillo-faciale. Le médecin en chef Kazanjian, médecin américain, est une figure importante dans le soin de celles-ci : il propose, au Congrès dentaire interallié de 1916, que *« le blessé de la face soit mis en position semi-assise pour aider l'irrigation de la bouche, empêcher l'écoulement du sang dans la gorge, et diminuer la pression du sang dans la tête »*. Il propose aussi la position latérale de sécurité. Des brancards comme le brancard de Nimier ont été inventés pour respecter cette position semi-assise qui évite des accidents cérébraux et étouffements (Riaud, 2008). Les soins se déroulent progressivement par étapes. Pour commencer, les blessés en sang passent par des abris de fortune, sont pris en charge par du personnel infirmier qui donne les premiers soins rudimentaires au patient. Les objectifs de ces soins sont d'arrêter l'écoulement sanguin, d'immobiliser les fractures et d'appliquer un premier pansement. Si la blessure paraît trop grave, le soldat est évacué vers l'arrière, souvent perçu comme cas désespéré, donc non prioritaire face aux besoins de l'armée. Deuxièmement, les blessés sont transférés au poste de secours central, où ils reçoivent des pansements propres et les vrais premiers soins médicaux, ainsi qu'une injection antitétanique. Une fiche d'évacuation est

remplie par le personnel médical afin de transférer le patient du poste de secours central à la gare sanitaire. Le transfert vers la gare sanitaire se fait par ambulance, l'objectif majeur étant de prodiguer les soins suffisants pour une évacuation rapide, et de mettre en place des mesures d'antisepsie. Le Dr Tuffier réalise une étude sur 20 blessés de la face en 1915 : il y a une moyenne de 42 jours écoulés entre le jour de la blessure et l'arrivée à l'ambulance. Ce temps assez long avant la prise en charge réelle du patient laisse l'infection se développer, entraîne un nombre important d'interventions réparatrices qui auraient pu être évitées et une durée d'hospitalisation plus importante que nécessaire dans les centres de l'arrière. Les blessés sont ensuite triés dans l'ambulance, un médecin les examine afin de déterminer où ils seront envoyés. Les fiches d'évacuation remplies auparavant sont souvent inutilisables, car tachées de sang, ceci est une perte de temps supplémentaire. Les blessés sont alors dirigés vers les services de chirurgie maxillo-faciale où ils seront nettoyés, et radiographiés, pour définir s'ils seront placés en salle chirurgicale, ou mis à l'isolement si les lésions présentent une forte septicémie. À partir de 1917, on note une amélioration des résultats des traitements des blessés de la face qui s'explique par un temps d'acheminement des blessés vers les centres de chirurgie considérablement diminué, qui tombe à 4 heures et demie en moyenne après la blessure. Ceci permet une optimisation des traitements, un bien meilleur contrôle des infections et des fractures plus faciles à réduire après un court laps de temps (Riaud, 2008). Ces blessés passent donc par de nombreuses opérations, bandages, de longs mois de cicatrisation, ce qui génère de lourdes séquelles morales pour ces soldats qui, bien souvent, ne retrouvent jamais leur vrai visage...

Parmi les trois centres d'édentés prenant en charge les blessés de la face, on compte celui de Lyon, de Bordeaux et l'hôpital militaire du Val-de-Grâce de Paris. Cet hôpital est associé à une école de formation des jeunes médecins et pharmaciens militaires, l'École du Val-de-Grâce, qui a pour rôle de former le personnel du Service de santé des Armées. C'est dans ce service que la chirurgie maxillo-faciale a connu un réel essor pendant la Guerre 14-18 face aux besoins considérables des soldats.

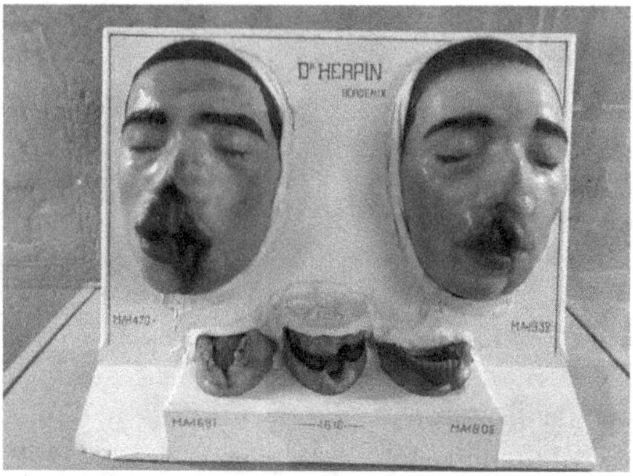

Moulage en cire peinte réalisée au service de stomatologie de la 18e Région à Bordeaux d'une facture symphysaire et du maxillaire inférieur avec perte de substance, ficelage et pose d'un bridge (© Musée du Service de santé aux Armées).

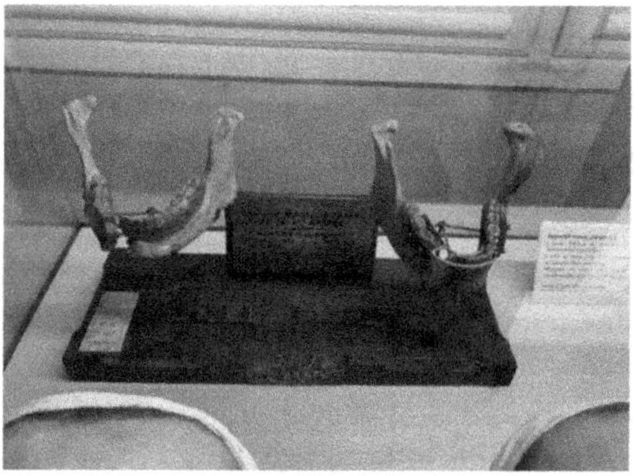

Moulage en plâtre peint réalisé au centre maxillo-facial de la 10e armée d'une mise en place à droite d'un appareil monomaxillaire pour réduire une fracture du maxillaire inférieur latéral (© Musée du Service de santé aux Armées).

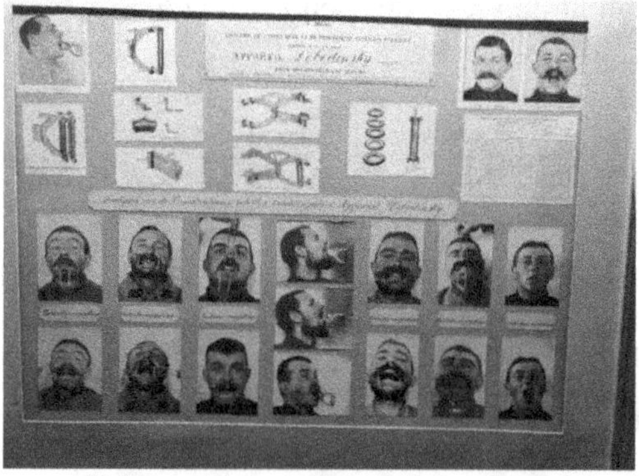

Cas de constrictions des maxillaires traitées par l'appareil de mécanothérapie buccale conçu par le Dr Lebedinsky. Montage photographique collé sur carton réalisé au centre de chirurgie et de prothèse maxillo-faciales de la 4e Région (© Musée du Service de santé aux Armées).

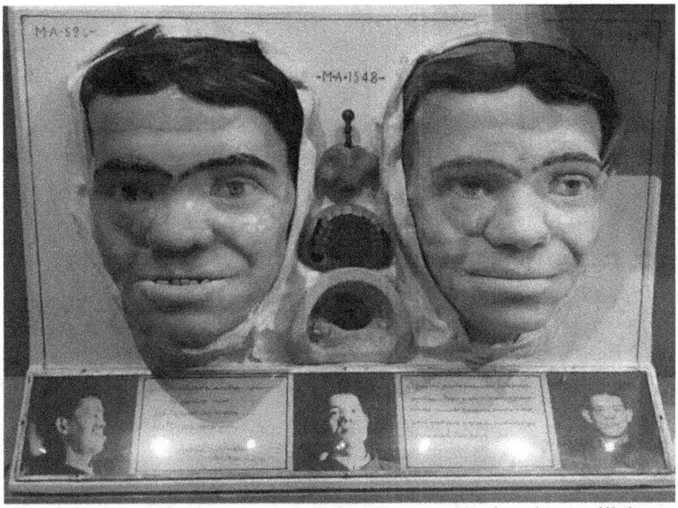

Moulage en cire avant et après chirurgie réparatrice d'une mutilation du maxillaire supérieur et du squelette nasal, et mise en place d'un appareil en deux parties (© Musée du Service de santé aux Armées).

Les Assemblées générales se sont arrêtées brutalement en juillet 1914 et ont repris, dans le même cahier, à la page suivante, le 21 juillet 1919. Cette séance a eu lieu en présence de M. Fontanel, M. Fourquet, Dr Frison, M. Bertrand, M. Rodolphe, M. Bastien et M. Dubois. Ce sont tous des professeurs et/ou membres du conseil d'administration qui ont fait partie intégrante de la vie et l'évolution de l'École. Ils procèdent aux élections des membres du conseil :

– en président du conseil, M. Rodolphe qui sera élu face à M. Fontanel ;
– M. Bertrand et Dr Frison seront élus vice-présidents ;
– M. Bruel, secrétaire général ;
– M. Bastien, trésorier ;
– M. Dubois, secrétaire.

Le conseil tente de remettre l'École sur pied. On peut lire des discussions au sujet de l'embauche d'un comptable. Lors de l'assemblée du 22 juillet 1919, l'École fait face à des demandes particulières de la part de ses élèves. Par exemple, deux étudiantes demandent l'indulgence du jury d'examen qui les a refusées à la session de juillet, se justifiant par l'impossibilité dans laquelle elles se trouvaient d'apprendre la prothèse, ce service n'ayant pas existé pendant la Guerre. Un autre étudiant réfugié belge sollicite la même indulgence pour le même motif.

Cela évoque les difficultés dans lesquelles les élèves ont étudié durant la Guerre, le manque de moyens et de professeurs à leur disposition, qui a entraîné des lacunes dans leur apprentissage.

Malgré cela, M. Fontanel soutient que le service de prothèse a fonctionné pendant l'année scolaire écoulée, appuyé par M. Fourquet, membre du jury, qui affirme que les travaux demandés à l'examen de juillet ont été enseignés dans son cours même. Leur décision a été d'établir une session d'examens en octobre,

ce qui démontre la compréhension des professeurs à l'égard des élèves après cette lourde et difficile période.
L'assemblée désigne également un directeur de l'École. C'est le Dr Frison qui est élu à l'unanimité et avec l'insistance de tous les membres du conseil.
Il ne peut alors plus exercer la fonction de vice-président du conseil, M. Fourquet prend sa place. Le sujet des disparus pendant la Guerre est abordé : M. Fourquet demande que l'inauguration du cartouche destiné aux morts au champ d'honneur, ou monument aux morts, soit faite *« de façon solennelle et avec le plus d'éclat possible »*. Il souhaite aussi que le directeur de l'École, le Dr Frison, et le président du conseil, M. Rodolphe, y fassent un discours. Il demande également que les noms de leurs collègues morts face à l'ennemi soient donnés aux différentes salles de la clinique comme par exemple celui de M. Ducournau à la salle de dentisterie opératoire. Ces diverses propositions de M. Fourquet sont bien sûr acceptées à l'unanimité. Sur le compte rendu de l'assemblée générale du 7 octobre 1919, on peut lire qu'un ancien élève ayant réussi la session d'examen de juillet 1914 demande son diplôme, ce qui traduit la mise en suspens de l'établissement pendant la guerre. Le Dr Frison propose de faire cette remise des récompenses le même jour que le jour de l'inauguration de la plaque commémorative des morts aux champs d'honneur. On retrouve également des informations concernant le service de prothèse pour les civils. Le conseil décide de le réouvrir trois jours par semaine, ainsi que le laboratoire de prothèse qui, lui, ouvre tous les après-midis, sauf le samedi. Les appareils de prothèse sont réalisés par les élèves sous la direction d'un chirurgien-dentiste.
Le Dr Frison propose le rétablissement du carnet scolaire et suggère qu'une discussion soit établie avec l'École dentaire de Paris pour que les carnets des deux écoles répondent au même modèle.
Les membres du conseil d'administration tentent ainsi de réorganiser au mieux l'établissement, reprenant en main tout ce qui a été mis entre parenthèses pendant la Guerre, que ce soit au niveau administratif, éducatif, ou financier, tout en restant douloureusement marqué par la période tout juste écoulée, avec le besoin manifeste de commémorer et de rendre un hommage sincère aux collègues disparus.
Au sein de la Faculté de Garancière, une pièce historique unique existe : le monument aux morts commémorant les combattants disparus. C'est une des stations mémorielles du service de santé des Armées dans la célébration du souvenir des combattants disparus. Ce monument se présente comme une plaque de marbre de 191 cm x 140 cm, brochée dans le mur du hall de l'UFR.

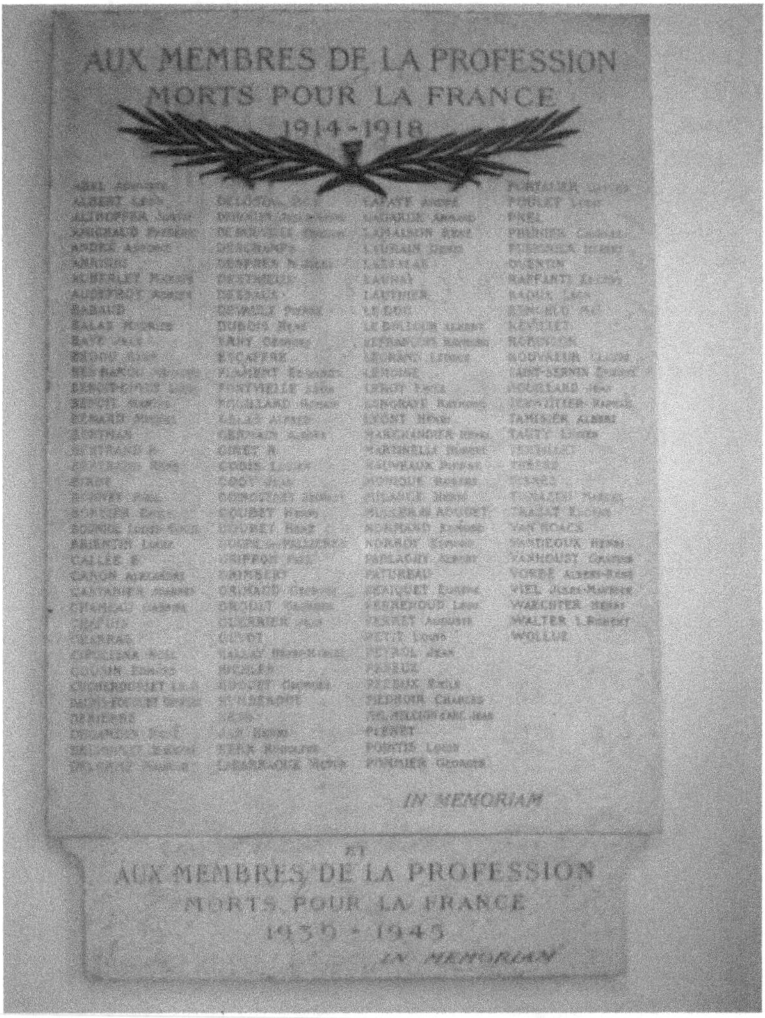

Plaque commémorative accrochée dans le hall de l'U.F.R.

C'est un monument commémoratif privé qui est édifié suite à une délibération du conseil d'administration de l'École, portant la mention : *« Sur l'initiative de notre collègue Fourquet, le Conseil s'est occupé activement de célébrer l'inauguration du cartouche dédié à la mémoire de ceux de nos confrères de cette école morts au champ d'honneur [...]. Sur le rapport de cette commission, le conseil a décidé qu'une plaque commémorative serait apposée dans la salle d'attente des malades »* (issu des archives privées de Garancière). Le monument est inauguré le 14 décembre 1919. On y retrouve 142 noms dont 56 seulement retrouvés sur le site Mémoire des Hommes ce qui fait 39,44 %. Ce site est une base de données recensant plus de 1,4 million de disparus pendant la Guerre. L'identité des étudiants, ou des professeurs, est parfois mal connue. En effet, l'École étant une jeune institution, les professeurs ayant aussi peu d'ancienneté, des erreurs de noms ont pu s'y glisser. De plus, pour obtenir la mention *« Mort pour la France »*, réglementée par la loi du 2 juillet 1915, il faut non seulement prouver l'identité du défunt, mais aussi qu'il soit décédé directement à cause d'un fait de guerre. Ces preuves étant difficiles à réunir, ceux qui ont érigé le monument aux morts se sont libérés de certaines contraintes pour pouvoir honorer la mémoire de leurs confrères.

Après la Guerre…

De 1919 à 1972, trois directeurs se sont succédé : le Dr Léon Frison (1919-1948), M. Elie Fourquet (1948-1951) et M. Pierre Pelletier du Temple (1951-1972). Dans le même temps, il y a eu trois présidents du conseil d'administration : M. Rodolphe (1919-1933), M. Pascal Dubois (1933-1956) et M. André Boucher (1956-1979). Ils ont tous fait partie intégrante de l'histoire de l'École, eux bien sûr, mais également tous les autres membres de la direction et des conseils d'administration, ainsi que le corps enseignant.

La science étant en constante évolution, il a fallu répondre à ces changements afin de préparer au mieux les élèves à la profession de chirurgien-dentiste : les professeurs ont été engagés parmi des professeurs agrégés de la Faculté de médecine ou des sciences, parmi des chefs de clinique et d'anciens internes des hôpitaux de Paris. L'enseignement est divisé en quatre disciplines majeures, théoriques et pratiques :

– la clinique de la chirurgie dentaire par le Dr Frison ;
– la prothèse par M. Chapet et Fourquet ;
– la dentisterie opératoire par M. Lebrun et un peu plus tard par M. Marmasse ;
– l'orthodontie par M. Tacaii.

Est apparu à cette époque le service de pathologies et de thérapeutiques infantiles avec M. Lebrun, puis M. Boucher, une douzaine d'années plus tard. Puis, petit à petit, après la Guerre, avec l'évolution de la médecine, de nouveaux services ont été ouverts : la radiographie en 1920-1921, la physico-thérapie et la chirurgie maxillo-faciale en 1922. En 1925, un enseignement fondamental est délivré avec l'apparition de l'histologie, la bactériologie et l'anatomie pathologique. En 1930, l'École odontotechnique est reconnue pour former aussi les techniciens en prothèse dentaire, en plus des futurs praticiens.

L'École prend de l'ampleur et s'est reconstruite après la Guerre avec beaucoup de courage et de volonté afin de donner aux étudiants la formation la meilleure et la plus complète possible. En 1920, elle est encore locataire au 5 rue Garancière et, après de nombreuses tractations, l'immeuble est acheté en décembre 1927, étape indispensable à l'agrandissement de la structure. Des plans sont élaborés rapidement en vue d'accueillir plus de 500 étudiants au sein de l'École. Les travaux ont eu lieu sans fermer l'École, progressivement, en respectant les possibilités de la trésorerie, pour ne pas mettre en péril l'enseignement donné aux promotions en cours d'apprentissage. On retrouve, dans le règlement intérieur de l'Association de l'École odontotechnique de 1930 au chapitre premier, article premier, le détail des structures comprises dans le groupement de l'Association odontotechnique :

– l'école de chirurgie dentaire, dite École odontotechnique de Paris qui prépare au diplôme d'État de chirurgien-dentiste ;
– une école de stage, préparant à l'examen de validation de stage (décret du 11 janvier 1909) ;

– une école d'apprentissage de mécaniciens-dentistes (ancien nom donné aux prothésistes dentaires) ;
– une école de perfectionnement pour chirurgiens-dentistes et pour les docteurs en médecine désirant exercer la spécialité dentaire ;
– un dispensaire dentaire rattaché à l'Assistance publique ;
– une société scientifique, la Société odontologique de France ;
– un syndicat, la Chambre syndicale de l'Art dentaire ;
– une revue scientifique professionnelle mensuelle, la Revue odontologique ;
– une bibliothèque ;
– un musée (1930).

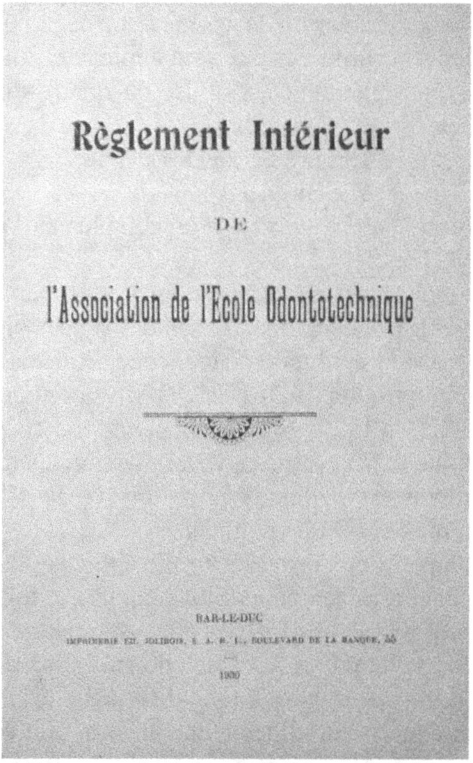
Règlement Intérieur

DE

l'Association de l'Ecole Odontotechnique

BAR-LE-DUC

IMPRIMERIE [illegible] JOLIBOIS, S. A. R. L., BOULEVARD DE LA BANQUE, [illegible]

1930

Couverture du règlement intérieur original de
l'Association de l'École odontotechnique, 1930.

L'École est en continuel essor, sauf durant la Seconde Guerre mondiale où l'École a fonctionné néanmoins aussi normalement que possible sous la direction du Dr Frison. Ce conflit a eu moins d'impact sur l'organisation de l'École qui avait déjà plus d'ancienneté et d'expérience. Surtout, elle avait déjà fait face à une situation similaire pendant la Première Guerre. Une salle de clinique et un atelier de prothèse sont de nouveau mis à la disposition du service de santé des Armées (Association de l'École odontologique de Paris, 1982).

Les études en odontologie sont organisées en 1949 par le ministère de l'Éducation nationale. Elles sont réglementées par les décrets du 11 avril et du 24 mai, l'arrêté du 25 juillet, et les instructions du 2 août 1949. L'art dentaire est alors enseigné dans trois types d'établissements :
– Des écoles dentaires qui sont reconnues par l'État et agréées. Elles dispensent à leurs étudiants un enseignement supérieur libre et peuvent comprendre des dispensaires d'utilité publique.
– Des instituts de facultés ou d'écoles de médecine entretenus par l'État, associés à des services hospitaliers spécialisés en odontostomatologie.
– Un institut d'odontostomatologie qui se trouve à Paris et qui n'accueille lui que des docteurs en médecine.
En France, il existe sept écoles dentaires d'enseignement supérieur libres, dont trois à Paris :
– l'École odontotechnique de Paris au 5 rue Garancière ;
– l'École dentaire de Paris au 45 rue de la Tour d'Auvergne, qui correspond à la Faculté de Montrouge de nos jours ;
– l'École de chirurgie dentaire et de stomatologie de Paris au 45, boulevard Voltaire.
Les autres sont situées à Lyon, Marseille, Nantes et Rennes. Il existe également des instituts de facultés dans les villes suivantes : Bordeaux, Lille, Clermont-Ferrand, Montpellier, Nancy, Strasbourg, Toulouse, Marseille, Reims.
La répartition des étudiants est très peu dispersée. En effet, les deux écoles dentaires parisiennes regroupent presque la moitié des étudiants, soit 1 800 sur 3 800 élèves. Pour s'inscrire dans ces Écoles, les élèves doivent posséder au moins l'un des diplômes suivants : le baccalauréat, le brevet supérieur ou certificat de fin d'études secondaires, ou un doctorat en science, lettres ou droit, ou une agrégation de l'enseignement supérieur. Seule, la détention de l'un de ces diplômes est nécessaire à l'inscription. Il n'y a pas d'examen d'entrée. Les études de dentisterie ont un coût assez important qui s'élève à 1 500 F par an en moyenne auxquels des frais complémentaires de 500 à 1 000 F par an s'ajoutent. Ces études sont alors plus destinées aux étudiants venant des classes aisées, aux enfants de parents venant du milieu médical, ou encore architecte, des avocats... Des bourses d'État existent, mais très peu. Ceci induit donc une sélection « naturelle » des élèves malgré l'absence d'examen d'entrée.
Les élèves fréquentant les écoles dentaires représentent 2,5 à 3 % des étudiants de l'enseignement supérieur. On y retrouve 60 à 70 % de garçons pour 40 à 30 % de filles.
Deux praticiens ont défini les qualités nécessaires aux élèves en chirurgie dentaire, les Drs Bizet et Bautruche : ceux-ci doivent présenter des qualités intellectuelles ; ils doivent faire preuve d'un esprit d'observation, d'un sens critique, de la recherche de la vérité scientifique, d'un esprit de synthèse pour rassembler les informations et poser un diagnostic d'après les données observées, et les connaissances scientifiques. Des qualités physiques sont également

importantes, car c'est un métier qui demande une certaine solidité physique, les positions de travail étant parfois difficiles, surtout pour le dos. Les sens aussi doivent être assez développés, la chirurgie dentaire demande une bonne vision, un toucher fin, un odorat et une ouïe en alerte. En effet, les soins et diagnostics se font à l'aide de tous nos sens. L'observation des changements de couleurs des structures de la dent, d'aspect des tissus mous, les sensations à la palpation, au sondage, au curetage, l'odeur dégagée par une infection, les craquements des articulations... Tout cela se développe avec l'exercice et l'expérience, mais une base doit tout de même être présente. Enfin, les qualités morales sont très importantes dans l'exercice de la profession, qui demande de l'empathie, la compréhension du patient, du calme et de la patience, de la douceur dans les soins, la capacité d'expliquer au patient sa pathologie, et les thérapeutiques envisageables, ainsi qu'un souci de bien faire, d'honnêteté vis-à-vis des patients, tant sur le plan médical que financier. Ces qualités requises se travaillent au fur et à mesure des études et sont très importantes pour permettre aux élèves de devenir de bons chirurgiens-dentistes.

Les études de chirurgie dentaire durent cinq ans et s'organisent ainsi :

– la première année à la Faculté des sciences pour obtenir le certificat de Physique, chimie et biologie (P. C. B.) ;

– les deuxièmes, troisièmes et quatrièmes années partiellement à la Faculté de médecine pour assister à des conférences ;

– en troisième année, commencent les stages en hôpital, spécialisés en stomatologie ou non, et ce, jusqu'à la fin des études ;

– toutes les années depuis la deuxième année, des cours sont dispensés en amphithéâtre dans les écoles dentaires ou institut, ainsi que des travaux pratiques dans les laboratoires ou salles de travaux pratiques ou cliniques.

Pour passer dans l'année supérieure, une série d'examens est à valider. Ces examens sont au nombre d'une série par année et sont composés d'épreuves théoriques sur les matières générales ou spéciales enseignées pendant l'année, ainsi que d'épreuves pratiques de prothèse, de dentisterie opératoire, d'ODF, et de chirurgie. En cas d'échec à une des épreuves, une session de rattrapages est organisée en début d'année suivante avant la rentrée. Au bout de quatre échecs à cette série d'examens, les étudiants se trouvent interdits de continuer leurs études.

Pour terminer le cycle des cinq ans, en fin de cinquième année, en plus des examens habituels, les étudiants doivent passer une épreuve orale à l'hôpital. Pour cette dernière épreuve, une autorisation peut se faire pour la passer exceptionnellement une cinquième fois si quatre échecs.

Suite à la réussite de ces derniers examens, les étudiants obtenaient le diplôme de chirurgien-dentiste, qui leur permet d'exercer la profession, une fois inscrits au tableau de l'Ordre des chirurgiens-dentistes (Collectif, 1964).

D'après les décrets du 24 mai et du 25 juillet 1949, les programmes des études requièrent des connaissances scientifiques générales et spéciales, et des connaissances techniques, et pratiques. Le détail de ces enseignements apparaît à l'article 77, chapitre 2, titre II du Règlement intérieur de l'Association de l'École odontotechnique (1930).

Il y a deux sortes de connaissances scientifiques :

– les connaissances scientifiques générales, comprenant des chaires d'anatomie générale, anatomie spéciale tête et cou, d'histologie, de physiologie, de bactériologie, de pathologie buccale, de pathologie générale, de pathologie interne et externe, de thérapeutique, d'hygiène et de radiologie (1930). Ces matières permettent d'avoir des connaissances larges nécessaires à la compréhension, par la suite, de notions plus spécifiques à l'odontologie. Elles sont enseignées en première année de la même façon qu'aux étudiants de médecine, par les mêmes professeurs, puis, en deuxième et troisième année, l'enseignement se veut plus large, moins dans les détails, tout en transmettant une culture générale sur les rapports qu'entretient la cavité buccale avec le reste du corps humain ;

– les connaissances scientifiques spéciales qui, elles, se rapportent spécifiquement à l'exercice de la chirurgie dentaire et apprennent à poser un diagnostic, élaborer une thérapeutique, orienter les plans de traitement vers la prothèse, la chirurgie, l'orthodontie... Ces matières sont l'anatomie et l'histologie dentaire, la dentisterie opératoire, la pathologie et la thérapeutique dentaire, la prothèse dentaire (1930). Ces disciplines spéciales sont donc une application des matières de bases axées sur la chirurgie dentaire. On y apprend les propriétés mécaniques, physiques et chimiques des matériaux, les différents médicaments à prescrire, les principes pour réaliser des prothèses adaptées, stables et rétentives, les réactions des tissus dentaires face aux différentes agressions, etc. Ces connaissances spéciales sont enseignées durant toutes les années d'études, surtout durant les deuxièmes et troisièmes années. L'acquisition de ces connaissances précède les travaux pratiques et les premiers soins sur patients.

Les connaissances techniques et pratiques permettent l'application de toutes les connaissances scientifiques. L'enseignement pratique comprend les services suivants :

– dentisterie opératoire ;
– clinique de prophylaxie et de thérapeutiques dentaires infantiles ;
– clinique de chirurgie dentaire et d'anesthésie ;
– clinique de chirurgie et de prothèse maxillo-faciales ;
– clinique de radiologie et de physico-thérapie dentaire ;
– prothèse clinique et de laboratoire
– clinique de couronnes, travaux à pont et céramique dentaire ;
– clinique d'aurification et d'inlays ;
– clinique d'orthodontie ;
– laboratoire de bactériologie et de recherches biologiques (1930).

Les élèves doivent avoir pratiqué au cours de leurs études tous les gestes et interventions qu'ils ont appris de manière théorique. En chirurgie, il est nécessaire d'avoir effectué des extractions simples et complexes, ainsi que des résections apicales et régularisation de crêtes osseuses. En dentisterie restauratrice et conservatrice, les élèves doivent avoir fait des traitements de lésions carieuses, des traitements endodontiques, ainsi que des obturations par matériaux métalliques ou plastiques. En prothèse fixe, la réalisation de couronnes, incrustations et de bridges est au programme et, en prothèse amovible, il est nécessaire d'avoir conçu une prothèse amovible partielle ou complète. En orthopédie dento-faciale, les gestes obligatoires résident en la mise en place d'arcs et ligatures, de plaques à vérins et ressorts, et d'extenseurs physiologiques (Collectif, 1964).

Le 2 août 1949, les instructions ont été publiées par M. Donzelot. Elles servent à unifier l'enseignement de la chirurgie dentaire. Ces instructions s'intéressent au contenu des études et à la manière dont les disciplines sont enseignées. Elle prend comme modèle la pensée des humanistes français tels que Montaigne, Rabelais, Descartes ou Rousseau qui caractérise d'ailleurs l'université française dans son ensemble. La philosophie de ces études est d'enseigner des connaissances de base scientifiques communes, tout en laissant chacun aller à sa liberté de penser, toujours dans l'optique d'être en accord avec les nouvelles données acquises de la science. Les principes résident dans l'art de dispenser un enseignement allant à l'essentiel de manière à ce qu'il soit le mieux compris et assimilé, en adéquation avec les progrès scientifiques, et coordonnant l'étude théorique et pratique. Il n'est pas nécessaire pour les élèves d'être surchargés d'informations concernant les connaissances scientifiques générales, l'exercice de la chirurgie dentaire étant quand même limité à la sphère bucco-dentaire, mais il est primordial de connaître les principes de base pour avoir une vision globale du corps humain et des interactions entre les différents organes, puis d'avoir un enseignement approfondi sur ce qui servira aux diagnostics et thérapeutiques. La particularité de la chirurgie dentaire, comme de toute chirurgie, est le « pouvoir d'action », selon Valéry. Ceci nécessite de mettre le plus rapidement possible les élèves en situation de soignant, face aux patients, pour appliquer les enseignements qui leur ont été dispensés de la manière la plus concrète possible, pour leur faire comprendre les limites de l'enseignement théorique dans la pratique réelle, et la nécessité d'adaptation et d'analyse qui est différente pour chaque cas.
Le personnel enseignant de l'École odontotechnique est assez varié et hétérogène. Il comprend des enseignants jeunes et moins jeunes, d'origines diverses. En effet, pour commencer, il ne comprend pas seulement des chirurgiens-dentistes : les matières scientifiques fondamentales sont enseignées par des professeurs des facultés comme celles de science, de médecine, de pharmacie, de droit, qui dispensent aux élèves une formation de qualité dans leurs domaines. Ensuite, il est composé des professeurs anciens avec une philosophie plutôt empirique qui impressionnent les élèves par leurs observations et leurs connaissances techniques,

qui sont dotés d'expérience, et qui se montrent plutôt sévères dans leur manière d'enseigner. Des enseignants et aides-cliniques, plus jeunes, qui sortent des universités, donc communiquent plus facilement avec les étudiants, avec une certaine compréhension et un abord plus aisé que leurs aînés. Ce mélange de caractères des enseignants a été très bénéfique à l'ambiance et à l'évolution de l'École qui dispensait un enseignement riche, complet, avec un réel esprit d'équipe. Les professeurs ne possèdent pas tous un titre d'État, ils sont reçus à la suite d'un concours dont le jury est composé d'autres professeurs de l'École, ainsi que d'un professeur d'une école différente. Plus de détails sur ce concours figurent au chapitre III, titre II, du règlement intérieur de l'Association de l'École odontotechnique (1930). Ce concours permet d'attribuer les fonctions de chef de clinique, de chef de travaux pratiques du stage et de professeur suppléant (article 80). L'annonce de la date du concours, de l'ouverture et la fermeture des inscriptions, du programme est affichée à l'École, et publiée dans le journal La Revue odontologique et dans d'autres journaux médicaux (article 81). Pour pouvoir participer au concours, des conditions sont requises :
– être Français et jouir des droits civils et politiques français ;
– être âgé de 28 ans au moins pour participer au concours de professeur suppléant, 25 ans pour celui de chef de clinique, 21 ans pour celui de chef de travaux pratiques du stage ;
– avoir le droit d'exercer la chirurgie dentaire légalement en France depuis au moins deux ans ;
– ne pas avoir commis d'acte entachant l'honorabilité professionnelle ;
– s'ils exercent l'art dentaire, prendre l'engagement de faire acte de candidature comme membre titulaire à l'Association de l'École odontotechnique et à la Société odontologique de France ;
– les candidats au poste de professeur suppléant doivent avoir occupé pendant trois ans le poste de chef de clinique ou être agréés sur titres par le conseil de direction ;
– avoir fait acte de candidature au concours avant la date de clôture du registre d'inscription des candidats (article 82).

Le jury est composé de quatre ou cinq membres. Il comprend le directeur de l'École ou son adjoint, qui sera le président du jury, un professeur titulaire de la chaire ou du service pour lequel a lieu le concours, un ou deux autres professeurs d'autres disciplines qui se rapprochent le plus de celles mises au concours, un professeur de l'École dentaire de Paris désigné par cette école (article 87).

Le classement s'obtient ensuite par la totalisation des points obtenus par chaque candidat pour les différentes épreuves. 66 % des points de la note maximale sont nécessaires pour être admissible, puis les points sur titres sont ajoutés aux autres points pour établir le classement définitif parmi les candidats admissibles (article 88). Les candidats sélectionnés sont donc souvent déjà connus de leurs confrères, les autres critères de sélection étant donc les qualités humaines, pédagogiques, les travaux réalisés, le dévouement et un intérêt réel dans

l'enseignement, leurs fonctions étant presque bénévoles. Les professeurs-chefs de service forment tout le long de leur enseignement de plus jeunes enseignants, qui évoluent d'année en année, les aident à s'occuper des étudiants. Un esprit d'équipe agréable se forme ainsi.
Dans le règlement intérieur de l'Association de l'École odontotechnique, la direction de l'enseignement est assurée par un directeur et un directeur adjoint, tous deux nommés par le conseil d'administration, pour deux ans, période qui peut être renouvelée s'ils sont réélus (article 71, chapitre Ier, titre II). Le directeur a la responsabilité de l'application du programme d'enseignement par les professeurs et propose des modifications s'il les juge nécessaires. Il veille également à la régularité et au fonctionnement des différents services et en cas de problème, il réunit le conseil d'administration pour mettre en place des solutions. C'est le directeur qui remet aux différents chefs de service, à chaque début d'année scolaire, la liste du personnel enseignant de son service et la liste des élèves répartis en séries inscrits pour ce service (article 72, chapitre Ier, titre II).
L'art dentaire est à la fois une application de connaissances théoriques et scientifiques, et l'application de gestes manuels, le tout sur une patientèle, donc sur des êtres vivants qui ont besoin d'être rassurés et soulagés. La profession nécessite donc un apprentissage solide et multiple. Voyons comment l'École odontotechnique a mis en place cet enseignement. En première année, l'enseignement est surtout théorique. Les élèves passent le certificat de Chimie, Physique et Biologie à la Faculté des sciences. Pour l'enseignement pratique, ce sont des travaux pratiques de sculpture, dessin, modelage auxquels les élèves participent obligatoirement afin de les habituer aux travaux manuels, à l'utilisation des instruments, aux matériaux comme la cire, le plâtre. Ceci permet de développer l'habileté, l'attention, le soin, le souci du détail, qualités toutes nécessaires aux futurs chirurgiens-dentistes. Ces exercices peuvent paraître répétitifs pour les élèves et peu représentatifs de leur futur exercice. Les professeurs font alors preuve d'autorité, mais aussi d'imagination pour rendre attractifs ces travaux pratiques et apprendre aux étudiants à utiliser correctement leurs mains, et leurs yeux.
En deuxième année, les travaux pratiques ressemblent plus à l'exercice de la profession. Les étudiants commencent à réaliser des cavités sur des dents en ivoire ou des dents naturelles sur fantômes, qu'ils obturent. Ils préparent des couronnes et réalisent des maquettes en cire, et des crochets sur modèles en plâtre. En parallèle, il est nécessaire qu'ils comprennent et assimilent la théorie, dans quels cas ils auront à réaliser ces travaux et pourquoi. Les cours sont donc dispensés à l'aide de beaucoup d'illustrations pour rendre la théorie plus concrète et la rapprocher des travaux pratiques réalisés. En troisième année, on cherche à développer l'esprit clinique des étudiants. Après avoir appris les gestes sur fantômes, la théorie, la prochaine étape est naturellement l'application des gestes sur les patients. Avant de prendre la responsabilité de soigner un patient, les élèves doivent développer leur réflexion personnelle, connaître les différentes

possibilités thérapeutiques, savoir analyser les cas et adapter la prise en charge du patient face à eux. C'est un enseignement difficile, car il implique une motivation personnelle de l'étudiant et un investissement certain. La meilleure manière d'acquérir ce sens clinique est d'observer, d'assister des praticiens. C'est pourquoi les élèves passent par un stage obligatoire à l'hôpital en troisième année. Ils connaissent les techniques, mais doivent maintenant comprendre laquelle appliquer, quand et pourquoi. L'École s'est basée pour cela sur la méthode socratique qui consiste à laisser l'élève découvrir la vérité par lui-même en se posant plusieurs questions : en observant leurs futurs confrères travailler, les questions viennent d'elles-mêmes et permettent aux élèves d'avancer. En quatrième et cinquième année, les élèves passent en clinique et travaillent eux-mêmes sur les patients. Les professeurs utilisent toujours cette méthode socratique, c'est-à-dire qu'ils laissent l'étudiant arriver doucement vers le diagnostic et la thérapeutique adaptée au fil de questionnements. Ils aident les étudiants à confronter l'observation clinique à leurs connaissances physiologiques, esthétiques, pathologiques, psychologiques qui sont toutes à prendre en considération dans la réalisation d'un plan de traitement.

Les professeurs font preuve de beaucoup de pédagogie. Ils sont à la fois praticiens, techniciens ou encore psychologues, afin de transmettre à leurs élèves les multiples facettes d'une profession et de former leurs esprits critiques à ces réflexions. L'École odontotechnique est bien équipée en matériel et locaux. Composée d'un hall d'entrée, d'un centre de dépistage pour la présélection et l'orientation des patients, de laboratoires de travaux pratiques, de salles de cliniques équipées de fauteuils où les étudiants réalisent tous types de soins sur leurs patients, des salles équipées de matériel plus spécifique pour des actes tels que la chirurgie maxillo-faciale, des salles de radiographie, un laboratoire de recherche, des amphithéâtres de 100 à 200 places équipés de projecteurs et tableaux, ainsi que d'une bibliothèque, la bibliothèque Max Fildermann. L'École comprend donc dans son bâtiment tout le nécessaire pour dispenser cinq années d'enseignement.

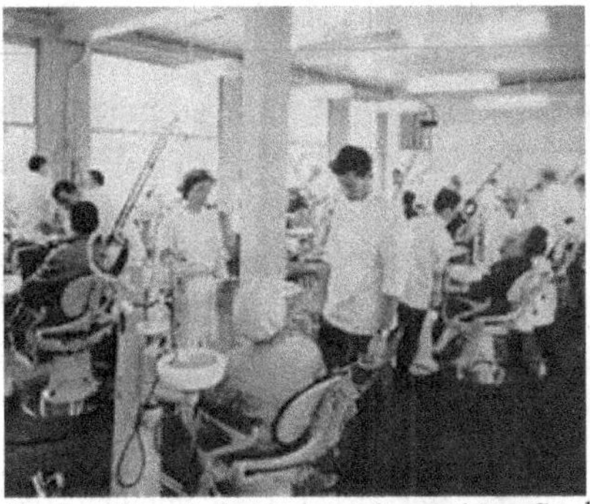

Salle de chirurgie buccale et de prothèse fixe[17].

[17] Cf. https://entretiensgaranciere.fr ; cf. A.U.O.G., communication personnelle, Paris, 2025, avec l'aimable autorisation de son président, le Pr Bernard Picard.

Si nous comparons l'organisation des études dans les années 1900 et 1950, nous remarquons déjà que la durée du cycle est passée à cinq années, ce qui se rapproche de nos études aujourd'hui. Les travaux pratiques ont été intégrés, les matières théoriques sont beaucoup plus développées et la pédagogie de l'établissement est bien mise en place, toujours inscrite dans le même état d'esprit qu'à la création de l'établissement : former des praticiens par la pratique et l'observation tout en leur offrant des connaissances théoriques physiologiques, et médicales solides.

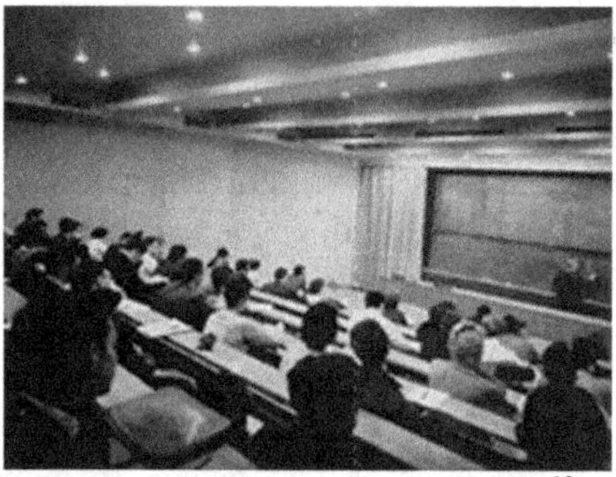

Cours magistraux dans l'amphithéâtre[18].

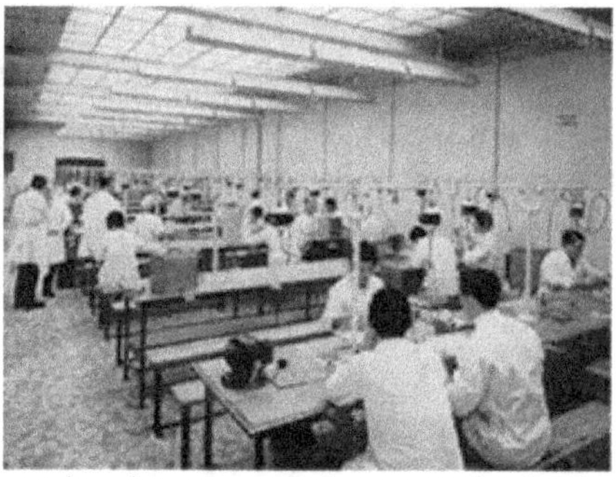

Laboratoires de travaux pratiques pour les étudiants[19].

L'École odontotechnique est alors bien mise en place et fournit à ses élèves une formation complète qui est assez proche de celle dispensée de nos jours au sein de Garancière.

Rappelons que l'École odontotechnique a changé de nom pour École odontologique de Paris le 25 juillet 1953, suite à l'initiative de M. Max Filderman qui considérait le mot odontotechnique peu représentatif de l'enseignement dispensé

[18] Cf. https://entretiensgaranciere.fr ; cf. A.U.O.G., communication personnelle, Paris, 2025, avec l'aimable autorisation de son président, le Pr Bernard Picard.

[19] Cf. https://entretiensgaranciere.fr ; cf. A.U.O.G., communication personnelle, Paris, 2025, avec l'aimable autorisation de son président, le Pr Bernard Picard.

au sein de l'École, qui ne se limitait plus seulement à la technique de la dentisterie, mais était devenue une véritable profession médicale.
Une loi d'orientation sur l'enseignement supérieur est votée le 12 novembre 1968 pour dissoudre les anciennes facultés afin de créer des Unités d'Enseignement et de Recherche, ou U.E.R., qui sont regroupées en universités entre 1969 et 1971. C'est ainsi que naît l'Université Paris VII en 1970-1971 qui regroupe des UER issues des anciennes Facultés de Lettres, Sciences, et Médecine de Paris (Fossier et al., 2010).
Ce projet de Faculté des Sciences voit le jour face à la nécessité de donner un renouveau à la recherche et à l'enseignement scientifiques. Le doyen de la Faculté des Sciences de Paris, Marc Zamanski, a suivi ce projet et nous a offert, au sein de l'ouvrage *Université Paris Diderot-Paris VII, fondation refondation*, son idée sur la Faculté de Sciences au sein de l'Université Paris VII : *« Le rôle fondamental des Facultés des Sciences est de tenir une véritable comptabilité permanente des connaissances actuelles, dans tous les domaines. C'est par elle que transfusent, dans les modes d'enseignement, de formation, les idées, théories, formes de pensée nouvelle, car elles sont en contact permanent avec les organismes scientifiques nationaux et internationaux. L'originalité provient de ce que, si elles n'ont pas l'apanage de ce caractère dans un domaine déterminé, elles présentent de manière permanente un éventail de connaissances scientifiques dans tous les domaines. En même temps qu'elles participent activement à la création de la science du moment, elles la font connaître. Les Facultés des Sciences peuvent offrir aujourd'hui toutes les possibilités de formation des cadres de tous niveaux en même temps qu'elles s'efforcent de faire preuve d'une vigueur renouvelée dans le domaine de la recherche scientifique fondamentale, en liaison avec des organismes publics, tels le CNRS ou des organismes privés. Les transformations récentes montrent que les Facultés de Sciences doivent de plus en plus devenir le service public qui est ouvert à tous sans autre critère que celui de la valeur qui peut satisfaire aux besoins techniques et scientifiques de la France. »* (Zamanski, 1961 ; Fossier et al., 2010).
Les premières manifestations des évènements de révolte qui aboutirent à mai 1968 ont débuté au sein de la Faculté de Nanterre à partir de mars 1968. Puis, le mouvement s'est amplifié jusqu'à s'étendre aux ouvriers qui ont installé une grève générale.
Le 30 mai 1968, l'Assemblée nationale est dissoute. En juin, une nouvelle Assemblée est élue et elle a entre autres pour projet de réformer la législation universitaire en vigueur, héritée de la IIIe République. Le 12 novembre 1968, la loi Edgar Faure est adoptée, c'est une nouvelle loi d'orientation de l'enseignement supérieur qui crée les universités, établissements publics pluridisciplinaires regroupant des U.E.R. indépendants, comme l'Université de Paris VII. Voici un article extrait de cette fameuse loi Faure : *« Les universités sont pluridisciplinaires et doivent associer autant que possible les arts et les lettres aux sciences et aux techniques. Elles peuvent cependant avoir une vocation dominante. »*

(Fossier et al., 2010). Ceci montre bien l'état d'esprit dans lequel ces universités ont été créées dans un but d'interdisciplinarité et d'ouverture afin de mêler les matières pour ouvrir de nouvelles pistes de recherches et de réflexions.
On compte parmi les pères fondateurs de l'Université Paris VII plusieurs professeurs dans différentes matières. On peut citer par exemple M. Bruhat, professeur de mathématiques à la Faculté des Sciences de Paris, puis à l'Université Paris VII, M. Bernard, professeur d'hématologie clinique à l'Université Paris VII, M. Culioli, professeur de linguistique à la Sorbonne, puis à l'Université Paris VII, etc. L'idée maîtresse chez ces hommes, d'après leurs témoignages retrouvés dans l'ouvrage sur la fondation de l'Université Paris VII, est de créer une ouverture culturelle en élargissant le champ de vision culturel des étudiants, en associant les différentes matières comme les sciences, les lettres et la médecine notamment, ce qui permet d'envisager de nouvelles expériences par leur mise en relation. *« L'Université Paris VII a pour objectifs fondamentaux l'élaboration et la transmission des connaissances et la formation d'esprits libres et critiques. Elle est pluridisciplinaire et développe ce caractère sous tous ses aspects. »* (Article Ier des statuts de 1970).
L'École odontologique jusqu'en 1970 délivre à ses élèves le diplôme de fin d'études et les prépare au diplôme d'État de chirurgien-dentiste au sein d'un organisme privé. Lors de la création des universités avec le regroupement en U.E.R., il est indispensable pour l'École de rejoindre cette structure pour préserver sa pérennité et permettre à la chirurgie dentaire de s'inscrire un peu plus dans le cursus des études médicales, à l'échelle nationale. En effet, en étudiant le compte rendu de séance de l'Assemblée générale du premier conseil de l'U.E.R. d'Odontologie, le président M. Michel Alliot annonce à l'ouverture de la séance que l'Université Paris VII donne une importance particulière aux études de chirurgie dentaire et leur confère une place à part entière dans les études médicales. On assiste donc à une médicalisation de la profession. Ceci est observable en comparant les statuts de l'École odontologique à ceux de l'U.E.R. d'Odontologie au sein de l'Université Paris VII. Ainsi, si l'on compare les buts de la structure au sein de ces statuts, on remarque que l'École Odontologique a pour but de former les étudiants au métier de chirurgien-dentiste et de dispenser des soins, tandis qu'à la création de l'U.E.R., on parle, en plus de l'enseignement dispensé, de recherche et de santé publique. La profession s'inscrit dans une dynamique résolument plus scientifique et médicale, et cherche à se développer dans cette voie.

Plaque commémorant le passage de l'École Odontologique
en U.E.R. de l'Université Paris VII.

UNIVERSITE PARIS VII — UNITE D'ENSEIGNEMENT ET DE RECHERCHE D'ODONTOLOGIE

STATUTS

Article 1

Au sein de l'Université Paris VII, l'U. E. R d'Odontologie a pour mission de dispenser l'enseignement de la chirurgie dentaire et de développer la recherche propre à cette discipline en vue de concourir à l'amélioration de la santé publique.

Elle prend le nom de Faculté de chirurgie dentaire.

Article 2

L'U. E. R. est administrée par un Conseil élu.
Ce conseil comprend 40 membres :

- 12 représentants des enseignants intégrés exerçant les fonctions de professeur de 1er ou 2ème grade (rang A)
- 5 représentants des enseignants intégrés exerçant les fonctions d'assistant (rang B)
- 3 représentants des enseignants ne relevant pas des catégories précédentes (rang C)
- 1 représentant des chercheurs (rang A)
- 1 représentant des chercheurs (rang B)
- 1 représentant des chercheurs (rang C)
- 12 représentants des étudiants des différents cycles
- 1 représentant des personnels administratifs
- 1 représentant des personnels techniques
- 1 représentant des personnels ouvriers et de service
- 2 personnalités extérieures choisies par le Président de l'Université sur proposition des autres membres du Conseil en raison de leur compétence scientifique.

Article 3

Le règlement intérieur fixe pour chaque collège étudiants le nombre de ses représentants.

Si un collège de chercheurs comprend moins de cinq électeurs, ils votent dans le collège des enseignants de même rang.

Si le collège du personnel technique ou celui des personnels ouvriers et de service comprend moins de six électeurs, les deux collèges sont fusionnés.

...

La création du doctorat en 1972 s'inscrit dans cette idée de médicalisation de la profession et de nationalisation du diplôme de chirurgien-dentiste. Jusque-là, les dentistes n'avaient pas le titre de docteur : c'est avec la création du doctorat en chirurgie dentaire qu'ils ont été reconnus en tant que tels. Si l'on repense à l'histoire de la profession à ses débuts, l'avancée est immense. C'est une victoire pour tous les hommes qui se sont battus pour la profession. Rappelons les Drs Edmond Andrieu et Charles Godon, deux rivaux à l'origine de la création des deux Écoles dentaires parisiennes dans le but de faire reconnaître la profession, chacun à sa façon. Cette réussite démontre le caractère visionnaire de ces deux hommes qui sont à la base d'institutions fondamentales de notre profession toujours prépondérantes encore aujourd'hui.

Voici le décret n° 72-933 du 10 octobre 1972 relatif au diplôme d'État de docteur en chirurgie dentaire paru dans le Journal officiel de la République française du 12 octobre 1972.

12 Octobre 1972 JOURNAL OFFICIEL DE LA

Décret n° 72-933 du 10 octobre 1972 fixant les conditions selon lesquelles les personnes titulaires du diplôme d'Etat de chirurgien-dentiste pourront postuler le diplôme d'Etat de docteur en chirurgie dentaire.

Le Premier ministre,

Sur le rapport du ministre de l'éducation nationale et du ministre de la santé publique,

Vu la loi n° 68-978 du 12 novembre 1968 d'orientation de l'enseignement supérieur, ensemble la loi n° 71-557 du 12 juillet 1971 aménageant certaines de ses dispositions ;

Vu la loi n° 71-1026 du 24 décembre 1971 modifiant le titre Ier du livre IV et le livre V du code de la santé publique ;

Vu le décret n° 72-932 du 10 octobre 1972 relatif aux études en vue du diplôme d'Etat de docteur en chirurgie dentaire ;

Vu l'avis de la section permanente du conseil national de l'enseignement supérieur et de la recherche en date du 15 mai 1972,

Décrète :

Art. 1er. — Les titulaires du diplôme d'Etat de chirurgien-dentiste sont admis à postuler le diplôme d'Etat de docteur en chirurgie dentaire.

Ils doivent à cet effet soutenir une thèse dans les conditions définies par les articles 12 et 13 du décret n° 72-932 du 10 octobre 1972.

Art. 2. — Les candidats répondant aux conditions fixées par l'article 1er et ayant en outre soutenu avec succès une thèse en vue du diplôme de docteur en chirurgie dentaire créé par le décret n° 66-365 du 9 juin 1966 pourront à nouveau présenter cette thèse en vue du diplôme d'Etat de docteur en chirurgie dentaire prévu par la loi n° 71-1026 du 24 décembre 1971.

Art. 3. — Les candidats pourront présenter leur thèse :

Soit devant l'une des universités habilitées de l'académie dans laquelle ils sont domiciliés ou, à défaut, devant l'université habilitée la plus proche de leur domicile ;

Soit devant l'université dans laquelle ils ont obtenu leur diplôme de chirurgien-dentiste ou de docteur en chirurgie dentaire.

Art. 4. — Le jury devra statuer dans un délai qui ne pourra être supérieur à quatre années à compter de la date de dépôt de leur mémoire par les candidats.

Art. 5. — Le ministre de l'éducation nationale et le ministre de la santé publique sont chargés de l'exécution du présent décret, qui sera publié au *Journal officiel* de la République française.

Fait à Paris, le 10 octobre 1972.

PIERRE MESSMER.

Par le Premier ministre :

Le ministre de l'éducation nationale,
JOSEPH FONTANET.

Le ministre de la santé publique,
JEAN FOYER.

Conclusion

Nous avons maintenant une vue d'ensemble de la création de notre faculté, quel a été le contexte sociopolitique dans lequel elle a été fondée, qui en étaient les pionniers. Nous avons vu comment les pères fondateurs de la profession se sont battus et ont dû fournir des efforts considérables face à un gouvernement peu intéressé par l'enseignement et la réglementation de la chirurgie dentaire. Peu de temps après l'ouverture de l'École odontotechnique, la Première Guerre mondiale est venue fragiliser l'établissement en mobilisant un grand nombre de ses étudiants et professeurs. Nous avons vu comment les membres dirigeants se sont battus pour la maintenir en place et la reconstruire après. En étudiant les conseils d'administration et leurs assemblées générales au fil des années, nous avons pu avoir également une idée précise de l'enseignement de l'époque et des connaissances requises pour devenir un authentique chirurgien-dentiste. Si nous comparons le programme des études dans les années 1900 à l'ouverture, puis celui dans les années 1950 avant le passage en faculté, et enfin celui de nos jours, nous remarquons que la recherche et les connaissances scientifiques ont pris de plus en plus de place. En effet, au tout début du XXe siècle, les études de dentisterie ne durent que trois ans avec des cours théoriques assez ciblés sur la cavité buccale et une mise en condition de travail pratiquement immédiate avec un stage clinique facultatif dès la première année. Petit à petit ont été instaurés les travaux pratiques qui permettent un meilleur entraînement avant de réaliser de vrais soins. Nous remarquons que les études passent à cinq ans et que les matières théoriques se sont beaucoup étendues. De plus en plus de connaissances scientifiques sont requises. Nous observons d'ailleurs cette évolution avec le changement de nom de l'École odontotechnique qui devient École odontologique de Paris, ce qui affirme une envie d'élargir l'apprentissage au-delà de la seule et simple technique pure. Puis, la fusion de l'École avec l'Université Paris VII renforce cette démarche actée vers la science et la recherche, ce qui confirme une nouvelle dynamique des études de chirurgie dentaire. De nos jours, les études durent six ans et mêlent toujours connaissances pratiques, et théoriques, essentielles à l'exercice de la profession, mais ajoutent des ouvertures vers la recherche scientifique et clinique considérée comme faisant également partie de la dentisterie aujourd'hui. Notre Faculté est un lieu plein d'histoire et de souvenirs, elle a d'ailleurs conservé l'âme d'une école, ce que l'on ressent en y faisant ses études dans cet établissement qui a conservé, dans sa façon de fonctionner, l'empreinte d'une école plus familière et plus chaleureuse qu'une université traditionnelle, un lieu enfin où professeurs, personnel administratif et étudiants de toutes promotions sont parvenus à créer des liens véritables.

Bibliographie

. ANTHONY J. La formation dentaire, d'hier à aujourd'hui [Internet]. 2014 [cité 14 juin 2017]. Disponible sur : http://www.sup-perform.fr/uploads/Cours/UE7/Partie1Th%C3%A8seDentaireAnthonyJulia-Histoire%20de%20la%20m%C3%A9decine%20buccale.pdf.

. ASSOCIATION DE L'ÉCOLE ODONTOLOGIQUE DE PARIS. Règlement intérieur de l'Association Odontotechnique. Paris : Jolibois ; 1930.

. ASSOCIATION DE L'ÉCOLE ODONTOLOGIQUE DE PARIS. Centenaire de Garancière, 1882-1982. Paris : Imprimerie
ROZIER et Cie ; 1982.

. BEAUVISAGE J. La Loi Le Chapelier du 14 juin 1791, fruit amer de la Révolution. Les Cahiers de l'Institut CGT d'histoire sociale. 2011 ; 117 : 6-11.

. CHÂTELAIN C. Histoire de l'Académie nationale de chirurgie ou quelques considérations sur la naissance et la vie de l'Académie de chirurgie ou naissance et avatars d'une Académie. e-mémoires de l'Académie nationale de Chirurgie. 2006 ; 5 (2) : 18-23.

. COLLECTIF. Deux écoles dentaires : École Odontologique de Paris, École Dentaire de Paris. Paris : Service de Propagande Édition, Information ; 1964.

. FOSSIER G. & AZZOLA O. Université de Paris VII. Université Paris Diderot-Paris VII, fondation-refondation, 1963-2010. Paris : Université Paris Diderot-Paris VII ; 2010.

. GRANAT J., GRANAT C. & PEYRE E. Le Quartier latin et l'histoire de l'art dentaire. Actes Société française d'histoire de l'art dentaire. 2009 ; 14 : 7-11.

. LECOMTE O. & TRISTAN D. Les praticiens des armées dans l'histoire de l'art dentaire. Med. Armées. 2010 ; 38 (5) : 469-76.

. LONG F.-X. Les blessés de la face durant la Grande Guerre : les origines de la chirurgie maxillo-faciale. Hist Sci. Med. 2002 ; 36(2) : 175-83.

. MORGENSTERN H. La mise en place de l'École dentaire de Paris et de l'École dentaire de France organisation, administration, programme des études. Les lois du 12 juillet 1875 et du 18 mars 1880 et la fondation des écoles dentaires. Actes de la Société française d'histoire de l'art dentaire. 1995 ; 32-9.

. PENINGUEL B. L'histoire du corps des chirurgiens-dentistes des armées. Med. Armées. 2012 ; 40 (5) : 471-8.

. RIAUD X. Première guerre mondiale et stomatologie : des praticiens d'exception. Paris : L'Harmattan ; 2008.

. RIAUD X. 1916 : An I du dentiste militaire en France. Actual. Odonto-Stomatol. 2014 ; 268 : 16-23.

. SALF E. & AUGIER S. Les chirurgiens-dentistes français aux armées pendant la Grande Guerre. Hist. Sci. Med. 1996 ; 30 (1) : 53-9.

. SAUVEZ E. Rapport sur le rôle et l'organisation des cabinets dentaires de garnison par le médecin-major Sauvez, Château- roux : impr. de Mellottée ; 1919.

. VIDAL F. Regard sur l'histoire de l'art dentaire de l'époque romaine à nos jours [Internet]. 2007. [cité 17 mai 2017]. Disponible sur : http://smilemeyer.com/userfiles/CH_VIDAL%20REGARDS%20SUR%20HISTOIRE%20DE%20ART%20DENTAIRE.pdf.

. VIDAL F. Les « Petites écoles » de médecine au XIXe siècle. Actes de la Société française d'histoire de l'art dentaire. 1995 ; 22-5.

. VINDT G. 1791 : lois d'Allarde et Le Chapelier. Alternatives économiques. [Internet]. 2014. [cité 26 juin 2017]. Disponible sur : https://www.alternatives-economiques.fr/1791-lois-dallarde-chapelier/00067402.

Remerciements

Je tiens à remercier toute ma famille, tous mes proches et tous mes amis sans qui je ne serais pas parvenue à un tel résultat.
Je tiens à dire merci à mon mari et à mes trois enfants qui sont les soleils de ma vie.
Je tiens aussi à remercier les membres de mon jury de thèse sans qui cela n'aurait pas été possible. Je tiens à leur dire combien leur enseignement m'a été précieux.
En hommage…

Chapitre II
Commentaires
par le Dr Xavier Riaud[20]

[20] Docteur en chirurgie dentaire, docteur en Épistémologie, histoire des sciences et des techniques, lauréat et membre titulaire de l'Académie nationale de chirurgie dentaire, médaille de vermeil du Conseil national de l'Ordre des chirurgiens-dentistes, membre libre de l'Académie nationale de chirurgie.

Avant-propos

50 ans d'Entretiens de Garancière ! C'est énorme, colossal. C'est un anniversaire qui compte assurément. Cela démontre aussi son retentissement au sein de la profession, son succès et indéniablement sa valeur.
Et pourtant, si l'on considère que le statut véritable du chirurgien-dentiste lui a été donné en 1892 avec la Loi Brouardel, cela demeure jeune malgré tout.
Lorsque le Dr Steve Toupenay, président des Entretiens de Garancière 2024 et coprésident avec la Dr Nelly Pradelle-Plasse pour 2025, année de cet anniversaire, m'a demandé d'assurer un travail éditorial pour l'occasion, ma première initiative a été de faire une recherche sur Google pour voir ce qui ressortait. Très vite, j'ai découvert qu'un travail historique, une thèse de doctorat en l'occurrence, avait déjà été réalisé. Société issue et associée à une école dentaire tout d'abord, et à une Faculté dentaire ensuite, il m'a semblé pertinent de mettre en avant le travail universitaire d'une étudiante en provenance de cette institution. Ayant modestement participé à l'enseignement d'histoire de l'art dentaire optionnel de ladite Faculté, il m'a semblé que le clin d'œil méritait le détour.
Des thèses de doctorat, mon travail éditorial m'a permis d'en publier des dizaines au sein de la Collection Médecine à travers les siècles aux Éditions L'Harmattan que j'ai créée en 2006 et que je dirige depuis. C'est aussi l'occasion, dans le cas présent, de mettre en avant une jeune consœur brillante.
Au fur et à mesure de mon travail de mise en pages de ce livre et des corrections envisagées à ce titre, avec l'accord éclairé de la Dr Ava Bismuth Pariente qui a été informée de mes choix éditoriaux et dans le respect de sa thèse que j'ai souhaité étoffer d'une iconographie plus dense et plus importante, s'est dégagée, à mes yeux, l'idée d'une version commentée, et bienveillante bien évidemment, de sa thèse. Si je commente bien sûr, j'ai voulu amener le pendant de Garancière dans cet opus, principale concernée in fine, à travers les écrits de M. Grégory Aupiais notamment, féru d'histoire et ancien responsable administratif de l'U.F.R. d'Odontologie de Garancière, que je remercie pour son aide véritable.
En effet, de nombreux sujets y ont été abordés par notre jeune consœur qui amènent à des questionnements et des développements, ce que je me suis permis de faire en toute simplicité, et modestie, car mon parcours d'historien m'a vu traiter de nombreuses questions tout au long de ma carrière qui se sont révélées, ici, très complémentaires.
Je souhaite un bel anniversaire aux Entretiens de Garancière qui fête ainsi leur Cinquantenaire.
Je vous souhaite, Amis lecteurs, une bonne lecture !

Dr Xavier Riaud

Frise chronologique de rappel[21]

Jusqu'au XIIIe siècle, la pratique de la petite chirurgie était l'apanage des barbiers qui étaient également responsables de l'avulsion des dents.
Quelques-uns ont étudié plus particulièrement la chirurgie et ont institué une confrérie de « cireurgiens »[22].
Jean Pitard a été le Premier chirurgien de Saint Louis, de Philippe le Hardi et de Philippe le Bel. À sa demande, Saint Louis a créé la confrérie de Saint-Côme et de Saint-Damien qui définissait et organisait pour la première fois, le métier de chirurgien autour de 1268.
Toutefois, Pitard a fait interdire en 1301, l'exercice de la chirurgie à certains barbiers, sous réserve d'être examinés par les jurés de Saint-Côme[23]. Cette ordonnance d'interdit est renouvelée en 1311, 1331, 1352 et 1364.
En 1311, Philippe le Bel déclare que personne ne peut plus exercer la chirurgie à Paris, sans avoir reçu la licencia operandi du chirurgien juré du Châtelet de Paris sous peine de sanction, les licenciés devant, avant d'exercer, prêter serment devant le prévôt de Paris.
En 1331, une ordonnance de Philippe VI demande aux médecins d'avoir des titres suffisants pour exercer.
En 1352, le roi Jean II rend une ordonnance où il exprime sa volonté de condamner toute ingérence perpétrée par des personnes non qualifiées dans le champ médical.
En 1364, Charles V demande que toutes les bannières des praticiens non pourvus de maîtrise et les affiches mensongères soient abolies[24].
En 1371, la communauté des barbiers est établie, leurs statuts ayant été approuvés par le roi Charles V. Organisée comme toutes les communautés d'arts et métiers, elle a à sa tête le Premier barbier et valet du roi qui a le pouvoir octroyé par Charles VII, à partir de 1427, d'instituer un lieutenant chargé de la surveillance du métier, assisté de quatre maîtres jurés qui procèdent à l'examen des aspirants[25].
En 1372, le même roi autorise les barbiers à faire de la petite chirurgie si elle ne se révèle pas mortelle.

---

21 Vient en complément du chapitre « Genèse de Garancière » de la thèse d'Ava Bismuth, pp. 13-41.
22 Cf. Boileau Étienne, *Le livre des métiers*, Paris, 1268.
Etienne Boileau (1200 ou 1210-1270) a été prévôt de Paris, de 1261 à 1271. Il a été nommé à cette fonction par le roi Louis IX.
23 Cf. Lamendin Henri, *Petites histoires de l'art dentaire d'hier et d'aujourd'hui (Anecdodontes)*, L'Harmattan (éd.), Collection Éthique médicale, Paris, 2006, p. 152.
24 Cf. Cecconi L. J., *Notes et mémoires pour servir à l'Histoire de l'Art dentaire en France*, L'Expansion (éd.), 1959, pp. 79-90.
25 Cf. Lunel Alexandre, *La Maison médicale du Roi*, Champ Vallon (éd.), Collection Époques, Paris, 1828, p. 29.

En 1425, les chirurgiens obtiennent un arrêt du Parlement interdisant aux barbiers, toute pratique chirurgicale, y compris celle de l'art dentaire.
En 1484, Charles VIII retire aux femmes, le droit d'exercer la chirurgie. Tout acte de chirurgie leur est ainsi proscrit.
En 1544, François Ier crée la Faculté de chirurgie. Une nouvelle réglementation de l'exercice de l'art dentaire voit le jour.
En 1609, un édit du mois de mai réglemente la profession de dentiste en obligeant ceux-ci à obtenir le titre d'« expert » après examen.
En 1677, un décret confère le titre d'expert à certains apothicaires, mais celui-ci n'est valable que sur Paris. Il ne s'applique à la province qu'en 1730. Ceci est la cause de nombreux procès retentissants qui défrayent la chronique de l'époque.
Toutefois, les Édits royaux de mai 1699 promulgués par Louis XIV distinguent une troisième catégorie de praticiens médicaux après les médecins et les chirurgiens, celles des « experts ». Les dentateurs de toutes sortes deviennent des experts pour les dents. Ils sont soumis à l'autorité du Premier chirurgien et doivent s'acquitter de droits pour exercer.
En 1728 paraît « Le Chirurgien Dentiste ou Traité des dents » de Pierre Fauchard (1677/1678-1761).
En 1743, Louis XV, La Peyronie et Mareschal attribuent les mêmes statuts aux chirurgiens qu'aux médecins.
Le 9 avril 1755, l'arrêt du Parlement de Paris retire aux femmes le droit d'exercer la chirurgie dentaire.
En 1768, un extrait des lettres patentes de mai concernant l'art dentaire en France édicte que pour être habilité à exercer cette spécialité, il faut avoir été reçu « dentiste-expert » par le Collège de chirurgie à la suite d'un certain nombre d'épreuves théoriques et pratiques.
Ainsi, en 1773, la Commission royale de médecine entame un procès à plusieurs ambulants à la requête de trois dentistes, dont le Sieur Trip de Versailles.
Le 2-17 mars 1791, une loi, dite Loi d'Allarde du nom du député qui en a été le promoteur, accorde le libre exercice de toutes les professions, tous les arts ou métiers.
Le 18 août 1792, un deuxième décret supprime les 18 Facultés de médecine existantes et les collèges de chirurgie, et ouvre ainsi la voie au charlatanisme médical[26]. Devant cet état de fait, une réglementation de la médecine et de la chirurgie voit le jour le 19 Ventose, an XI (10 mars 1803). Pourtant, cette loi oublie l'art dentaire qui est exercé en toute liberté.
Le 23 février 1827, un arrêt de la Cour de cassation dans le procès intenté contre Marie Delpeuch, femme dentiste, rend aux femmes le droit officiel d'exercer l'art dentaire.

[26] Cf. Morgenstern Henri, *Les dentistes français au XIXe siècle*, L'Harmattan (éd.), Collection Médecine à travers les siècles, Paris, 2009, pp. 19, 218.

En 1880 s'ouvre l'École dentaire de Paris. En 1884, l'Institut odontotechnique de France est créé. Il devient l'École odontotechnique quelques années plus tard. En 1892, les deux écoles sont reconnues d'utilité publique.
Ce n'est qu'en 1892, avec la loi du 30 novembre, dite Loi Brouardel[27], que survient une législation tant attendue dont voici l'intitulé exact : « Nul ne peut exercer la profession de dentiste s'il n'est muni de diplômes de docteur en médecine ou de chirurgien-dentiste. Le diplôme de chirurgien-dentiste sera délivré par le Gouvernement français à la suite d'études organisées suivant un règlement rendu après avis du Conseil supérieur de l'Instruction publique et d'examens subis devant un établissement d'enseignement supérieur médical de l'État. »
Il faut attendre 1935, pour que le baccalauréat soit rendu obligatoire pour une première inscription dans une école dentaire.
Le Conseil national de l'ordre des chirurgiens-dentistes a été fondé le 3 février 1945, au lendemain de la Seconde Guerre mondiale[28].
Le bureau fondateur de l'Académie nationale de chirurgie dentaire est formé le 9 juillet 1956. Le Journal officiel l'officialise le 20 juillet 1956. Elle est reconnue d'utilité publique[29].
En 1968, la loi d'orientation de l'enseignement supérieur du 12 novembre 1968 a créé les facultés de chirurgie dentaire[30]. Le doctorat en sciences odontologiques n'a été mis en place en France, qu'à partir de 1972 (loi du 24 décembre 1971 instaurée par Maurice Schumann)[31].

À l'étranger, sans entrer dans le détail, trois dates fondamentales doivent être citées.
1839 : Fondation de la première école dentaire du monde, à Baltimore, USA.
1844 : Horace Wells, dentiste, découvre et utilise le protoxyde d'azote pour faire une extraction dentaire pratiquée sur lui-même à son cabinet dentaire de Hartford, USA, le 11 décembre.
1846 : Morton, dentiste, découvre l'éther sulfurique qu'il utilise à son cabinet dentaire pour extraire une dent à Eben Frost, marchand à Boston, le 30 septembre[32].

---

[27] Cf. Cecconi L. J., *Notes et mémoires pour servir à l'Histoire de l'Art Dentaire en France*, L'Expansion (éd.), 1959, pp. 79-90.
[28] Cf. Morgenstern Henri, *Les dentistes français…*, op. cit., 2009, p. 216.
[29] Cf. www.academiedentaire.org, *Historique*, sans date, p.1.
[30] Cf. Baron Pierre, « Politique et odontologie », in *L'Information dentaire*, 08/04/2009, n° 14, p. 729.
[31] Chirurgien-dentiste avec un trait d'union. Ce n'est qu'à partir de 1971, que le chirurgien-dentiste, devenu docteur en chirurgie dentaire, a perdu son trait d'union (Cf. Morgenstern Henri, *Les dentistes français…*, op. cit., 2009, p. 163).
[32] Cf. Riaud Xavier, *L'influence des dentistes américains pendant la Guerre de Sécession (1861-1865)*, L'Harmattan (éd.), Collection Médecine à travers les siècles, Paris, 2006, pp. 73-75, 105.

Dentistes et législation à l'aube de l'Empire[33]

Comment devient-on dentiste au XVIIIe siècle ? De tous les historiens de l'art dentaire, c'est François Vidal (2007) qui donne la meilleure des réponses[34]. Ainsi, il affirme : *« À partir de 1772, cette politique, pour une meilleure chirurgie, bénéficie de l'enseignement donné dans les collèges royaux que le Roi a fait construire dans les grandes villes. Les matières de base, physiologie, thérapeutique, y sont enseignées. Comme le futur chirurgien, le futur dentiste reçoit un enseignement ambivalent auprès de son patron et universitaire sur les bancs du Collège de chirurgie. »* De même, précise-t-il : *« L'examen pour le titre d'expert va se passer, non pas au collège, mais dans le cadre restreint de la communauté des chirurgiens, au nombre desquels il y a son patron. Le caractère corporatif de la formation est toujours maintenu. Les matières d'examen, qui sont essentiellement dentaires, sont examinées sur deux jours entiers : théorie et pratique. »* Enfin, François Vidal (2007) termine : *« Ce compromis d'études classiques exigé pour la formation professionnelle, enseignement universitaire et enseignement clinique, explique la qualité des textes publiés par les dentistes du XVIIIe siècle. »*

En 1768, un extrait des lettres patentes de mai concernant l'art dentaire en France édicte que pour être habilité à exercer cette spécialité, il faut avoir été reçu expert pour les dents par le Collège de chirurgie à la suite d'un certain nombre d'épreuves théoriques et pratiques.

« Article 126 : Ceux qui voudront ne s'appliquer qu'à la cure des dents seront tenus avant d'en faire l'exercice, de se faire recevoir au dit Collège de chirurgie en la qualité d'expert, cela existait déjà depuis 1699.

Article 127 : Aucun aspirant ne pourra être admis à ladite qualité d'expert s'il n'a servi deux années entières et consécutives chez l'un des maîtres en chirurgie ou chez l'un des experts établis dans la ville et faubourgs de Paris, ou enfin, sous plusieurs maîtres ou experts des autres villes pendant trois années.

Article 128 : Seront reçus lesdits experts en subissant deux examens en deux jours différents dans la même semaine, ils seront interrogés le premier jour sur la théorie et le second sur la pratique des dits exercices. S'ils sont jugés capables dans ces examens, ils seront admis à ladite qualité d'expert en payant des droits et en prêtant serment entre les mains de notre Premier chirurgien ou de son lieutenant[35]. »

Le 2-17 mars 1791, une loi, dite décret d'Allarde du nom du député qui en a été le promoteur, supprime les corporations et accorde le libre exercice de toutes les

---

[33] Vient en complément du chapitre « Genèse de Garancière » de la thèse d'Ava Bismuth, pp. 13-41. Le Chapelier et d'Allarde cités en p. 21.

[34] Cf. Vidal François, « Regards sur l'histoire de l'art dentaire de l'époque romaine à nos jours », in *www.academiedentaire.org*, 2007, pp. 1-32.

[35] Cf. Caron Philippe, « La législation des arts de guérir au début du XIXe siècle », in *Actes de la SFHAD*, 1995 : 13-16.

professions, tous les arts ou métiers. En son article 7, ce texte stipule de façon significative : *« Il sera libre à toute personne de faire tel négoce ou d'exercer telle profession, tel art ou métier qu'elle trouvera bon ; mais elle sera tenue de se pourvoir auparavant d'une patente, d'en acquitter le prix suivant les taux ci-après déterminés et de se conformer aux règlements de police qui sont ou pourront être faits*[36]. »

Le 14 juin 1791, la loi Le Chapelier, du nom du député qui l'a promulguée, prolonge le décret d'Allarde de façon répressive et le poursuit dans ses objectifs[37].

Autrement dit, comme le précise Vidal (2007), *« N'importe qui, s'il a une patente* (qu'il aura payée au préalable)*, pourra, du jour au lendemain, exercer la médecine, se dire chirurgien, se dire dentiste. Ce sera la porte ouverte à des abus sans nombre. »* La notion de formation et celle de compétence ont complètement disparu pour laisser la place à la liberté d'entreprendre et à la libre concurrence, deux sous principes concomitants de ce texte[38].

Cette dernière loi contribue, avec le décret du 18 août 1792, à la dissolution de l'Université et des facultés de médecine, au nom du libre exercice de la médecine, sans qu'il soit nécessaire d'avoir fait des études médicales ou d'avoir un diplôme, jusqu'à celle concernant la création des écoles de santé de Paris, Montpellier et Strasbourg, le 4 décembre 1794 (frimaire an III). Mais, celle-ci occulte totalement l'art dentaire qui se trouve abandonné *de facto* au charlatanisme.

Caron (1995) ajoute : *« La loi de l'an III va aussi permettre le contrôle des empiriques. La commission d'instruction publique réunie le 13 vendémiaire an VI, décide que tous ceux qui exercent actuellement l'art de guérir, sans avoir été reçus dans les formes prescrites par les lois anciennes, seront tenus de se présenter dans les trois mois devant un des jurys ou devant une des écoles de Paris, Montpellier ou Strasbourg, pour y subir les examens. Les élèves reconnus capables recevront un certificat ou diplôme signé par les examinateurs. »* Ainsi, tous les anciens médecins, les anciens chirurgiens et les anciens experts pour les dents voient leurs diplômes reconnus officiellement, mais, hélas, certains aspects de cette loi profitent aussi aux charlatans et à des illégaux qui se voient alors conférer un statut de praticien « légitime ».

Pour pallier les carences clairement établies de la loi du 4 décembre 1794, Fourcroy parvient à faire voter une autre loi, celle du 10 mars 1803, qui impose à tout homme qui souhaite exercer la médecine d'*« être examiné et reçu dans l'une des six écoles spéciales de santé »*. Ayant satisfait à cet examen, il portera

---

[36] Cf. https://fr.wikipedia.org (a), *Décret d'Allarde*, 2015.

[37] Cf. https://fr.wikipedia.org (b), *Loi Le Chapelier*, 2015.

[38] Cf. https://fr.wikipedia.org (a), *Décret d'Allarde*, 2015 ; cf. Baron Pierre, « Dental Practice in Paris », in *Dental Practice in Europe at the End of the 18th Century*, sous la direction de Christine Hillam, Rodopi (ed.), Amsterdam, 2003.

le titre de docteur en médecine ou de docteur en chirurgie. Idem pour les officiers de santé qui devront être reçus devant des jurys spécifiques[39].
Cependant, un constat demeure : dans ces deux lois, le dentiste n'est jamais mentionné. De fait, il sera à l'abri de toutes les poursuites judiciaires possibles pour les 23 années qui suivront la loi de 1794. Profitant des lois édictées par Fourcroy, de nombreux experts pour les dents en profitent pour devenir des officiers de santé, ce qui fera apparaître un conflit d'intérêts bien réel entre *« les médecins-dentistes et les dentistes patentés »* qui ne prendra fin qu'en 1892, avec la loi Brouardel qui conférera un véritable statut aux chirurgiens-dentistes français[40]. Mais, ceci est une tout autre histoire…

---

[39] Cf. Caron Philippe, « La législation des arts de guérir au début du XIXe siècle », in *Actes de la SFHAD*, 1995 : 13-16.
[40] Cf. Caron Philippe, « La législation des arts de guérir au début du XIXe siècle », in *Actes de la SFHAD*, 1995 : 13-16.

Antoine François Fourcroy (1755-1809), médecin et comte d'Empire, réformateur et promoteur de l'enseignement hospitalo-universitaire en France[41]

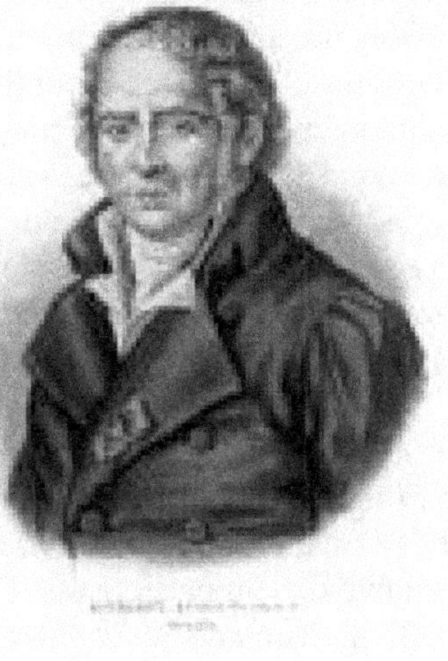

Antoine François Fourcroy[42].

Antoine François Fourcroy est né le 15 juin 1755, à Paris. Sa mère meurt alors qu'il n'a que sept ans. Fourcroy est le fils d'un apothicaire de la Maison du duc d'Orléans, mais alors, que le jeune homme finit ses études dans la capitale, son père perd sa charge. En 1769, Antoine est contraint de quitter le collège d'Harcourt. Il apprend aux enfants à écrire pour vivre. Vicq d'Azir, le célèbre anatomiste, le persuade de faire une carrière médicale, l'installe comme répétiteur à son cours et lui permet de travailler dans son laboratoire[43]. Le 12 octobre 1775, il est maître ès arts. Le 11 avril 1778, il prête le serment de bachelier[44]. Une bourse lui est refusée, au motif des amitiés de la famille avec Vicq d'Azir, serviteur zélé de la Société royale de médecine, concurrente directe de la Faculté de médecine. Vicq d'Azir sollicite les membres de sa société et obtient des subsides qui permettent de payer la fin des études de Fourcroy[45]. Bon

---

[41] Vient en complément du chapitre « Genèse de Garancière » de la thèse d'Ava Bismuth, pp. 13-41. Fourcroy cité en p. 22.

[42] Cf. Bibliothèque interuniversitaire de Santé (BIUS), communication personnelle, Paris, 2010 ; cf. Corlieu Auguste, *Centenaire de la Faculté de médecine de Paris (1794-1894)*, Alcan – Baillère – Doin – Masson (éd.), Paris, 1896.

[43] Cf. Fondation Napoléon, « Fourcroy Antoine-François, comte de (1755-1809), chimiste, conseiller d'État », in *http://www.napoleon.org*, 2008, pp. 1-3.

[44] Cf. Viel Claude, « Antoine-François de Fourcroy (1755-1809), promoteur de la loi de Germinal an XI », in *Revue d'histoire de la pharmacie*, 2003 ; n° 339 : 377-394.

[45] Cf. Dupont Michel, *Dictionnaire historique des médecins dans et hors de la Médecine*, Larousse (éd.), Paris, 1999.

gré, mal gré, la faculté plie et laisse le jeune homme achever ses études. Pourtant, elle lui interdit une régence, le privant de la possibilité d'enseigner[46]. Fourcroy devient docteur en médecine, le 28 septembre 1780. Jean-Baptiste Bucquet, homme providentiel et professeur de chimie à la Faculté de médecine de Paris, le soutient, mais meurt cette année-là[47]. En octobre 1780, il est nommé membre de la Société royale de médecine, alors qu'il a fait le serment par écrit, six mois plus tôt, qu'il ne l'intégrerait pas[48]. En 1782, il publie son premier ouvrage et en 1783, il enseigne la physique générale, et la chimie à l'École vétérinaire royale d'Alfort. Il donne aussi des cours de physiologie et écrit un livre de thérapeutique appliquée. C'est Buffon qui lui confie une chaire de chimie au Jardin du roi, en 1784. Fourcroy y transmet ses connaissances dans le domaine jusqu'à sa mort[49]. Pourtant, ses préoccupations médicales sont loin d'être finies. Le 11 mai 1785, il est élu à l'Académie des sciences et la même année, il donne un enseignement de matière médicale[50].

En décembre 1791, il préside aux sociétés de médecine et d'agriculture[51]. Politique dans l'âme, il participe à la rédaction des cahiers du Tiers État en 1789. Nouveau membre élu de la Société d'histoire naturelle, il demande que, pour y adhérer, il faille faire la preuve de son patriotisme. De même, à l'Académie des sciences, le 25 août 1792, il demande le bannissement de ses compagnons émigrés, ce que l'Académie refuse, arguant du fait que, seul, le ministre peut trancher sur un tel dossier. En avril 1792, il est nommé à la commission des poudres et salpêtres dont il prend très vite la présidence. Le 8 août 1793, la Convention vote la fermeture de toutes les académies et de toutes les sociétés savantes. L'Académie des sciences est donc supprimée et Fourcroy est directement impliqué dans cette mesure. De plus, il soutient activement Marat et ses idées, puisqu'il intègre sa liste[52]. Par le truchement des désistements et l'assassinat de Marat, il est élu quatrième suppléant, et se retrouve à siéger à la Convention où ses talents d'orateur lui permettent de briller, le 25 juillet 1793. Rapidement, il entre au Comité d'instruction publique, le 30 juillet[53]. Il en prend même la présidence. Le Jardin du roi est agrandi et devient, dans la logique des

---

[46] Cf. Lemaire Jean-François, *Napoléon et la médecine*, François Bourin (éd.), Paris, 1992.

[47] Cf. Feltgen, « Antoine François de Fourcroy », in *CHU – Hôpitaux de Rouen*, séance du 16 mars 1994, www3.chu-rouen.fr, pp. 1-15.

[48] Cf. Viel Claude, « Antoine-François de Fourcroy (1755-1809), promoteur de la loi de Germinal an XI », in *Revue d'histoire de la pharmacie*, 2003 ; n° 339 : 377-394.

[49] Cf. Dupont Michel, *Dictionnaire historique des médecins dans et hors de la Médecine*, Larousse (éd.), Paris, 1999.

[50] Cf. Feltgen, « Antoine François de Fourcroy », in *CHU – Hôpitaux de Rouen*, séance du 16 mars 1994, www3.chu-rouen.fr, pp. 1-15.

[51] Cf. Grison Emmanuel, « Fourcroy », in *Bulletin de la Société des amis de la bibliothèque de l'École polytechnique*, avril 2000, vol. 23, http://www.sabix.org, pp. 1-5 ; cf. Kersaint Georges, *Antoine-François de Fourcroy (1755-1809). Sa vie, son œuvre*, du Muséum (éd.), Paris, 1966.

[52] Cf. Feltgen, « Antoine François de Fourcroy », in *CHU – Hôpitaux de Rouen*, séance du 16 mars 1994, www3.chu-rouen.fr, pp. 1-15.

[53] Cf. Lemaire Jean-François, *Napoléon et la médecine*, François Bourin (éd.), Paris, 1992.

choses, le Muséum national d'histoire naturelle[54]. Un mot d'ordre chez ce fin politicien : semer l'anarchie pour rétablir l'ordre. C'est ainsi qu'il procède pour réformer l'enseignement hospitalo-universitaire[55]. Il est nommé secrétaire de la Convention et commande au club des Jacobins, à partir du 1er décembre 1793, jusqu'au 17 du même mois[56]. Il propose de réformer l'instruction publique en remplaçant le latin par le français, en défendant la gratuité de l'enseignement pour tous, l'accession aux fonctions par concours et le non-cumul des postes d'enseignants. Il souhaite faire fusionner la médecine et la chirurgie, et milite pour la création de trois hôpitaux majeurs[57]. Le 1er septembre 1794, il intègre le Comité de salut public, où il siège jusqu'au 3 juin 1795. Il réintègre le Comité d'instruction publique aussitôt après. Ainsi, le 22 novembre 1794, il suggère la mise en place d'une école de santé consacrée aux militaires qui sont dépourvus dans le domaine médical. Sur le front, la catastrophe sanitaire atteint un niveau jamais égalé. À force de manœuvres stratégiques et politiques extrêmement habiles, Fourcroy parvient à faire voter par la Convention, le 4 décembre, une loi qui vise à instaurer des écoles de santé à Paris, Strasbourg et Montpellier notamment. La Convention, sans mesurer la portée de son acte, vient de réhabiliter les écoles de médecine, à son corps défendant. Fourcroy met aussitôt en chantier la fondation de ces trois institutions qu'il fait travailler en parfaite corrélation avec les hôpitaux attenants[58]. Les études y sont gratuites, les enseignants y officient à temps plein et n'obtiennent leurs postes que sur concours. Quant aux diplômes, ils sont nationaux[59]. L'enseignement délivré axe sa priorité sur la pratique. Rien n'a changé depuis finalement. Les étudiants nouvellement diplômés sont affectés prioritairement aux hôpitaux militaires. Fourcroy devient professeur de chimie et de pharmacie à l'École de santé de Paris nouvellement créée[60]. Les cours ne commencent qu'en avril 1795.
Ses fonctions lui permettent de sauver de la guillotine, Desault (mai 1794), Chaptal (septembre 1793), Vicq d'Azyr et D'Arcet, mais il échoue pour Lavoisier[61]. Certains ont dit qu'il n'a pas mis la même ardeur à défendre ce dernier que les autres, lui, pourtant, reconnu comme orateur si irrésistible.

---

54 Cf. Dupont Michel, *Dictionnaire historique des médecins dans et hors de la Médecine*, Larousse (éd.), Paris, 1999.
55 Cf. Lemaire Jean-François, *Napoléon et la médecine*, François Bourin (éd.), Paris, 1992.
56 Cf. Feltgen, « Antoine François de Fourcroy », in *CHU – Hôpitaux de Rouen*, séance du 16 mars 1994, www3.chu-rouen.fr, pp. 1-15.
57 Cf. Dupont Michel, *Dictionnaire historique des médecins dans et hors de la Médecine*, Larousse (éd.), Paris, 1999.
58 Cf. Lemaire Jean-François, *Napoléon et la médecine*, François Bourin (éd.), Paris, 1992.
59 Cf. Dupont Michel, *Dictionnaire historique des médecins dans et hors de la Médecine*, Larousse (éd.), Paris, 1999.
60 Cf. Grison Emmanuel, « Fourcroy », in *Bulletin de la Société des amis de la bibliothèque de l'École polytechnique*, avril 2000, vol. 23, http://www.sabix.org, pp. 1-5 ; cf. Kersaint Georges, *Antoine-François de Fourcroy (1755-1809). Sa vie, son œuvre*, du Muséum (éd.), Paris, 1966.
61 Cf. Feltgen, « Antoine François de Fourcroy », in *CHU – Hôpitaux de Rouen*, séance du 16 mars 1994, www3.chu-rouen.fr, pp. 1-15.

Pourtant, Cuvier, lors de son éloge du 7 janvier 1811, atteste avec fermeté que rien n'est venu vérifier pareille assertion[62].
Fourcroy défend activement de nouvelles institutions comme l'École polytechnique dénommée ainsi à partir du 1er septembre 1795, ancienne école centrale des travaux publics décrétée par la Convention, où il dispense ses connaissances dès l'ouverture de ses portes le 21 décembre 1794. Pendant un mois, il délivre un cours de chimie par jour, puis aidé de Vauquelin, son assistant avec qui il publie un livre en 1783, ils se partagent l'enseignement[63]. En décembre 1795, il intègre l'Institut à sa création, section chimie[64]. Il en est élu président en 1797.
Par la suite, il est élu par la Sarthe, aux Conseils des Anciens, en novembre 1795. Il y reste jusqu'au 20 mai 1797.
Le 2 octobre 1796, Fourcroy est élu membre associé libre de la Société libre de pharmacie de Paris. Il en est membre résidant le 5 décembre de la même année[65].
Après le 18 brumaire, Bonaparte le nomme au poste de conseiller d'État, le 25 décembre 1799, et lui confie la direction de l'Instruction publique, le 20 septembre 1802. Il renonce alors à son traitement de professeur[66]. Il travaille à la mise en place de six écoles de médecine, d'écoles de pharmacie, de douze écoles de droit, d'une trentaine de lycées et de trois cents collèges communaux[67]. Malgré l'immensité de sa tâche, il la mène avec brio.
En 1801, il est missionné en Vendée pour y faire un état des lieux, après la paix provisoire obtenue dans la région par Bonaparte[68]. Il établit, durant ce voyage, un rapport sur les hospices civils et les enfants trouvés[69].
À partir de 1802, Fourcroy milite activement pour une réforme de la médecine. Il a ainsi une large part de responsabilité dans la loi du 19 ventôse an XI (10 mars 1802) qui fixe la durée des études médicales et leurs programmes sanctionnés, à

---

[62] Cf. http://cths.fr, *Fourcroy Antoine François*, 2010, pp. 1-2.

[63] Cf. Feltgen, « Antoine François de Fourcroy », in *CHU – Hôpitaux de Rouen*, séance du 16 mars 1994, www3.chu-rouen.fr, pp. 1-15.

[64] Cf. Fondation Napoléon, « Fourcroy Antoine-François, comte de (1755-1809), chimiste, conseiller d'État », in *http://www.napoleon.org*, 2008, pp. 1-3.

[65] Cf. Viel Claude, « Antoine-François de Fourcroy (1755-1809), promoteur de la loi de Germinal an XI », in *Revue d'histoire de la pharmacie*, 2003 ; n° 339 : 377-394.

[66] Cf. Dupont Michel, *Dictionnaire historique des médecins dans et hors de la Médecine*, Larousse (éd.), Paris, 1999 ; cf. Kersaint Georges, *Antoine-François de Fourcroy (1755-1809). Sa vie, son œuvre*, du Muséum (éd.), Paris, 1966.

[67] Cf. Grison Emmanuel, « Fourcroy », in *Bulletin de la Société des amis de la bibliothèque de l'École polytechnique*, avril 2000, vol. 23, http://www.sabix.org, pp. 1-5.

[68] Cf. Feltgen, « Antoine François de Fourcroy », in *CHU – Hôpitaux de Rouen*, séance du 16 mars 1994, www3.chu-rouen.fr, pp. 1-15 ; cf. http://fr.wikipedia.org, *Antoine-François Fourcroy*, 2010, pp. 1-3.

[69] Cf. Feltgen, « Antoine François de Fourcroy », in *CHU – Hôpitaux de Rouen*, séance du 16 mars 1994, www3.chu-rouen.fr, pp. 1-15.

la fin, par des examens, et la soutenance d'une thèse[70]. La loi promulguée le 11 avril 1803, dont Fourcroy assume l'entière paternité, voit la création de trois écoles de pharmacie : Paris, Montpellier et Strasbourg. Fourcroy participe activement également à l'enseignement délivré aux étudiants[71].
Il est fait chevalier de la Légion d'honneur, le 2 septembre 1803, puis commandeur, le 14 juin 1804.
Napoléon, extrêmement tatillon, lui fait réécrire vingt-trois fois les derniers textes établissant l'Université impériale, qui est décrétée le 10 mai 1806, et n'est officiellement adoptée par le Conseil d'État que le 5 mars 1808. Le décret n° 3179 l'organisant n'est signé par Napoléon que le 17 mars 1808. Avec lui, l'enseignement hospitalo-universitaire voit définitivement le jour. Dans un autre domaine, Fourcroy est aussi à l'origine de l'attribution, en récompense pour services rendus, des Palmes académiques qui deviennent effectives cette année-là.
Napoléon n'apprécie pas Fourcroy et n'hésite pas à le harceler. Pourtant, conscient de la réforme que ce dernier entreprend et du travail accompli, il le fait comte d'Empire, le 26 avril 1808, mais ne le nomme pas à la tête de l'Université, ce que le médecin perçoit comme une humiliation qui l'accompagne dans ses derniers jours et dont il ne se remettra pas. Le 31 décembre 1808, il quitte la direction de l'Instruction publique. À la fin, une fois le texte approuvé, Fourcroy, y ayant laissé ses dernières forces, décède à Paris, le 16 décembre 1809, d'une crise cardiaque[72]. Napoléon le prédestinait à prendre la direction générale des Mines. Il lui avait aussi attribué une rente annuelle de 10 000 francs juste avant sa mort[73]. Il est enterré au Père-Lachaise dans la 11e division[74].
Fourcroy, bien qu'orateur brillant et vaniteux, soucieux de gloire et du bien paraître, n'a jamais fait preuve de jalousie, et n'a jamais brigué le pouvoir pour le pouvoir. Il s'est attaché au bien public et n'a pas hésité à s'investir au maximum de ses fonctions, et de son potentat pour défendre les idées qui lui étaient chères, et qui lui semblaient justes. C'est en cela que Napoléon l'a sollicité, ainsi que pour ses talents d'administrateur et d'organisateur[75]. Napoléon a d'ailleurs conservé de lui, dans sa bibliothèque à l'île d'Elbe, deux de ses livres : *Système des connaissances chimiques et de leurs applications aux*

---

[70] Cf. Grison Emmanuel, « Fourcroy », in *Bulletin de la Société des amis de la bibliothèque de l'École polytechnique*, avril 2000, vol. 23, http://www.sabix.org, pp. 1-5 ; cf. Kersaint Georges, *Antoine-François de Fourcroy (1755-1809). Sa vie, son œuvre*, du Muséum (éd.), Paris, 1966.
[71] Cf. Viel Claude, « Antoine-François de Fourcroy (1755-1809), promoteur de la loi de Germinal an XI », in *Revue d'histoire de la pharmacie*, 2003 ; n° 339 : 377-394.
[72] Cf. Lemaire Jean-François, *Napoléon et la médecine*, François Bourin (éd.), Paris, 1992.
[73] Cf. Feltgen, « Antoine François de Fourcroy », in *CHU – Hôpitaux de Rouen*, séance du 16 mars 1994, www3.chu-rouen.fr, pp. 1-15.
[74] Cf. Landru Philippe, « Fourcroy Antoine de (1755-1809) », in *http://www.landrucimetieres.fr*, 2008, p. 1.
[75] Cf. Grison Emmanuel, « Fourcroy », in *Bulletin de la Société des amis de la bibliothèque de l'École polytechnique*, avril 2000, vol. 23, http://www.sabix.org, pp. 1-5 ; cf. Kersaint Georges, *Antoine-François de Fourcroy (1755-1809). Sa vie, son œuvre*, du Muséum (éd.), Paris, 1966.

phénomènes de la nature et de l'art (Paris, an IX-X) et *Philosophie chimique ou vérités fondamentales de la chimie moderne disposées dans un ordre nouveau* (1792). C'est dire la valeur des écrits de Fourcroy au vu de l'inimitié que lui a portée l'Empereur[76]. Il a été un chimiste hors norme, dont l'œuvre monumentale a été consacrée par ses pairs. Il a été un professeur de chimie très apprécié à l'éloquence rare. Il a été un politique avant tout au service des autres dont la valeur n'a eu d'égale que celle des institutions qu'il a mises en place et qui sont toujours pérennes deux cents ans après sa disparition.

[76] Cf. Fondation Napoléon, « Fourcroy Antoine-François, comte de (1755-1809), chimiste, conseiller d'État », in *http://www.napoleon.org*, 2008, pp. 1-3.

Dr Edmond Andrieu (1833-1889), le fondateur[77]

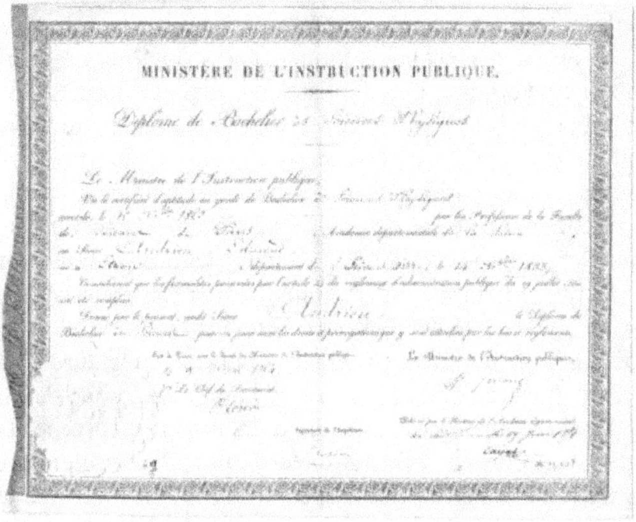
MINISTÈRE DE L'INSTRUCTION PUBLIQUE.

Diplôme de bachelier ès sciences physiques d'Edmond Andrieu[78]
délivré le 9 mai 1854.

Edmond Andrieu naît le 14 octobre 1833 à Évreux en Seine-et-Oise[79]. Il fait ses études à la Faculté de médecine de Paris et soutient sa thèse en 1859. Il est le fondateur et premier directeur de l'École ondontotechnique qu'il fonde en 1884. Il y est aussi professeur. Elle est reconnue d'utilité publique en 1892. Se réclamant du mouvement stomatologiste, puisqu'il est le premier à employer le terme de stomatologie dans un traité paru en 1868, il est aussi dentiste des hôpitaux de Paris. Il se marie le 21 mars 1863 avec Juliette Clémentine Elambert à Paris, dans le XIXe arrondissement.
Il décède le 4 mai 1889. Il est enterré au cimetière du Père-Lachaise, division 4, avenue principale, 1re ligne. Sur sa tombe est écrit : *« Ici, repose Edmond Andrieu, docteur en médecine, décédé le 4 mai 1889. De Profundis. »* Il a 55 ans.

---

[77] Vient en complément du chapitre « Genèse de Garancière » de la thèse d'Ava Bismuth, pp. 13-41. Andrieu est cité pour la première fois en p. 27.
[78] Cf. Riaud Xavier, collection privée, Nantes, 2024.
[79] Département disparu en 1968. Devenu l'Eure. Un doute subsiste sur le lieu de naissance. Le diplôme du baccalauréat mentionne Évreux, mais l'acte de naissance trouvé par M. Grégory Aupiais signale qu'il a été déclaré au bureau d'enregistrement d'Écouen, pas le 14 octobre, mais le 16 décembre pour une naissance avérée le 14 décembre 1833. Pourquoi ces deux jours de retard ? Peut-être le père a-t-il fait la route depuis Évreux pour enregistrer son fils à Écouen ? Si c'est le cas, pour quelle raison ? Le mystère reste entier.

Il résidait alors à Paris au 28 avenue Raphaël dans le XVIe arrondissement. Cet immeuble n'existe plus.
La pauvreté du docteur en médecine moyen, vers 1850, est palpable. Elle doit être cachée par une apparence de richesse, d'un certain standing, sous peine de voir la clientèle bourgeoise, celle riche et nantie, fuir son médecin et salir une réputation. Cette apparence est hélas limitée, car le doctorat impose une certaine réserve, synonyme de dignité. Des dentistes mondains, comme William Rogers, Fattet ou Désirabode, n'ont pas hésité à utiliser tous les moyens promotionnels possibles : publicités, signes extérieurs de richesse ou titres ronflants pour frapper l'imagination des patients fortunés. Des docteurs en médecine, jaloux de la réussite professionnelle de ces dentistes courtisans, constatant que ces derniers gagnaient plus d'argent qu'eux, ont mis en place le mouvement stomatologique, mouvement destiné ouvertement à concurrencer les dentistes, voire à les remplacer. Ainsi, les dentistes Antoine Delabarre, Edmond Andrieu, Émile Magitot, Louis Galippe ou encore Ludger Cruet, tous docteurs en médecine, la plupart fils de dentistes officiers de santé, ont revendiqué le monopole de l'exercice de l'art dentaire pour les seuls docteurs en médecine. L'absence de réglementation de la profession dentaire, véritable vide juridique, a été une vraie aubaine pour ces docteurs en veine de spécialisation. Les découvertes médicales faites par des non-médecins (Horace Wells, dentiste/anesthésie ; Pasteur, chimiste/microbes, vaccins ; Roentgen, physicien/radiologie) attirent l'attention des médecins, qui sont les seuls habilités à s'en servir, sur la chirurgie dentaire. Edmond Andrieu, stomatologue et fondateur de l'école odontotechnique de Paris en 1884, publie en 1868 un *Traité de stomatologie* dans lequel il reprend les connaissances de l'époque au sujet de l'art dentaire. Dans une pétition de 1877, Andrieu allait même jusqu'à demander le doctorat obligatoire pour exercer l'art dentaire.
Emile Magitot s'empare aussitôt du concept de la stomatologie et en fait l'argument politique d'une discipline aux revendications affirmées. *« Eh quoi ! Le traitement des maladies de la bouche et de l'appareil dentaire ne relève-t-il point des procédés chirurgicaux et des règles thérapeutiques ordinaires ? Y a-t-il plusieurs sortes de chirurgie et plusieurs thérapeutiques ? Et le praticien qui traite les maladies de la bouche et ses dépendances, a-t-il besoin de présenter moins de garanties que celui qui soigne les maladies de l'orbite, de l'oreille, de la vessie, etc. ? »* Magitot revendique la région anatomique orobuccale comme une spécialité médicale à part entière. En 1888, il fonde la société de stomatologie de Paris. Les dentistes ne figurent pas dans ses statuts. En 1894, il fonde la *Revue de stomatologie.*

Les choses changent en 1880 avec l'ouverture de la première école dentaire française par le dentiste Charles Godon qui la dirige. En opposition, Edmond Andrieu, stomatologue, inaugure l'École odontotechnique de Paris en 1884 qu'il dirige aussi. Godon a essayé de travailler avec Andrieu. Sans succès.

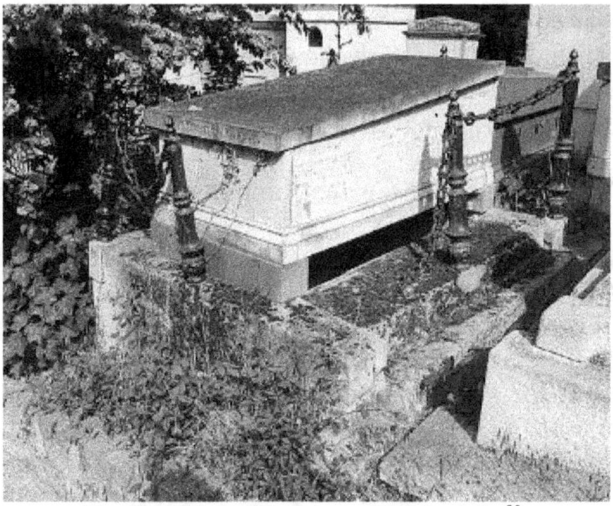

Tombe d'Edmond Andrieu au Père-Lachaise[80].

Œuvres :

. *Ouvrages*
. De la Diathèse urique et des maladies qu'elle engendre, goutte, gravelle et migraine Texte imprimé / par le Dr E. Andrieu, 1861.
. Mémoire sur un nouveau genre de dentiers à base plastique et amovible, adressé à l'Académie de médecine, le 25 novembre 1862 Texte imprimé / par E. Andrieu... et A. Delabarre... / Paris impr. de A. Appert, 1863.
. Projet de loi sur l'exercice de l'art du dentiste, soumis à S. Exc. M. le ministre de l'Instruction publique / par E. Andrieu... ; [Antoine] Delabarre... / Paris : impr. de E. Martinet, 1864.
. Conseils aux parents sur la manière de diriger la seconde dentition de leurs enfants, par E. Andrieu... Texte imprimé / Paris A. Coccoz, 1865.
. Quelques Vérités sur la manière actuelle de remplacer les dents. Le bon sens en prothèse dentaire, par E. Andrieu... Texte imprimé / Paris A. Coccoz, 1865.
. Quelques Vérités sur la manière actuelle de remplacer les dents. : Le bon sens en prothèse dentaire / E. Andrieu / Deuxième édition / Paris : A. Coccoz, 1866.
. Quelques vérités sur la manière actuelle de remplacer les dents. Le bon sens en prothèse dentaire, par E. Andrieu... Texte imprimé / Paris A. Coccoz, 1866. 2e éd.
. Conseils aux parents sur la manière de diriger la seconde dentition de leurs enfants, par E. Andrieu... Texte imprimé / Paris A. Coccoz 1866. 2e éd.
. Mémoire sur l'emploi raisonné du caoutchouc volcanisé ou volcanite comme monture de dents artificielles, par E. Andrieu... Texte imprimé / Paris A. Coccoz, 1867.

[80] Cf. Riaud Xavier, collection privée, Nantes, 2024.

. Traité complet de stomatologie première partie : comprenant l'anatomie, la physiologie, la pathologie, la thérapeutique, l'hygiène et la prothèse de la bouche / par E. Andrieu... / Paris : Alexandre Coccoz libraire-éditeur, 1868.
. Du Cure-dent et de ses inconvénients / par E. Andrieu... / Paris : A. Coccoz, 1869.
. Éléments d'hygiène de la bouche Texte imprimé / par E. Andrieu... / Paris A. Coccoz, 1871.
. Éléments d'hygiène de la bouche, par E. Andrieu... Texte imprimé / Paris pharmacie Béral, 1873.
. Éléments d'hygiène de la bouche, par E. Andrieu... Texte imprimé / Paris pharmacie Béral, 1875. 2e éd.
. Éléments d'hygiène de la bouche, par E. Andrieu... Texte imprimé / Paris pharmacie Béral, 1876. 3e éd.
. Éléments d'hygiène de la bouche, par E. Andrieu... Texte imprimé / Paris pharmacie Béral, 1878.
. Pièces justificatives à l'appui de la pétition relative à l'exercice de l'art du dentiste Texte imprimé / présentée au Sénat, par E. Andrieu... / Paris A. Coccoz, 1876.
. Quelques Vérités sur la manière actuelle de remplacer les dents. Le bon sens en prothèse dentaire, par E. Andrieu... Texte imprimé / Paris A. Coccoz 1876. 3e éd.
. Quelques Vérités sur la manière actuelle de remplacer les dents. Le bon sens en prothèse dentaire, par E. Andrieu... Texte imprimé / Paris A. Coccoz, 1877.
. Débat entre M. le Dr Emmanuel Lecaudey... et M. le Dr Andrieu... Texte imprimé / Fondation de l'école et de l'hôpital dentaires libres de Paris / Amiens impr. de T. Jeunet, 1881.
. Leçons cliniques sur les maladies des dents, faites à l'École dentaire de France pendant l'année scolaire 1884-1885 Texte imprimé ; Institut odontotechnique de France / par E. Andrieu... / Paris au siège de l'Institut odontotechnique, 1885.
. Institut odontotechnique de France... Séance solennelle de rentrée de l'École dentaire de France (12 novembre 1886)...
. Projet de discours sur la réglementation de l'exercice de l'art du dentiste / par le Dr Andrieu / Paris : O. Doin, 1887.
. Traité de prothèse buccale et de mécanique dentaire : avec 358 figures intercalées dans le texte / par E. Andrieu... / Paris : Octave Doin Éditeur, 1887.
. Monographie de la dent de six ans Texte imprimé / par le Dr E. Andrieu... / Paris O. Doin, 1887.
. Mémorial thérapeutique et formulaire du médecin dentiste, par E. Andrieu. Nouvelle édition revue et augmentée Texte imprimé / Paris impr. de G. Rougier, 1887.
. École dentaire de France : Séance de rentrée et distribution des récompenses aux élèves de l'École dentaire de France 7 novembre 1887 / Discours de M. Andrieu [M. E. Brasseur] / Paris : Maison Quantin impr. 1888.
. Traité de dentisterie opératoire / par E. Andrieu... / Paris : Doin, 1889.

. Du traitement de la diarrhée des enfants et spécialement de la médication par le régime lacté et la pulpe de viande crue Texte imprimé / Edmond Andrieu.

. *Traductions*

. Traité théorique et pratique de l'art du dentiste Texte imprimé ; traduit de l'anglais sur la 10e édition, annotée et considérablement augmentée par le Dr E. Andrieu... / par Chapin A. Harris, Ph. H. Austen... / Paris J.-B. Baillière et Fils 1874.

. Congrès médical international de Londres. Section XII. Maladies des dents Texte imprimé ; traduction du Dr Andrieu / discours de M. John Tomes / Paris O. Doin, 1882.

. Traité théorique et pratique de l'art du dentiste : comprenant l'anatomie, la physiologie, la pathologie, la thérapeutique, la chirurgie, la prothèse, l'hygiène, et un formulaire des maladies de la bouche et des dents / par Chapin A. Harris... Ph. H. Austen... ; traduit de l'anglais sur la 10e édition, révisé, annoté et augmenté par E. Andrieu... / 2e édition, Paris : J. B. Baillière & Fils, 1884.

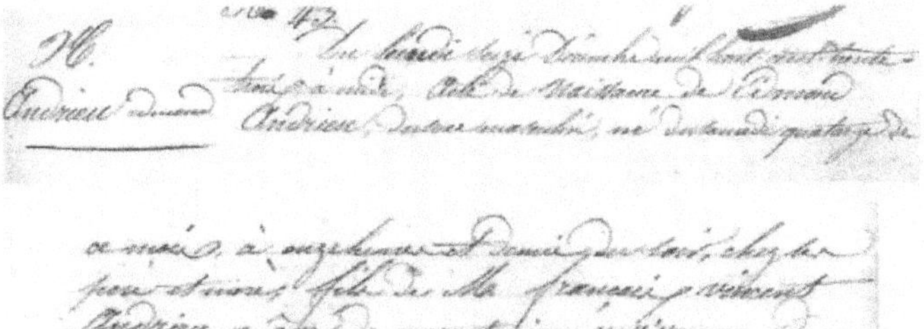

Acte de naissance du Dr Edmond Andrieu[81].

[81] Cf. Aupiais Grégory, communication personnelle, 2025, © Grégory Aupiais.

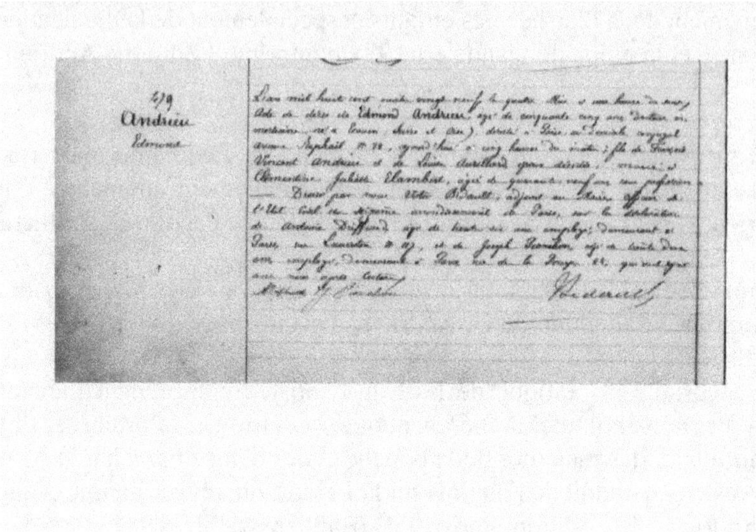
479
Andrieu
Edmond

Acte de décès d'Edmond Andrieu[82].

[82] Cf. Aupiais Grégory, communication personnelle, 2025, © Grégory Aupiais.

Création de l'Institut odontotechnique – Une fusion inaboutie[83]

Le 15 juillet 1879, une réunion du « Comité des Dentistes » met à l'étude la création d'une École dentaire. Edmond Andrieu est le chef de file de la majorité des membres votant pour ce projet. L'objectif avoué est la fondation d'une École d'État. Devant l'immobilisme gouvernemental, la Chambre syndicale diligente une commission le 18 janvier 1882 pour *« étudier la question d'une école et d'une clinique dentaire privées »*. Ce jour est considéré par tous comme le point de départ de l'Association. Ses membres lèveront une souscription de 20 actions de 1000 F.

Lors de la séance du 11 mai 1883 de la Chambre syndicale des dentistes[84], les termes de la discussion d'une nouvelle école dentaire sont entérinés. M. Poinsot de l'école dentaire de Paris qui existe depuis 1880 vient proposer un projet de fusion des deux écoles pour faire du regroupement une « école puissante ».

Cette fusion, un temps pensé, est refusée par le président Edmond Andrieu. Il estime que l'enseignement délivré par cette école dentaire libre est plus médical que dentaire. Selon lui, elle n'a pas le statut d'une faculté et son fonctionnement repose trop sur la charité publique ou le mécénat. Enfin, il est évident qu'avoir un terrain et un local pour ouvrir cette nouvelle école sont des facteurs déterminants de refus. De plus, le projet de loi Lefort en 1881, qui prévoit une priorité des docteurs en médecine dans l'obtention d'un statut de dentiste, constitue par conséquent la genèse vraie de la stomatologie[85]. Elle est un autre argument fort en faveur du refus.

---

83 Vient en complément du chapitre « Genèse de Garancière » de la thèse d'Ava Bismuth, pp. 13-41. La création de l'école est citée de la pp. 28-41.

84 Le Comité des Dentistes est créé le 8 février 1878 et devient la Chambre syndicale en mars de la même année. Elle réside alors dans les locaux de l'Union des Chambres syndicales de la rue Lancry.

85 *« En mai 1880, les services du ministre de l'Instruction publique, Jules Ferry, demandent au doyen de la Faculté de médecine de Paris « s'il fallait exiger de tout dentiste qu'il ait acquis par des examens, au moins par ceux d'officier de santé, le droit d'exercer la médecine et s'il y avait lieu d'imposer aux futurs dentistes un stage professionnel qui aurait pour conséquence un examen de validation de stage. » Une commission est constituée de 3 professeurs et 2 chirurgiens dont Le Fort qui est très impliqué dans l'enseignement de la Faculté. Ce futur professeur de clinique chirurgicale comprend l'importance de la spécialisation. La "commission Le Fort" étudie le dossier et conclut que l'art dentaire nécessite 2 à 3 ans de stage chez un praticien. Si on exige d'eux le diplôme de docteur en médecine, « on leur donne une sorte de supériorité sur les médecins ordinaires ». Si on exige le diplôme d'officier de santé, on augmente le nombre de ces médecins alors qu'il faut aller progressivement vers leur disparition. On peut aussi créer des « écoles libres qui délivrent des brevets de chirurgien-dentiste après 2 ans d'études comme il en existe une à Paris depuis 2 ans ». En fait, la commission rejette tout diplôme médical obligatoire pour les dentistes et propose la création d'un diplôme de dentiste. La commission ne peut admettre un diplôme privé à côté d'un titre officiel. Elle propose un « diplôme spécial de dentiste » après 2 années de cours dans une faculté ou école de médecine, avec un stage dans un service de chirurgie, et 2 années de stage dans une école d'odontologie ou chez un dentiste. La « réforme Le Fort »" prévoit que « les*

Le 22 mai 1883, le Dr Gaillard, futur directeur de la nouvelle école, annonce disposer d'un local 3, rue de l'abbaye, dans les anciens locaux de l'abbaye de Saint-Germain-des-Prés. Le loyer sera de 6 000 Frs. L'administration, qui propose ce terrain, serait disposée à financer la construction d'un bâtiment à un autre emplacement et l'approvisionnement en matériel. Pour Gaillard, l'occupation du 3, rue de l'abbaye ne dépassera pas deux ans. Malheureusement, elle sera beaucoup plus longue, l'administration n'ayant pas tenu ses promesses.
Le 13 novembre 1883, Ernest Taylor, commissaire de Police, donne acte au Dr Brasseur de la fondation d'une école professionnelle dénommée : « École dentaire de France avec clinique. »
Le 4 décembre 1883, les membres de la Chambre syndicale investissent le siège du nouvel Institut odontotechnique. C'est l'ancien palais abbatial élevé en 1586 par le cardinal de Bourbon, remanié en 1699, puis vendu en 1797 comme bien national.
Le même mois, tous ses membres démissionnent de l'Union des chambres syndicales, ce qui leur permet d'envisager sereinement la création d'une association qui prend logiquement le nom d'Association de l'Institut odontotechnique de France.
L'école partage ses locaux avec la Société de chirurgie. L'Association regroupe la Société syndicale odontologique de France, l'École dentaire de France, le journal *La Revue odontologique* qui succède à la *Gazette odontologique* créée en 1879 et un annuaire des dentistes[86]. M. Brasseur dirige l'école jusqu'à sa mort.

---

docteurs en médecine et les officiers de santé qui désireront pouvoir joindre à leur titre celui de dentiste, ne seront astreints qu'aux deux années de stage spécial, et n'auront à subir d'autre examen que l'épreuve pratique ». Elle traduit la pensée de la commission que le médecin, malgré le caractère général d'exercice, ne peut pas pratiquer l'art dentaire sans avoir eu une formation spéciale. Elle rejette le terme de « chirurgien-dentiste » afin de marquer l'interdiction de pratiquer des opérations chirurgicales. Ce projet de réforme, paru dans la Gazette hebdomadaire de médecine et de chirurgie en septembre 1881, est présenté par Amédée Dechambre, personnage alors très influent. Il critique l'obligation faite aux médecins d'avoir une formation spéciale. « On comprendra difficilement qu'un docteur qui peut faire l'ablation des deux mâchoires n'ait pas le droit de soigner les dents. Le rapport fait remarquer que la technique de l'art dentaire n'est pas enseignée dans les Facultés et Écoles médicales. Qu'est-ce qui n'est pas enseigné de l'art dentaire ? Est-ce la partie chirurgicale ? On a tort : les maladies de la bouche appartiennent au programme des professeurs de chirurgie. Est-ce la partie manuelle, la prothèse ? En fait, de nombreux médecins de campagne sont appelés à donner des soins dentaires. C'est donc à l'ensemble des praticiens qu'il faut apprendre à soigner les dents... » Dechambre se montre à l'égal d'un fort courant encyclopédiste et en fait hostile aux spécialités. Le projet Le Fort est adopté par la Faculté de médecine de Paris en juin 1882. Et pourtant, elle bat en brèche le caractère universel du diplôme de docteur en médecine et remet en cause l'exercice des spécialités médicales, à commencer par la chirurgie. C'est la seule fois où la Faculté de médecine de Paris a été appelée à donner son avis sur la formation dentaire. » Ce projet de loi sera abandonné au profit de celle qui sera prise en considération en 1892 : la loi Brouardel qui conférera un vrai statut aux dentistes (cf. Legent François, « Une brève histoire de la stomatologie », in *https://www.biusante.parisdescartes.fr.*, 2012.).
[86] Cf. U.F.R. d'Odontologie de Garancière, *Centenaire (1882-1982)*, Paris, 1982.

Elle survient en 1889. Le palais abbatial est très délabré et nécessite d'importants et coûteux travaux de rénovation.
L'école doit ouvrir ses portes le 4 décembre. Le retard d'aménagement est si important qu'elle ne les ouvre que le 7 janvier 1884. Elle est autorisée par le Rectorat à délivrer sans inconvénient aux élèves méritants des diplômes portant la mention Brevet de capacité ou Capacité de l'Institut odontotechnique de France.
Rousseau en 1996 décrit parfaitement les nouveaux locaux[87]. *« Deux escaliers donnent accès au local de l'Institut. Le grand escalier est réservé aux professeurs et aux membres de la Société alors que l'escalier de service est attribué aux élèves et aux malades. Arrivés à l'école, les patients ont accès à une salle d'attente garnie de bancs. Le local est compartimenté de la façon suivante :*
– trois cabinets sont destinés, l'un pour les consultations, l'autre pour les extractions simples et le dernier pour les interventions avec anesthésie. Il doit en même temps servir de laboratoire de chimie ;
– la grande salle d'opération est exceptionnelle par sa dimension – huit mètres sur dix mètres cinquante – et la hauteur du plafond propre aux constructions de l'époque Renaissance. Six grandes fenêtres également distribuées sur la rue de l'Abbaye et sur le jardin procurent un éclairage remarquable sur les vingt fauteuils qui doivent équiper cette salle. Il est aussi prévu d'installer dans cette pièce à titre temporaire la bibliothèque et le musée ;
– la salle des cours et des conférences se situe au fond du local avec le bureau du directeur.
Compte tenu du nombre d'élèves toujours croissant de l'école – 30 élèves début 1885, 64 à la rentrée de 1886, 80 à celle de 1887 – de nouveaux aménagements auront lieu au cours des années qui vont suivre :
– le 23 novembre 1886, un projet d'installation d'un laboratoire de prothèse est approuvé par l'assemblée ;
– le 27 avril 1888, M. Saussine propose de consacrer la salle de consultations à l'agrandissement de l'atelier de prothèses.
Dans l'attente de cette réalisation, un établi mobile est installé dans la salle d'attente avec cet avis : « cet établi devra être enlevé tous les matins avant l'heure de la consultation ».
Lors de l'assemblée générale du 5 février 1884, le Dr Andrieu se contente de nous informer qu'il s'est inspiré de l'organisation des écoles dentaires anglaises et américaines en mettant à profit : le rapport du Dr Colignon sur l'école dentaire de Londres et les conseils du Dr Stevens qui a occupé de hautes fonctions au sein de l'école londonienne. »

---

[87] Cf. Rousseau Claude, « L'École dentaire de France et l'Institut odontotechnique de France de la rue de l'Abbaye », in *Histoire de l'aménagement opératoire du cabinet dentaire*, www.biusante.parisdescartes.fr, Actes de la Société française d'histoire de l'art dentaire, 1996 (en ligne, consulté le 10 et 11/08/2017).

Selon le Dr Colignon, les chaises sont du modèle Owen commercialisées par Ash. Chaque étudiant dispose d'une machine à fraiser S. S. White et d'une trousse d'instruments qui est composée d'excavateurs, de rugines à détartrer, de fraises adaptées aux tours à pédale, et d'un maillet automatique[88]. Par ailleurs, Andrieu met en place un prix annuel qui récompensera le meilleur élève. Le montant en sera la somme de 100,00 Frs[89].
Nous l'avons vu, Andrieu ne veut pas de la charité publique. Rousseau en 1996 décrit le financement prévu par Andrieu[90]. *« Le président Andrieu s'oppose vivement au principe de financement de l'École dentaire de Paris basé essentiellement sur des dons volontaires et lui substitue un projet de société civile à responsabilité définie, mais limitée, comprenant :*
– une souscription de 80 obligations de 250 F réalisant un capital de 20 000 F ;
– cette somme est garantie par un capital en actions converti en valeurs inaliénables sur l'État égales à la somme des obligations souscrites. D'après le Dr Andrieu, le système des obligations pousse les souscripteurs à favoriser l'entreprise par tous les moyens en leur pouvoir. »
Pourtant… Rousseau en 1996 rapporte une autre réalité : *« Dans le rapport annuel de la société odontologique de France (nouveau nom de la Société syndicale de l'art dentaire, avec sous-titre : Syndicat dentaire) du 5 février 1884, M. Brasseur, directeur de l'École dentaire de France, évoque déjà l'absolue nécessité de faire appel à des dons volontaires. Lors de la séance du conseil d'administration du 28 octobre 1884, la proposition d'une nouvelle émission de dix actions de 1000 F est soumise aux actionnaires de l'institut. Le rapport financier du 11 novembre 1884 révèle un déficit de 6 000 F. Le montant des dépenses de l'installation s'élève à lui seul à 23 148,10 F. Pour combler ce déficit, les actionnaires doivent voter un emprunt de 6 000 F. Les difficultés financières conduisent les actionnaires de l'Institut odontotechnique à transformer la société par actions en une association scientifique et philanthropique ouverte à tous. Cette décision est ratifiée par le vote du 1er décembre 1885. »*
Le bilan est malgré tout assez vite équilibré, mais… *« L'assemblée générale du 30 novembre 1886 est marquée par l'annonce de l'équilibre des recettes et des dépenses. Ce bilan financier positif n'a cependant été obtenu qu'au prix du non-remboursement des obligations et des sommes prêtées. Plusieurs démarches*

---

[88] Cf. Rousseau Claude, « L'École dentaire de France et l'Institut odontotechnique de France de la rue de l'Abbaye », in *Histoire de l'aménagement opératoire du cabinet dentaire*, www.biusante.parisdescartes.fr, Actes de la Société française d'histoire de l'art dentaire, 1996 (en ligne, consulté le 10 et 11/08/2017).
[89] Cf. Morgenstern Henri, *Les dentistes français au XIXe siècle*, L'Harmattan (éd.), Collection Médecine à travers les siècles, Paris, 2009, 242 p.
[90] Cf. Rousseau Claude, « L'École dentaire de France et l'Institut odontotechnique de France de la rue de l'Abbaye », in *Histoire de l'aménagement opératoire du cabinet dentaire*, www.biusante.parisdescartes.fr, Actes de la Société française d'histoire de l'art dentaire, 1996 (en ligne, consulté le 10 et 11/08/2017).

auprès du conseil municipal de Paris sont faites pour obtenir une subvention en faveur de l'Institut. Le 21 juillet 1887, un nouvel appel à des dons volontaires ne rapporte que la somme de 2 000 F. Comme à l'École dentaire de Paris, des dons de matériel sont effectués grâce à la générosité de fabricants comme Ash, Heymen-Billard et la Wilmington dental C°. Dans le rapport annuel du 2 mars 1886, le Dr Andrieu annonce qu'il fait don à l'école de tours à fraiser et de six fauteuils (Rousseau, 1996). *»*

L'Institut odontotechnique de France prend le nom d'École odontotechnique de Paris lors de sa reconnaissance d'utilité publique en 1892. Mais, elle ne déménage au 5 de la rue Garancière que le 31 mars 1901.

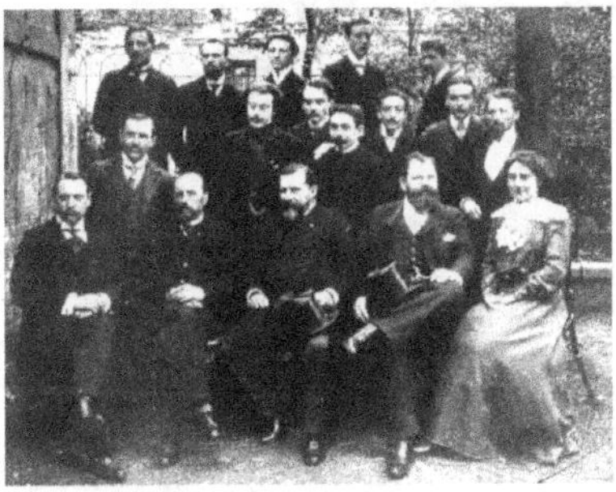

Corps enseignant (vers 1900)
Au 1er rang, de gauche à droite :
– le Dr Frison, professeur et Directeur de l'École odontologique de 1919 à 1948
– le Dr Mora, chargé de cours
– M. Ducourneau, professeur et membre de la Chambre syndicale depuis 1882, président du Conseil d'Administration
– M. Bruel, professeur suppléant[91].

Concernant le Pr Ducourneau au centre du 1er rang en bas de la photo :
Le 4 mai 1897, 124 personnes décèdent dans l'incendie du Bazar de la Charité, suite à une mauvaise manipulation de produits inflammables participant au bon fonctionnement du cinématographe. Parmi elles, Sophie-Charlotte (1847-1897), duchesse d'Alençon et sœur de Sissi, l'Impératrice d'Autriche. Son corps est un des plus carbonisés. Le lendemain, vers midi, une trentaine de corps n'ont pas encore été identifiés. Le consul du Paraguay a alors l'idée de solliciter les dentistes des victimes. Cinq dentistes sont alors convoqués dont le professeur Ducourneau, enseignant à l'École odontotechnique de Paris. À la fin, cinq cadavres ne sont pas reconnus. Le Pr Ducourneau décèdera lors des combats de la Première Guerre mondiale[92].

En juillet 1906, l'école est déclarée « Dispensaire de l'Assistance publique ». En 1910 est construit avec l'autorisation du propriétaire sur le terrain alors en location, derrière le bâtiment principal, un pavillon destiné à recevoir l'école de stage où sera enseignée la prothèse pendant deux années comme le stipule le décret de janvier 1909 qui porte la durée des études de 3 à 5 années[93].

---

[91] Cf. Morgenstern Henri, *Les dentistes français au XIXe siècle*, L'Harmattan (éd.), Collection Médecine à travers les siècles, Paris, 2009, 242 p.
[92] Cf. Riaud Xavier, *Aux origines de l'Odontologie médico-légale, des « Sherlock Holmes » français*, L'Harmattan (éd.), Collection Médecine à travers les siècles, Paris, 2022, 128 p.
[93] Cf. U.F.R. d'Odontologie de Garancière, *Centenaire (1882-1982)*, Paris, 1982.

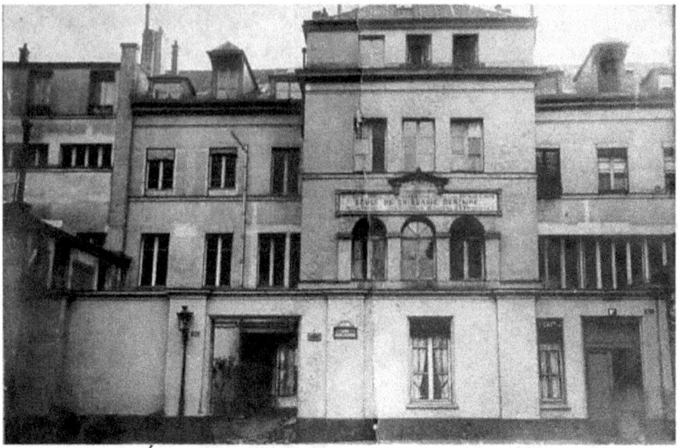

École odontotechnique, rue Garancière[94].

[94] Cf. Morgenstern Henri, *Les dentistes français au XIXe siècle*, L'Harmattan (éd.), Collection Médecine à travers les siècles, Paris, 2009, 242 p. ; cf. Rousseau Claude, « L'École dentaire de France et l'Institut odontotechnique de France de la rue de l'Abbaye », in *Histoire de l'aménagement opératoire du cabinet dentaire*, www.biusante.parisdescartes.fr, Actes de la Société française d'histoire de l'art dentaire, 1996 (en ligne, consulté le 10 et 11/08/2017).

Projet

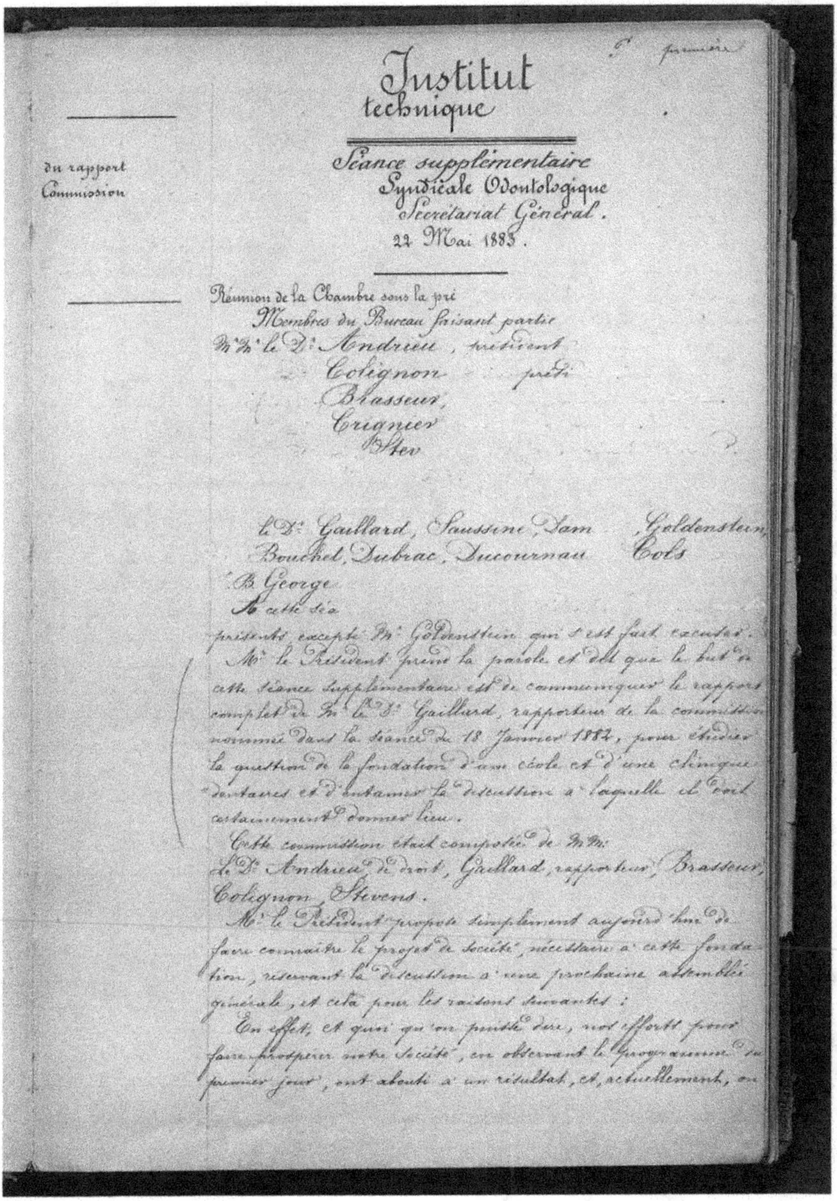

[95]

[95] Cf. Toupenay Steve, communication personnelle, Paris, 2024.

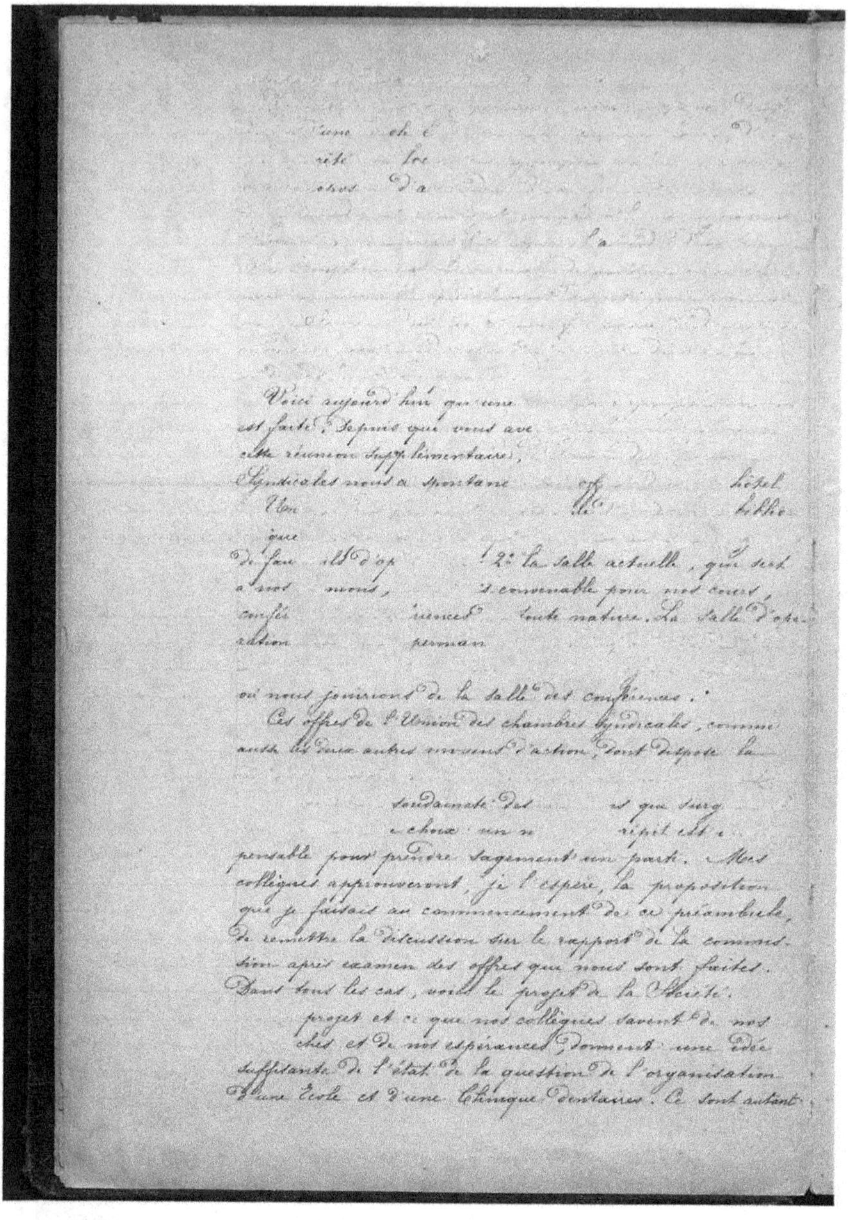

où nous jouirions de la salle des conférences.

Ces offres de l'Union des chambres syndicales, comme aussi les deux autres moyens d'action, sont depuis la

pensable pour prendre sagement un parti. Mes collègues approuveront, je l'espère, la proposition que je faisais au commencement de ce préambule, de remettre la discussion sur le rapport de la commission après examen des offres qui nous sont faites. Dans tous les cas, voici le projet de la Société.

projet et ce que nos collègues savent de nos chés et de nos espérances, donnent une idée suffisante de l'état de la question de l'organisation d'une École et d'une Clinique dentaires. Ce sont autant

[96]

[96] Cf. Toupenay Steve, communication personnelle, Paris, 2024.

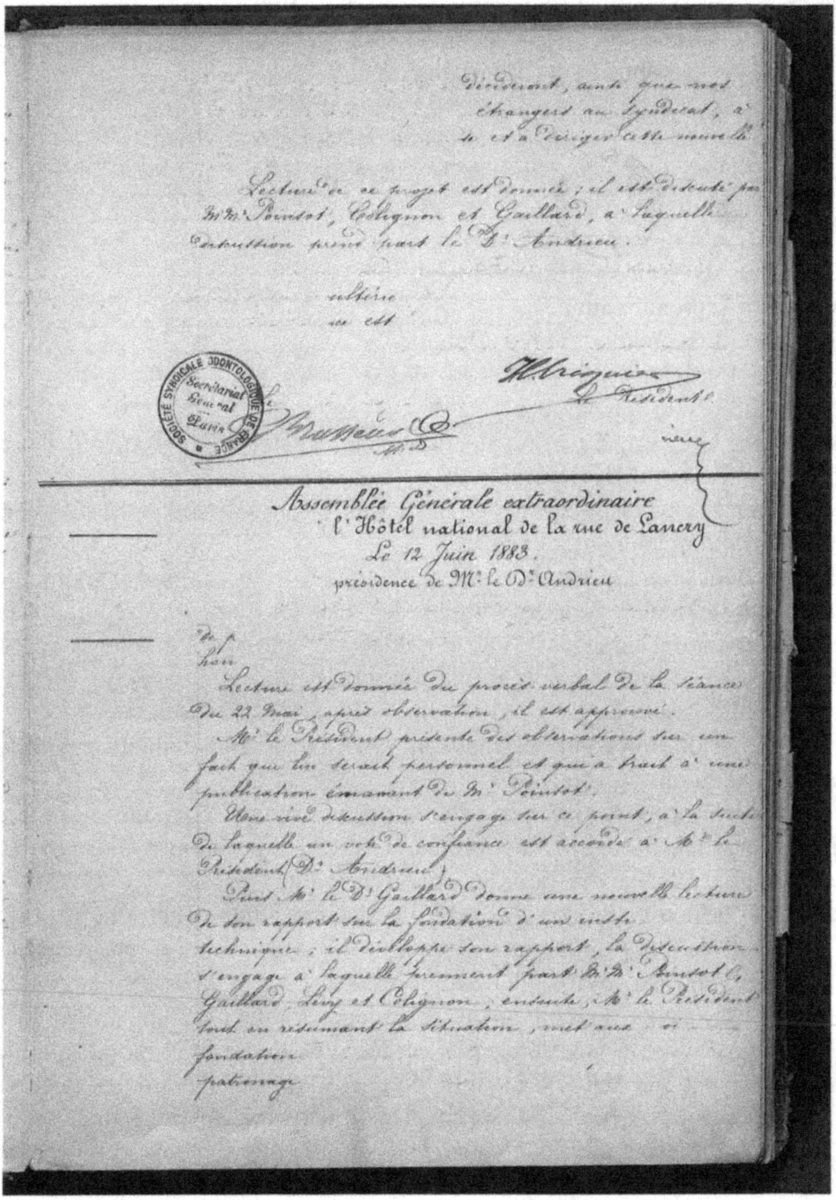

[97]

[97] Cf. Toupenay Steve, communication personnelle, Paris, 2024.

Institut odontotechnique de France
Séance supplémentaire de la Chambre syndicale odontologique de France
tenue au Secrétariat général le 22 mai 1883

Réunion de la Chambre sous la présidence de M. le Dr Andrieu
Membres du bureau faisant partie de la Chambre :
M. le Dr Andrieu, président
M. le Dr Colignon, vice-président
M. Brasseur, secrétaire général archiviste
M. Crignier, secrétaire annuel
M. Dr Stevens, secrétaire annuel étranger
Poinsot, trésorier
Autres membres de la Chambre :
Mrs les Drs Gaillard, Saussine, Damain, Goldenstein, Du Bouchet, Dubrac, Ducournau, Colson. J.B. George.
À cette séance, tous les membres de la Chambre sont présents, à l'exception de M. Goldenstein qui s'est fait excuser.
M. le Président prend la parole et dit que le but de cette séance supplémentaire est de communiquer le rapport complet de M. le Dr Gaillard, rapporteur de la commission nommée dans la séance du 18 janvier 1882 pour étudier la question de la fondation d'une école et d'une clinique dentaires à laquelle el(le) doit certainement donner lieu.
Cette commission était composée de MM. Andrieu de droit, Gaillard, rapporteur, Brasseur, Colignon, Stevens.
M. le Président propose simplement aujourd'hui de faire connaître le projet de société nécessaire à cette fondation, réservant la discussion à une prochaine assemblée générale, et cela, pour les raisons suivantes :
En effet, et quoi qu'on puisse dire, nos efforts pour faire prospérer notre société, en observant le programme du premier jour, ont abouti à un résultat, et actuellement, on tient compte de notre existence.
Comme vous le savez, poursuivant notre projet de fondation d'une école et d'une clinique, nous avons d'une part arrêté un local très approprié au but que nous nous proposons d'atteindre ; d'un autre côté, et M. le Dr Gaillard peut à ce sujet compléter les renseignements, l'administration nous fait espérer l'abandon d'un terrain sur l'emplacement mis à notre disposition, nous élèverons un immeuble spécialement disposé pour une École ou un Institut Dentaire et, une fois encore, l'administration viendrait à notre aide pour l'acquisition du matériel et du mobilier indispensables.
Voici aujourd'hui qu'une troisième proposition nous est faite. Depuis que vous avez reçu cette convocation à cette réunion supplémentaire, l'Union des Chambres syndicales nous a spontanément offert dans son hôtel :
1/ Une grande pièce vitrée munie d'une vaste bibliothèque où pourrait être placée aisément une douzaine de fauteuils d'opérations ;

2/ La salle actuelle qui sert à nos réunions serait très convenable pour nos cours, conférences et expériences de toute nature. La salle d'opération serait en permanence à la disposition de la Société et une entente déterminerait les jours et heures où nous jouirions de la salle des conférences.
Ces offres de l'Union des Chambres syndicales comme les deux autres moyens d'action dont dispose la Société doivent être seuls examinés et sérieusement approfondis. La soudaineté des occasions qui surgissent embarrasse notre choix ; un nouveau répit est indispensable pour prendre sagement un parti. Mes collègues approuveront, je l'espère, la proposition que je faisais au commencement de ce préambule, de remettre la discussion sur le rapport de la commission après examen des offres qui nous sont faites. Dans tous les cas, voici le projet de la Société.
Ce projet et ce que nos collègues savent de nos démarches et de nos espérances donnent une idée suffisante de l'état de la question de l'organisation d'une école et d'une clinique dentaires. Ce sont autant de bonnes raisons qui les décideront, ainsi que nos adhérents et nos confrères étrangers au syndicat, à souscrire à cette entreprise et à diriger cette nouvelle Société.
Lecture de ce projet est donnée ; il est discuté par Mrs Poinsot, Colignon et Gaillard à laquelle discussion prend part le Dr Andrieu.
Il sera rendu compte de l'acte de société dans une séance ultérieure.
La séance est levée.
Signatures du président, du secrétaire général et du secrétaire annuel.

Assemblée générale extraordinaire
tenue à l'hôtel national de la rue Lancry
Le 12 juin 1883
sous la présidence de M. le Dr Andrieu

Tous les membres de la Chambre sont présents et de plus M. Amyot, ancien vice-président et membre honoraire.
Lecture est donnée du procès-verbal de la séance du 22 mai, après observation, il est approuvé.
M. le Président présente des observations sur un fait qui lui serait personnel et qui a trait à une publication émanant de M. Poinsot.
Une vive discussion s'engage sur ce point, à la suite de laquelle un vote de confiance est accordé à M. le Président Dr Andrieu.
Puis le Dr Gaillard donne une nouvelle lecture de son rapport sur la fondation d'un Institut Odontotechnique ; il développe son rapport, la discussion s'engage à laquelle prennent part Mrs Poinsot, Gaillard, Lévy et Collignon ; ensuite, M. le Président, tout en résumant la situation, met aux voix la fondation de l'Institut Odontotechnique, sous le patronage de la Chambre syndicale...

Statuts de l'Association de l'École odontotechnique[98]

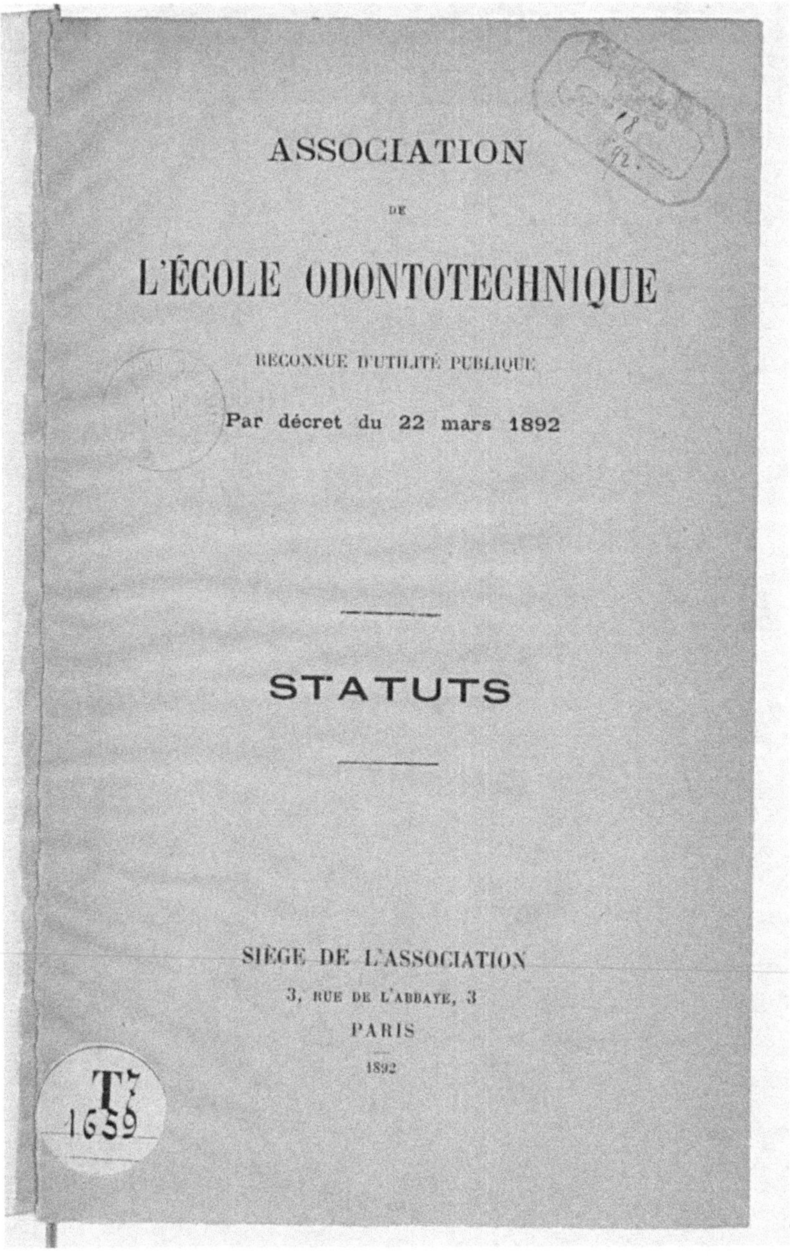

ASSOCIATION

DE

L'ÉCOLE ODONTOTECHNIQUE

RECONNUE D'UTILITÉ PUBLIQUE

Par décret du 22 mars 1892

STATUTS

SIÈGE DE L'ASSOCIATION

3, RUE DE L'ABBAYE, 3

PARIS

1892

T7
1659

[99]

[98] Vient en complément du chapitre « Genèse de Garancière » de la thèse d'Ava Bismuth, pp. 13-41. La création de l'école est citée de la pp. 28-41.
[99] Cf. Bibliothèque nationale de France, *Statuts de l'A. E. C.*, Cote 8-T7-1659, N. C., 1892.

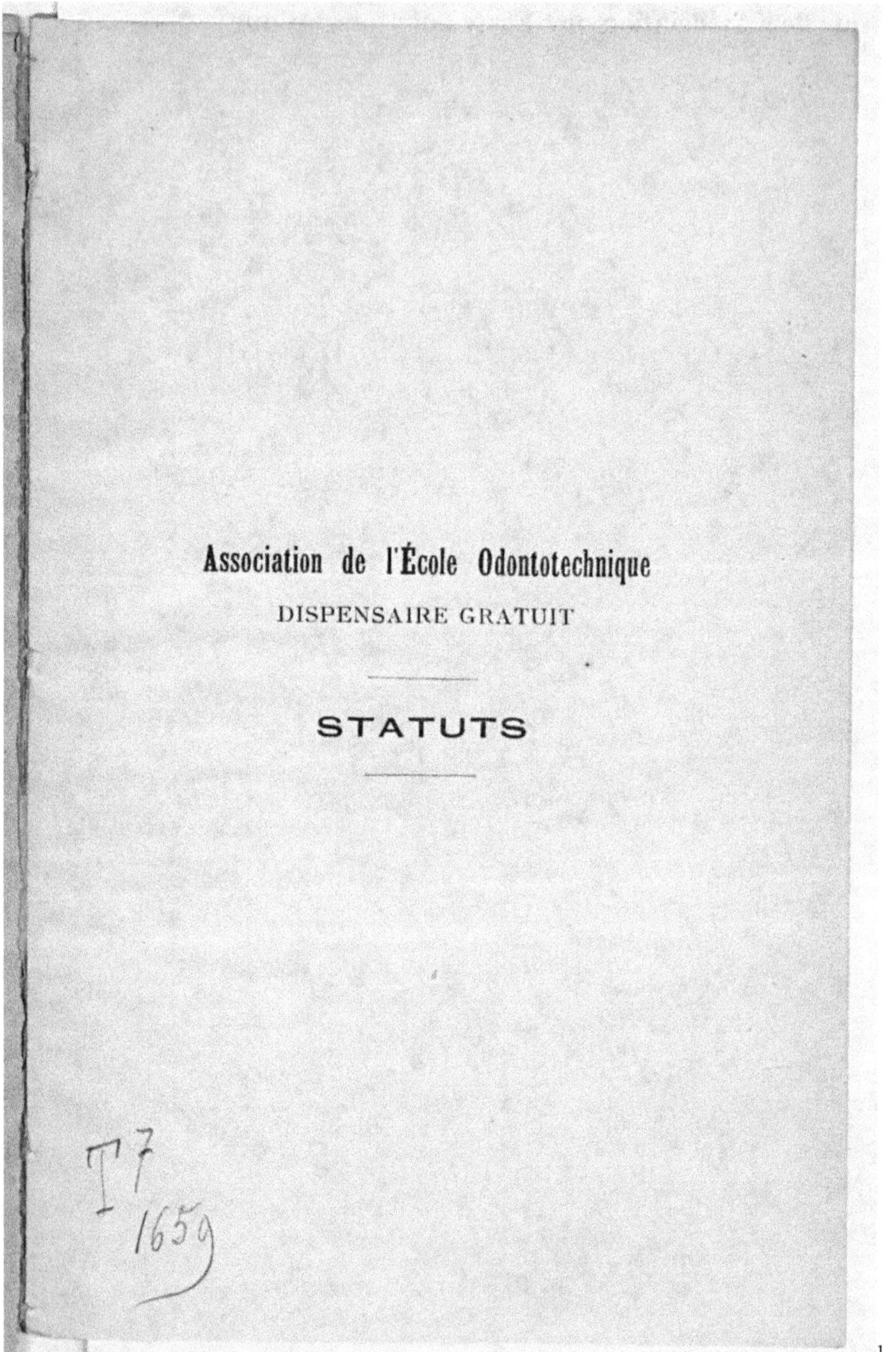

Association de l'École Odontotechnique

DISPENSAIRE GRATUIT

STATUTS

T7
1659

[100]

[100] Cf. Bibliothèque nationale de France, *Statuts de l'A. E. C.*, Cote 8-T7-1659, N. C., 1892.

ASSOCIATION DE L'ÉCOLE ODONTOTECHNIQUE

RECONNUE D'UTILITÉ PUBLIQUE PAR DÉCRET DU 22 MARS 1892

ENSEIGNEMENT PROFESSIONNEL LIBRE

DISPENSAIRE GRATUIT

3, rue de l'Abbaye, PARIS

CONSEIL D'ADMINISTRATION

MM. **H. Crignier**, ancien sous-directeur de l'Ecole Odontotechnique, président.

Ducournau, professeur à l'Ecole Odontotechnique, vice-président.

Vizioz, sous-directeur de l'Ecole Odontotechnique, secrétaire-trésorier.

Damain, O, directeur de l'École Odontotechnique, président de la Société odontologique.

Berthaux, membre de la Société odontologique, diplômé de l'Ecole dentaire de France.

Burt, professeur à l'Ecole Odontotechnique.

Goldenstein, médecin de la Faculté de Paris.

Weber, professeur à l'Ecole Odontotechnique.

Chirurgiens-Dentistes.

COMMISSAIRES DE SURVEILLANCE

MM. **Colson**, membre de la Société odontologique.

Saint-Hilaire, professeur de clinique à l'Ecole Odontotechnique.

[101]

---

[101] Cf. Bibliothèque nationale de France, *Statuts de l'A. E. C.*, Cote 8-T7-1659, N. C., 1892.

ÉCOLE ET CLINIQUE DENTAIRES

ANNÉE SCOLAIRE 1891-1892

Directeur : Ed. DAMAIN, O. — *Sous-directeur :* M. L. VIZIOZ.

Inspecteur : M. le docteur MORA O.

CONSEIL SCIENTIFIQUE

MM. les docteurs **Brouardel**, C. ✵, doyen de la faculté de médecine ; — **Sappey**, O. ✵ ; — **Le Fort** O. ✵ ; — **Guyon**, O. ✵ ; — **Duplay**, O. ✵ ; — **Fournier** (Alf.), O ✵ ; — **Proust** (A.), O. ✵, inspecteur général de Services sanitaires ; — **Gariel**, O. ✵ ; — **C. Richet**, ✵.

Membres de l'Académie de médecine et professeurs à la Faculté de médecine.

CORPS ENSEIGNANT

COURS PRATIQUE DU MATIN

Horaires	JOURS	PROFESSEURS	CHEFS DE CLINIQUE
		De Clinique.	
		MM.	
De 8 à 10 heures	*Lundi*	E. BURT, docteur en chirurgie dentaire de New-York, diplômé de l'École dentaire de France.	Astié *D. E. D F.*
De 8 à 10 heures	*Mardi*	INSALL.	Blanchard *D. E. D. F.*
De 8 à 10 heures	*Mercredi*	SAINT-HILAIRE, HOTZ, docteur en chirurgie dentaire de Philadelphie, professeur suppleant.	Bernstamm *D. E. D. F.*
De 8 à 10 heures	*Jeudi*	DUCOURNAU, chirurgien-dentiste de la Faculté de Lima.	Bruel *D. E. D. F.*
De 8 à 10 heures	*Vendredi*	HIVERT, diplômé de l'École dentaire de France, professeur suppleant.	
De 8 à 10 heures	*Samedi*	V. ANJUBAULT, O. VACHER O O. ✠, professeur suppleant.	A. Dubrac *D. E. D. F.*
		De Prothèse.	
	Mercredi et Samedi	LAWRENCE, diplômé de l'École dentaire de France.	Maleplate
		De Dentisterie opératoire.	
		COURS THÉORIQUES ET PRATIQUES	
De 8 à 9 h	*Lundi, Mercredi et Vendredi*	Dr QUEUDOT, docteur en médecine de la Faculté de Paris, diplômé de l'École dentaire de France, professeur suppleant.	
De 8 à 10 h.	*Mardi, Jeudi et Samedi*	FRANCHETTE, professeur suppleant.	Mlle Wagner *D. E. D. F.*
		D'aurification (cours spéciaux)	
De 8 à 10 h.	*Lundi*	BRIGIOTTI, O.	
De 8 à 10 h.	*Mardi*	WEBER.	
De 8 à 10 h.	*Jeudi*	SPAULDING, docteur en chirurgie dentaire de New-York, professeur suppleant.	
	Vendredi	AMOEDO, chirurgien dentiste de la Faculté de la Havane, professeur suppleant.	
		D'Anesthésie.	
	Jeudi 9 à 10 heures	DARIN, docteur en médecine de la Faculté de Paris. ROVILLAIN, docteur en médecine de la Faculté de Paris, professeur suppleant.	

CHIRURGIENS-DENTISTES.

102

---

102 Cf. Bibliothèque nationale de France, *Statuts de l'A. E. C.*, Cote 8-T7-1659, N. C., 1892.

COURS THÉORIQUES DU SOIR

JOURS	PROFESSEURS
	Pathologie et Thérapeutique générales (Éléments de).
Lundi, à 8 heures 1/2....	MM. **DAMAIN**, docteur en médecine de la Faculté de Paris. **GRATTERY**, docteur en médecine de la Faculté de Paris, ancien interne des hôpitaux, professeur suppléant.
	Anatomie et Physiologie élémentaires
Mardi, à 8 heures......	**DEMONTPORCELET**, O. ✠, docteur en médecine de la Faculté de Paris. **ROUSSEAU**, docteur en médecine de la Faculté de Paris, professeur suppléant.
	Physique, Chimie, Histoire naturelle, Pharmacologie.
Mercredi, à 8 heures....	**VIRON**, O, docteur en médecine de la Faculté de Paris, pharmacien en chef de la Salpêtrière, préparateur à l'École supérieure de pharmacie. **DUPOUX**, interne en pharmacie, professeur suppléant.
	Mécanique et Prothèse dentaires.
Mercredi, à 9 heures....	**V. ANJUBAULT**, O, chirurgien-dentiste. **VACHER**, O O ✠ chirurgien-dentiste, professeur suppléant,
	Pathologie et Thérapeutique buccales.
Jeudi, à 8 heures 1/2...	**DAMAIN**, docteur en médecine de la Faculté de Paris. **GRATTERY**, docteur en médecine de la Faculté de Paris, ancien interne des hôpitaux, professeur suppléant.
	Anatomie et Physiologie dentaires humaines et comparées.
Vendredi, à 8 heures....	**DEMONTPORCELET**, O. ✠, docteur en médecine de la Faculté de Paris. **ROUSSEAU**, docteur en médecine de la Faculté de Paris, professeur suppléant.
	Pathologie et Thérapeutique dentaires.
Vendredi, à 9 heures....	**WEBER**, chirurgien-dentiste.
	Dissection.
Mardi.................	**DEMONTPORCELET**, O. ✠, docteur en médecine de la Faculté de Paris. **ROUSSEAU**, docteur en médecine de la Faculté de Paris, professeur suppléant.
	Micrographie.
Vendredi..............	**DEMONTPORCELET**, O, ✠, docteur en médecine de la Faculté de Paris. **ROUSSEAU**, docteur en médecine de la Faculté de Paris, professeur suppléant. **BOURG**, diplômé de l'École dentaire de France, PRÉPARATEUR.
	Manipulations chimiques.
Mercredi..............	**VIRON**, docteur en médecine de la Faculté de Paris, pharmacien en chef de la Salpêtrière. **DUPOUX**, interne en pharmacie, professeur suppléant.
	Bactériologie.
Ces cours auront lieu une fois par mois et seront annoncés par voie d'affiche.	**DAMAIN**, docteur en médecine de la Faculté de Paris, avec la collaboration de M. **Lawrence**.
	Hygiène et Déontologie.
	MORA, O, docteur en médecine de la Faculté de Paris, chargé de cours.

LABORATOIRE DE PROTHÈSE

Tous les jours, de 2 à 6 h. du soir, mercredi et samedi, de 8 à 10 h. du matin
Chef de Laboratoire : **M. TORDO.**

Bibliothécaires et Conservateurs du Musée : MM. **Crignier** et **Vizioz.**

AVIS IMPORTANT. — Par décision du Conseil d'administration, tout dentiste désireux de se tenir au courant des progrès de l'art dentaire trouvera à l'École des cartes spéciales d'entrée.

[103]

[103] Cf. Bibliothèque nationale de France, *Statuts de l'A. E. C.*, Cote 8-T7-1659, N. C., 1892.

SOCIÉTÉ ODONTOLOGIQUE

BUREAU DE L'ANNÉE 1892

E. Damain, O, *président*.
Ducournau, *vice-président*.
Anjubault, O, *secrétaire général*.
Vacher, O I ✠, *secrétaire annuel*.
E. Burt, *secrétaire étranger*.

Chambre syndicale de l'Art dentaire

BUREAU POUR 1891

E. Damain, O, *président*.
Ducournau, *vice-président*.
Dr Queudot, *secrétaire-trésorier*.

MEMBRES DE LA CHAMBRE

Anjubault, O.
Berthaux.
Burt.
Colson
Crignier.
Damain, O.
H. Dubrac, O.
Ducournau.
Frison.
Lawrence.
Dr Queudot.
Saint-Hilaire.
Vacher, O I ✠.
Vizioz.
Wagner.

Ernest Amyot, *membre honoraire*.

---

[104]

[104] Cf. Bibliothèque nationale de France, *Statuts de l'A. E. C.*, Cote 8-T7-1659, N. C., 1892.

CABINET
DU
PRÉFET DE LA SEINE

1er BUREAU

MINISTÈRE
de
L'INTÉRIEUR

RÉPUBLIQUE FRANÇAISE

LIBERTÉ — ÉGALITÉ — FRATERNITÉ

Préfecture du département de la Seine

Le Président de la République française,

Sur le rapport du président du conseil, ministre de l'intérieur.

Vu la demande formée par l'association de l'Ecole odontotechnique, dont le siège est à Paris, à l'effet d'obtenir la reconnaissance de cette association comme établissement d'utilité publique;

Vu les statuts de la société;

Vu les avis du préfet de la Seine, du préfet de police, du comité consultatif d'hygiène publique de France;

Vu ensemble les autres pièces du dossier;

La section de l'intérieur, des cultes, de l'instruction publique et des beaux-arts du conseil d'Etat entendue,

Décrète :

Art. 1er. — L'association dite « de l'Ecole odontotechnique » est reconnue comme établissement d'utilité publique.

Art. 2. — Les statuts de l'école, tels qu'ils sont annexés au présent décret, sont et demeurent approuvés.

Art. 3. — Le ministre de l'intérieur est chargé de l'exécution du présent décret, qui sera inséré au *Bulletin des lois* et publié au *Journal officiel* de la République française.

Fait à Paris, le 22 mars 1892.

CARNOT.

Par le Président de la République :
Le président du conseil, ministre de l'intérieur,
Emile LOUBET.[105]

[105] Cf. Bibliothèque nationale de France, *Statuts de l'A. E. C.*, Cote 8-T7-1659, N. C., 1892.

ASSOCIATION DE L'ÉCOLE ODONTOTECHNIQUE

(Dispensaire gratuit.)

STATUTS

Article 1er.

L'Association dite « de l'Ecole odontotechnique » (dispensaire gratuit) fondée à Paris en 1879 a pour but :

1° De donner aux étudiants dentistes l'instruction professionnelle ;

2° De donner des consultations et des soins aux indigents souffrant d'affections du système dentaire.

La société a son siège à Paris.

Article 2.

L'Association se compose de membres titulaires, de membres correspondants et de membres honoraires (fondateurs ou bienfaiteurs).

Sont membres titulaires :

Tous les dentistes, docteurs en médecine, officiers de santé, mécaniciens-constructeurs d'appareils, ouvriers travaillant spécialement pour la profession de dentiste, résidant dans le département de la Seine, qui remplissent les conditions indiquées dans le paragraphe suivant :

[106]

[106] Cf. Bibliothèque nationale de France, *Statuts de l'A. E. C.*, Cote 8-T7-1659, N. C., 1892.

Pour être membre titulaire, il faut :

1° Avoir vingt et un ans au moins, être présenté par deux membres de l'Association et être agrée par le Conseil d'administration;

2° Payer une cotisation annuelle de 10 fr.

La cotisation peut être rachetée en versant une somme égale à vingt fois le montant de la cotisation annuelle.

Sont membres correspondants :

Tous les dentistes, docteurs en médecine ou officiers de santé, mécaniciens, constructeurs d'appareils, ouvriers travaillant spécialement pour la profession de dentiste, résidant en province, dans les colonies ou à l'étranger, qui remplissent les conditions indiquées dans le paragraphe ci-dessus.

Sont membres honoraires :

Toutes les personnes même étrangères à la profession qui souscrivent une somme minimum de cent francs une fois donnée ou annuelle de vingt francs.

Le titre de membre fondateur a été conféré aux premiers souscripteurs de la Société.

Le titre de membre honoraire peut être également décerné pour des services rendus à la Société ou à la profession.

Le Conseil d'administration peut conférer le titre de bienfaiteur aux membres qui ont versé une somme minimum de cent francs.

Les élèves des écoles dentaires peuvent assister aux séances, recevoir les publications, sans avoir le droit de délibération et de vote, sans être éligibles à aucune des fonctions.

Article 3.

Le Conseil d'administration se compose de neuf membres élus pour deux ans par l'assemblée générale.

Il choisit parmi ses membres un bureau composé :

D'un président, de deux vice-présidents d'un secrétaire général, d'un secrétaire des séances, d'un tréso. [107]

[107] Cf. Bibliothèque nationale de France, *Statuts de l'A. E. C.*, Cote 8-T7-1659, N. C., 1892.

— 10 —

rier, d'un bibliothécaire et d'un conservateur du musée.

Il nomme un directeur, un directeur-adjoint et tous les fonctionnaires.

Le bureau est élu pour un an.

Le Conseil se réunit tous les mois et chaque fois qu'il est convoqué par son président ou sur la demande du quart de ses membres.

En cas de vacance, le Conseil pourvoit au remplacement de ses membres sauf ratification par la plus prochaine assemblée générale.

Le renouvellement du Conseil a lieu tous les ans par moitié, les membres sortant sont rééligibles.

La présence de la moitié plus un des membres du Conseil d'administration est nécessaire pour la validité des opérations.

Il est tenu procès-verbal des séances.

Les procès-verbaux sont signés par le président et l'un des secrétaires.

Article 4.

Les délibérations relatives à l'acceptation des dons et legs, aux acquisitions et échanges d'immeubles sont soumises à l'approbation du gouvernement.

Article 5.

Les délibérations relatives aux aliénations, constitutions d'hypothèques, baux à long terme et emprunts ne sont valables qu'après l'approbation par l'assemblée générale.

Article 6.

Le trésorier représente l'association en justice et dans les actes de la vie civile.

Article 7.

Toutes les fonctions de l'Association sont gratuites.

[108]

[108] Cf. Bibliothèque nationale de France, *Statuts de l'A. E. C.*, Cote 8-T7-1659, N. C., 1892.

— 11 —

Article 8.

Les ressources de l'Association se composent :

1° Des cotisations et souscriptions des membres ;

2° Des droits versés par les étudiants ;

3° Des dons et legs dont l'acceptation aura été autorisée par le gouvernement ;

4° Des subventions qui pourraient lui être accordées ;

5° Du produit des ressources créées à titre exceptionnel avec l'autorisation du gouvernement ;

6° Du revenu de ses biens ou valeur de toute nature.

Article 9.

Les fonds disponibles sont placés en rentes nominatives 3 o/o sur l'Etat ou en obligations nominatives de chemins de fer dont le minimum d'intérêt est garanti par l'Etat.

Article 10.

Le fonds de réserve comprend :

1° Le dixième de l'excédent des ressources annuelles ;

2° Les sommes versées pour le rachat des cotisations ;

3° La moitié des libéralités autorisées sans emploi.

Ce fond est inaliénable, ses revenus peuvent être appliqués aux dépenses courantes.

Article 11.

Les moyens d'action de l'Association comprennent :

1° Un enseignement à la fois pratique et théorique de l'art dentaire ;

2° Une clinique ou dispensaire dentaire ouvert dans le local de la Société pour donner des consultations et des soins gratuits aux indigents.[109]

[109] Cf. Bibliothèque nationale de France, *Statuts de l'A. E. C.*, Cote 8-T7-1659, N. C., 1892.

Article 12.

L'Association peut se diviser en différentes commissions annuelles.

Article 13.

Aucune publication ne peut être faite sans l'examen préalable et l'approbation du bureau.

Article 14.

L'Assemblée générale des membres titulaires de l'Association se réunit au moins une fois par an. Son ordre du jour est réglé par le conseil d'administration.

Son bureau est celui du conseil.

Elle entend les rapports sur la gestion du conseil d'administration, sur la situation morale et financière de l'Association.

Elle approuve les comptes de l'exercice clos, vote le budjet de l'exercice suivant et pourvoit au renouvellement du conseil d'administration.

Le rapport annuel et les comptes sont adressés chaque année à tous les membres, au préfet du département et au ministre de l'intérieur.

Article 15.

La qualité des membre de l'Association se perd.

1° Par la démission ;

2° Par la radiation prononcée pour motifs graves par l'assemblée générale à la majorité des deux tiers des membre présents, sur le rapport du conseil d'administration et le membre intéressé dûment appelé à fournir ses explications.

Article 16.

Les statuts ne peuvent être modifiés que sur la proposition du conseil d'administration ou de vingt-cinq mem- [110]

[110] Cf. Bibliothèque nationale de France, *Statuts de l'A. E. C.*, Cote 8-T7-1659, N. C., 1892.

— 13 —

bres, soumise au bureau au moins un mois à l'avance.

L'assemblée extraordinaire spécialement convoquée à cet effet ne peut modifier les statuts qu'à la majorité des deux tiers des membres présents.

L'assemblée doit se composer du quart au moins des membres en exercice.

La délibération de l'assemblée est soumise à l'approbation du gouvernement.

Article 17.

L'assemblée générale appelée à se prononcer sur la dissolution et convoquée spécialement à cet effet doit comprendre au moins, la moitié plus un des membres en exercice.

Ses résolutions sont prises à la majorité des deux tiers des membres présents et soumises à l'approbation du gouvernement.

Article 18.

En cas de dissolution, l'actif de l'Association est attribué par délibération de l'assemblée générale, à un ou plusieurs établissements analogues, et reconnus d'utilité publique.

Article 19.

Il sera procédé de même en cas de retrait de l'autorisation donnée par le gouvernement.

Dans le cas où l'assemblée générale se refuserait à délibérer sur cette attribution, il sera statué par un décret rendu en forme des règlements d'administration publique.

Article 20.

Un règlement intérieur, adopté par l'assemblée générale et approuvé par le ministre de l'intérieur, arrête les [111]

[111] Cf. Bibliothèque nationale de France, *Statuts de l'A. E. C.*, Cote 8-T7-1659, N. C., 1892.

— 14 —

conditions de détail propres à assurer l'exécution des précédents statuts.

Il peut toujours être modifié dans la même forme.

Vu pour être annexé au décret du 22 mars 1892 enregistré sous le n° .

Le Ministre de l'Intérieur

Pour le Ministre et par délégation,

Le chef du cabinet chargé de la direction du personnel et du secrétariat,

REYNAUT.

Pour copie conforme :

Le Président du conseil d'administration,

H. CRIGNIER.

Châteauroux. — Typ. et Stéréotyp. A. MAJESTÉ.

141

112

[112] Cf. Bibliothèque nationale de France, *Statuts de l'A. E. C.*, Cote 8-T7-1659, N. C., 1892.

Une vraie rivalité - un adversaire de taille : le Dr Charles Godon (1854-1923) [113]

Rappelons en préambule qu'Edmond Andrieu, le fondateur de l'Institut odontotechnique décède en 1889.
Charles Edouard Godon naît dans le IIe arrondissement de Paris, au n° 17 de la rue Louis-le-Grand, le 12 septembre 1854. Son père, Charles Stanislas Godon, a 31 ans, sa mère, Héloïse Hortense Mazuet, a 28 ans. Ses parents sont dans le commerce (sa mère est lingère) et ont des revenus modestes. Ils travaillent tous les deux. Il a un frère et une sœur. Le petit Charles entre en tant qu'interne dans un collège qui suit les cours du Lycée Charlemagne, mais doit interrompre ses études suite à la mort de son père, alors âgé de 47 ans, pendant la guerre de 1870 et la perte de l'activité familiale après un incendie, en 1871, diligenté par la Commune, sa mère se retrouvant ruinée et veuve avec 3 enfants. Cette même année, il se voit contraint d'apprendre une profession. Il entame donc un apprentissage chez un dentiste. Il n'y a pas d'enseignement en France. Il est coutume d'apprendre la prothèse chez un praticien qualifié qui travaille beaucoup dans son laboratoire. C'est chez Lejault de Paris (Jejault pour Durand (2016)) qu'il entre comme apprenti. Puis, il part en Angleterre chez Sewill (selon le *British Dental Journal* du 15 juin 1923, il aurait été chez Reed de Finsbury Square, à Londres, en 1876). Il y reste entre 1875 et 1878, période pendant laquelle il suit les cours et s'émeut devant l'organisation de l'École dentaire de Leicester Square[114].
À son retour en France, il rejoint le dispensaire dentaire du Parvis Notre-Dame, organisé par le Dr Delestre. Ce dernier enseigne la clinique dentaire à un groupe de dix ou douze élèves. Lorsque l'ancien Hôtel-Dieu est démoli, cette clinique est transférée vers l'hôpital de la Charité, rue Jacob. Cet enseignement connaît un succès grandissant, ce qui décide Delestre à mettre en place un cours théorique le vendredi soir. On y retrouve Charles Godon qui suit ces leçons avec la plus grande assiduité. Godon comprend alors combien le manque d'organisation professionnelle est préjudiciable à son essor. Abandonné par les pouvoirs publics, l'art dentaire français périclite. Pour l'apprendre, il n'y a pas d'autre solution que de s'expatrier. Ou alors il faut créer les structures qui font défaut… Godon, confronté à ce constat, se tourne alors vers cette seconde solution, en ayant conscience que le chemin sera long et semé d'embûches. Avec ses amis

---

[113] Vient en complément du chapitre « Genèse de Garancière » de la thèse d'Ava Bismuth, pp. 13-41. Godon est cité pour la première fois en p. 27.
[114] Cf. Durand Jean-Pascal, « L'enseignement de la chirurgie dentaire : Charles Godon, le savoir-faire et le faire savoir », in *Actes de la Société française d'histoire de l'art dentaire*, 2016 ; 21 : 34-39 ; cf. Anonyme, *à la mémoire du Docteur Charles Godon : président fondateur de l'École Dentaire de Paris, officier de la Légion d'honneur, Maire-Adjoint du VIIIe arrondissement, 12 septembre 1854-20 mai 1923*, Impr. Ch. Hérissey, Évreux, 1923, 91 p.

(dont Georges Viau que Godon connaît depuis l'école primaire), munis de leurs seules ressources, ils se regroupent et fondent le Cercle des dentistes de Paris en avril 1879. Godon à leur tête, cette création résulte de l'action d'un comité d'initiative formé de cinq jeunes dentistes, tous assistants-opérateurs ou mécaniciens, et d'un comité d'organisation de quinze membres. La première réunion se tient le 8 avril 1879 dans un café de la rue Drouot. La société est définitivement constituée le 29 mai. Le *Bulletin du Cercle des dentistes*, qui a été cofondé par Godon et Paul Dubois en 1880 (1881 selon certains auteurs), deviendra plus tard *L'Odontologie* (une revue bimensuelle). Godon en assume la rédaction en chef à la mort de Paul Dubois (1896) qui s'en est occupé dès sa création. Morgenstern[115] (2009, pp. 110-118) précise que la première action de cette association est d'avoir adressé une pétition aux pouvoirs publics visant à définir précisément les modalités de formation et d'accession au titre de dentiste : *« Pétition à MM. les Sénateurs et les Députés sur le projet de Réglementation de la Profession de Chirurgien-Dentiste, tel qu'il a été proposé par le Gouvernement.*

Messieurs,
Les soussignés, membres et adhérents de la Chambre syndicale des dentistes français et du Cercle des dentistes de Paris, justement émus du projet de réglementation de leur profession qui vous est actuellement soumis, viennent vous exposer leurs observations et les vœux motivés dont vous aurez à tenir sérieusement compte si vous ne voulez, contre toute justice, léser les intérêts les plus respectables et bouleverser pour un grand nombre des situations péniblement conquises ou chèrement achetées.
Deux principes, Messieurs, se trouvent actuellement en présence :

1° celui de la liberté absolue, tel qu'il a été établi par notre grande représentation nationale de la fin du siècle dernier, principe qu'elle appliquera alors, à l'exercice de la médecine et de la pharmacie aussi bien qu'à celui de l'Art dentaire.

2° le principe de la réglementation que le Gouvernement propose de substituer en ce moment pour nous, au régime de libre exercice[116].

S'il ne saurait être inutile de faire remarquer ici, qu'il n'est pas une branche de la médecine ayant fait, depuis une quinzaine d'années, des progrès aussi considérables que l'art du dentiste, il n'est peut-être pas déraisonnable de se demander si cette marche progressive, accomplie à pas de géant, ne serait pas due précisément à l'état de pleine liberté dans lequel était restée cette profession qu'on vous propose de réglementer aujourd'hui.

---

115 Cf. Morgenstern Henri, *Les dentistes français au XIXe siècle*, L'Harmattan (éd.), Collection Médecine à travers les siècles, Paris, 2009.

116 Cf. Morgenstern Henri, *Les dentistes français au XIXe siècle*, L'Harmattan (éd.), Collection Médecine à travers les siècles, Paris, 2009.

Si de la valeur des deux systèmes, la réglementation et la liberté, on juge par leurs fruits, il faut convenir que la comparaison, entre les professions réglementées et celles qui ne le sont pas, n'offre guère d'arguments en faveur du projet d'une nouvelle réglementation.
L'État, c'est-à-dire l'administration à laquelle il délègue ses pouvoirs, n'étouffe-t-elle pas tout ce qu'il lui est donné d'étreindre ?
Que sont les professions réglementées auprès des résultats obtenus par les sciences d'exercice libre, telles que la chimie, la physique, la mécanique et l'électricité, etc. ??
Et, parmi les praticiens qui s'illustrent chaque jour dans ces sciences librement pratiquées, si vous recherchez de bonne foi, non les exploiteurs de brevets, mais les véritables inventeurs, vous trouverez presque toujours, l'homme de génie partout ailleurs que dans les rangs des sujets formés par les officines spéciales aussi administratives que réglementées où tout, jusqu'à l'air qu'on respire, contribue à annihiler l'individualité et à la transformer en cliché.
Et quel moment, Messieurs, choisit-on pour vous proposer de « réglementer » notre profession dentaire ?
Le lendemain du jour où près de cent cinquante d'entre nous, mettant en commun, leur bourse, leur savoir, leur expérience, leur bonne volonté, leurs loisirs, ont fondé une École et une Clinique libres, 23 rue Richer, fonctionnant depuis deux années bientôt et donnant les plus brillants résultats !!
Plus de trente mille francs de souscriptions recueillis entre nous et subventionnant l'École d'enseignement supérieur, dues à notre initiative privée, que les inscriptions des élèves seraient insuffisantes à soutenir ; la fondation d'un Musée et d'une Bibliothèque professionnels ; le fonctionnement régulier de cours quotidiens, dont l'enseignement théorique trouve le lendemain, son application professionnelle dans une clinique dentaire où plus de deux mille malades sont annuellement gratuitement traités ;
Telles sont les créations[117]. *- Nous en sommes fiers - notre œuvre, que le Gouvernement vous propose de détruire par une réglementation qu'il ne pourrait se croire autorisé à proposer que dans le cas où, prenant les devants, faisant ce que nous avons fait nous-mêmes, il aurait pourvu à l'instruction technique et professionnelle des futures générations de chirurgiens-dentistes, en mettant depuis plusieurs années à leur disposition, les cours spéciaux qu'il a toujours négligés ou dédaignés de créer.*
Nous ne vous ferons pas ici, Messieurs, l'historique de l'agitation, toute factice, créée au profit d'intérêts particuliers dont certains sont présentés par des individus de nationalité étrangère se parant chez nous d'un titre académique que le gouvernement ne laisserait pas impunément usurper à des nationaux !

---

[117] Cf. Morgenstern Henri, *Les dentistes français au XIXᵉ siècle*, L'Harmattan (éd.), Collection Médecine à travers les siècles, Paris, 2009.

Nous ne vous dirons pas que ce projet de « réglementation », en faveur duquel semblent militer des arguments plus spécieux que réels, n'est dans le fond que la venue à terme d'une tentative de monopole appuyée en haut lieu.
Nous voudrions, Messieurs, pouvoir vous laisser ignorer que de tristes spéculateurs n'ont visé, dans tout ceci, à rien moins qu'à monopoliser notre profession, en poursuivant devant vous la destruction de plusieurs centaines de cabinets et en multipliant subitement les obstacles à l'établissement de nombreux concurrents futurs !!
Il n'est pas enfin jusqu'à la fondation de notre École dentaire libre, créée par application de la loi sur l'enseignement supérieur (du 12 juillet 1875, destinée à remettre une partie de l'enseignement supérieur entre les mains du pouvoir catholique. De nombreuses Universités catholiques, concurrentes de l'Enseignement supérieur d'État, se sont ouvertes grâce à cette loi, dans de nombreuses villes de France. L'École dentaire de Paris a été le seul établissement d'enseignement supérieur laïque à bénéficier des dispositions de cette loi.), il n'est pas jusqu'au succès croissant de notre Clinique, qui n'ait attiré sur nos têtes la foudre dont on vous demande l'autorisation de frapper le plus grand nombre d'entre nous, si vous votiez une loi à effets rétroactifs tels que comporteraient les dispositions transitoires du projet déposé[118].
Nous nous résumons, Messieurs :
Nous, formant les seuls groupes sérieux de la profession dentaire en France (200 membres environ) ;
Attendu que le système de libre exercice a assuré jusqu'ici à notre profession et au public intéressés, les bénéfices de progrès immenses, patents, indéniables ;
Attendu que le régime de la réglementation est loin d'avoir conduit aux mêmes résultats dans la plupart des professions réglementées ;
Attendu qu'il est absolument injuste de toucher à des situations acquises et de changer du jour au lendemain, les conditions d'existence d'une profession, pour ceux qui s'y sont engagés déjà, de bonne foi, sous le régime de la liberté absolue ;
Attendu qu'avant de proposer logiquement la réglementation de notre profession, le Gouvernement avait, au préalable, le devoir d'avoir créé et fait fonctionner depuis plusieurs années, les chaires et écoles nécessaires ;
Attendu que la question de réglementation de la profession dentaire, telle qu'elle est posée actuellement, est absolument inopportune, surtout dans les départements qu'elle laisserait presque absolument dépourvus de chirurgiens-dentistes ;
Pour ces motifs :
Nous demandons au Sénat et à la Chambre de repousser le projet purement et simplement, et de maintenir provisoirement le Statu quo.

***

---

[118] Cf. Morgenstern Henri, *Les dentistes français au XIX*e *siècle*, L'Harmattan (éd.), Collection Médecine à travers les siècles, Paris, 2009.

Dans le cas où, contrairement aux vœux ci-dessus exprimés, les Chambres croiraient devoir suivre le Gouvernement sur le terrain de la réglementation immédiate,
Les pétitionnaires ont l'honneur d'exposer maintenant les modifications motivées qu'ils regarderaient comme indispensables d'apporter au projet de loi soumis à l'examen et au vote de leurs représentants.

ART. 1er – « À partir du 1er janvier 188..., nul ne pourra exercer l'Art dentaire ni porter le titre de Dentiste, s'il n'est pourvu du diplôme spécial de Dentiste »
« Au lieu de « Dentiste » comme dénomination officielle, nous proposons le maintien de ce titre de « Chirurgien-Dentiste », déjà consacré par un long usage, et qu'on ne saurait équitablement nous refuser le jour où on nous imposerait, avec un diplôme, des garanties nouvelles de savoir[119].

ART. 2 – « Pour obtenir le diplôme de Dentiste, le candidat doit :

1° être âgé de vingt ans au moins ;

En ce qui concerne le paragraphe 2 de l'article 2 :

2° produire un certificat de grammaire ou un diplôme d'études de l'enseignement secondaire spécial. »
Permettez-nous de demander en quoi l'étude du grec et du latin, langues mortes peu contemporaines des progrès accomplis dans l'Art dentaire, qui ne date guère de plus de vingt ans ; en quoi cette étude peut être utile pour nous et pour ce public que nous avons uniquement pour mission de satisfaire ?
C'est dans les auteurs français, américains et allemands que nos étudiants dentistes auront à puiser leur instruction ; l'intelligence de ces idiomes modernes leur est donc seule profitable, et l'étude du grec ou du latin ne saurait être pour eux qu'un encombrant bagage.
L'Université a déjà eu le courage de nous débarrasser du « thème » ; continuez, Messieurs, cette marche lentement progressive, en affranchissant les Dentistes du fardeau des langues mortes.
Nous demanderons donc que le 2° paragraphe de l'article 2 soit simplement remplacé par une dictée française, correctement écrite lors des examens auxquels les candidats auront à satisfaire.
Quant à la suppression des paragraphes 3 et 4 de l'ART. 2, cette suppression que nous demandons, nous la motivons ainsi :
Le personnel des élèves ou étudiants dentistes n'est pas le même que celui qui fréquente nos Écoles de médecine et de pharmacie.
Jeunes gens sans fortune, généralement ; jeunes gens demandant au gain qui résulte d'un labeur quotidien, l'épargne nécessaire pour acquérir à leurs heures de loisir l'instruction indispensable en matières chirurgicales et thérapeutiques ; les étudiants dentistes soumis aux exigences commerciales des patrons qui les

---

[119] Cf. Morgenstern Henri, *Les dentistes français au XIXe siècle*, L'Harmattan (éd.), Collection Médecine à travers les siècles, Paris, 2009.

emploient n'ont pas, comme les futurs docteurs, fils de famille, la facilité de choisir leurs heures d'études[120].

Sous peine de fermer une carrière honorable aux déshérités de la fortune, ne poussez donc pas l'esprit de la réglementation jusqu'à imposer où, et comment, vos Chirurgiens-Dentistes auront acquis les connaissances que vous exigez d'eux. Peu importe au public, qu'ils aient fait un stage ici ou là, qu'ils aient été attachés à telle ou telle École, à telle ou telle Faculté. Qu'ils fassent preuve, lors des examens de la science et de l'expérience nécessaires, c'est là tout ce que le bon sens et la logique exigent. Puisqu'il s'agit ici de création, sortons enfin de la routine et des ornières du passé.

Nous vous demanderons donc, rejetant les paragraphes ci-dessus, de voter simplement le paragraphe 5 de ce même ART. 2, ainsi conçu :

Satisfaire aux examens établis par la présente loi.

Dans l'article 3, dont voici le texte :

ART. 3. – « Chaque jury d'examen est composé d'un professeur de Faculté, président, d'un agrégé et d'un dentiste, nommé chaque année par le ministre de l'Instruction publique. »

Nous demanderons la modification suivante : Que cinq membres, dont deux Chirurgiens-Dentistes, forment le jury d'examen.

Nous voyons, dans cette composition différente, une garantie plus grande d'impartialité.

ART. 4. – « Les épreuves sont au nombre de trois :

1° Une épreuve orale sur l'anatomie, l'histologie, la physiologie de la bouche et de ses dépendances, sur la pathologie interne et externe, la matière médicale et la thérapeutique au point de vue spécial des maladies de la bouche[121]. *»*

En ce qui concerne le premier paragraphe ci-dessus, nous demandons que ces questions soient tirées au sort par le candidat et dans le cas où, vu la suppression presque totale de l'article 2, vous désireriez trouver un supplément de garanties, comme savoir, chez les candidats, nous proposerions qu'ils soient interrogés sur deux questions, au lieu d'une, pour chacune des matières ci-dessus énoncées.

2° Une épreuve clinique sur un malade atteint d'une affection de la bouche et de ses dépendances. Le candidat, après avoir établi de vive voix son diagnostic, devra rédiger, sans pouvoir s'aider de livres, de notes ou de conseils, une composition écrite sur la nature, l'étiologie et le traitement de la maladie qu'il a eu à examiner.

3° Une épreuve pratique consistant en opérations faites sur le vivant, sur le cadavre ou sur le squelette : extraction, obturation des dents, etc., de plus, exécution en loge d'un appareil de prothèse entier ou partiel, avec application

---

[120] Cf. Morgenstern Henri, *Les dentistes français au XIX*e *siècle*, L'Harmattan (éd.), Collection Médecine à travers les siècles, Paris, 2009.

[121] Cf. Morgenstern Henri, *Les dentistes français au XIX*e *siècle*, L'Harmattan (éd.), Collection Médecine à travers les siècles, Paris, 2009.

de cet appareil. À la suite de cette épreuve, le candidat sera interrogé sur les opérations odontologiques, sur la physique, la chimie, la mécanique et la métallurgie dans leurs applications à l'art du dentiste. »
Quant à l'ART. 5, ainsi conçu : Les Docteurs en médecine et les Officiers de santé qui désireront joindre à leur titre celui de Chirurgien-Dentiste et en exercer la profession n'auront à subir d'autre examen que les épreuves pratiques spécifiées dans le paragraphe 3 de l'ART. 4.
Pourquoi exiger un « stage » de durée définie, stage inutilement prolongé pour tel ou tel, insuffisant pour tel autre, suivant ses dispositions naturelles ou la façon dont il aura su profiter des leçons reçues ?

ART. 6. – « Les étrangers, quels que soient leurs titres, qui désireront pratiquer en France, la profession de Dentiste, seront soumis aux examens exigés des nationaux. Toutefois le Ministre, sur l'examen de leurs titres, et après avis du comité consultatif, pourra les dispenser des formalités de stage et d'inscription établies par l'article 2. »
Nous demandons la suppression totale de la dernière phrase commençant par « Toutefois » et se terminant par ces mots « Établies par l'ART. 2 », mais nous demandons qu'à l'arbitraire d'un Ministre vous veuillez bien substituer ce qui suit :
« Vu la loi du XIX Ventôse an XI sur l'exercice de la Médecine ; vu la jurisprudence de nos Cours et les interprétations de la Faculté de Médecine ; nul étranger ayant obtenu ses diplômes d'une École médicale spéciale ou odontologique étrangère ne pourra adjoindre à son titre celui de Docteur ou de Médecin. »
Il est temps, en effet, Messieurs, que vous fassiez enfin cesser une tolérance injuste et préjudiciable. Il est temps, puisque l'on parle de réglementation, que ces étrangers, qui prétendent nous faire réglementer chez nous, cessent d'y usurper des titres et qualités qu'on ne laisserait pas prendre impunément à nos nationaux[122].

ART. 7 – « La liste officielle des Dentistes ayant droit de pratique légale en France sera publiée chaque année par les soins du ministre de l'Instruction publique. Cette liste, dressée par ordre alphabétique, comprendra la mention de résidence, la nature et la date des titres donnant droit à la pratique. »
Dispositions transitoires. - Les Dentistes français pouvant par pièces officielles, telles que la patente, établir qu'ils exercent leur profession en France depuis dix ans au moins sont admis de droit à la pratique légale.
Ce droit pourra être conféré par le Ministre, aux Dentistes étrangers exerçant en France depuis dix ans au moins, après avis du comité consultatif.
Un délai de trois années est accordé aux Dentistes français et étrangers exerçant en France depuis moins de dix ans pour se soumettre aux examens établis par la présente loi. Sur le vu des pièces établissant la nature de leurs études antérieures

---

122 Cf. Morgenstern Henri, *Les dentistes français au XIXe siècle*, L'Harmattan (éd.), Collection Médecine à travers les siècles, Paris, 2009.

et la date de leur établissement, ils pourront être exemptés des formalités imposées par l'article 2. Passé ce délai, le droit d'exercice leur sera retiré, à moins qu'ils n'aient satisfait aux examens établis à l'article 4. »
Si vous votiez, Messieurs, ces « dispositions transitoires », permettez-nous de vous dire que vous commettriez une monstrueuse iniquité, que vous ruineriez des centaines de cabinets dont le mouvement d'affaires et les exigences de clientèle ne permettent plus à leurs propriétaires d'aller s'asseoir sur les bancs des Écoles.
Vous laisseriez pendant de longues années, surtout en province, le public sans personnel suffisant pour satisfaire aux besoins d'un service pour lequel on doit plutôt souhaiter voir les titulaires augmenter en nombre que diminuer[123].
Pour de longues années aussi, vous livreriez des millions de patients, ne pouvant disposer que de ressources modestes, à l'avidité famélique d'une sorte de syndicat professionnel contraignant le public à leur payer dix fois le prix des appareils ou des soins dont une concurrence détruite par vos dispositions transitoires ne limiterait plus les tarifs insensés.
En fait de « dispositions transitoires », Messieurs, du moment où vous adoptez le système de la réglementation, vous ne devez en accepter d'autres que celles qui ont été votées par le Parlement anglais qui, lui aussi, a cru devoir réglementer la profession dentaire.
Ces dispositions, honnêtes, équitables, loyales, toutes dans l'intérêt du corps professionnel et du public, vous les trouverez dans le « Dentist Act » promulgué le 22 juillet 1878 et exécutoire le 1er août 1879.
Voici le résumé succinct de ces dispositions :
Tout Dentiste, mécanicien-dentiste, apprenti dentiste âgé de plus de 16 ans ; tout médecin, docteur en médecine, pharmacien-chirurgien, sage-femme qui déclarera « bona fide » avoir exercé plus ou moins l'Art dentaire, opérations ou prothèses, pourra continuer légalement la pratique de cet art, sans autre formalité que le paiement de la patente et l'inscription sur le Registre des Dentistes ouvert à partir de ce jour, en exécution de la présente loi du 22 juillet 1878.
Tous ceux qui ne se seront pas fait inscrire avant le 1er août 1879, sur ledit Registre, ne pourront y figurer pour obtenir la patente de Chirurgien-Dentiste, qu'à la condition de remplir les conditions imposées par le Dentist Act[124].
Telles sont, Messieurs les Députés, Messieurs les Sénateurs, les dispositions transitoires que nous vous prions de voter comme seules dignes d'un pays de liberté et de démocratie tel que celui qui vous a confié le glorieux mandat de protéger les intérêts de tous, en défendant particulièrement la fortune et la tranquillité des faibles.

---

[123] Cf. Morgenstern Henri, *Les dentistes français au XIXe siècle*, L'Harmattan (éd.), Collection Médecine à travers les siècles, Paris, 2009.
[124] Cf. Morgenstern Henri, *Les dentistes français au XIXe siècle*, L'Harmattan (éd.), Collection Médecine à travers les siècles, Paris, 2009.

Pour la Commission d'élaboration :
Le rapporteur, E, TAILLEBOIS, 40 rue Sainte-Anne. »
Le Cercle des dentistes de Paris deviendra plus tard l'Association générale syndicale des dentistes de France.
Le 4 décembre de cette année-là, Charles Godon présente un *Projet de fondation d'une école professionnelle libre de chirurgie et de prothèses dentaires* devant le Cercle. Il raconte : « *..., je déposai, le 4 décembre 1879, au Cercle des dentistes de Paris, le projet de fondation d'une École professionnelle libre de chirurgie et de prothèse dentaires. Je donnai lecture de ce projet à cette séance ; une seconde lecture eut lieu le 11 décembre 1879, puis il fut, après discussion, pris en considération à l'assemblée générale du 18 décembre 1879.* » Godon ajoute : « *Une assemblée générale fut convoquée spécialement le 15 janvier 1880, à l'effet de nommer une commission d'études. Le 25 mars 1880, la commission ayant terminé ses travaux, le rapporteur déposait un rapport favorable, concluant à l'adoption par le Cercle des dentistes de Paris du projet qui lui avait été présenté. Dans cette même séance du 25 mars 1880, le Cercle, approuvant le rapport de sa commission, adoptait, après quelques légères modifications, ce projet à l'unanimité moins deux voix et une abstention*[125]. »
Le projet est entériné par l'ensemble de l'association, qui comprend alors 115 membres, le 25 mars 1880. Un comité d'organisation pour l'occasion est créé. Il est composé de 15 personnes. Charles Godon en assume le secrétariat. Une souscription est ouverte. 5 000 brochures sont envoyées aux dentistes et médecins français leur faisant part du projet. La somme de 13 500 fr. est ainsi récupérée. Grâce à celle-ci, le 15 novembre, dans un appartement du n° 23, rue Richer, s'ouvre la première école dentaire française plus connue sous le nom d'École dentaire de Paris[126]. C'est un modeste appartement de cinq pièces comprenant 10 fauteuils dentaires[127].
Charles Godon recevra, à l'ouverture de l'école, une aide financière appréciable du fournisseur et fabricant de matériel dentaire français Billard, ainsi qu'un soutien politique de taille en la personne de Paul Strauss, futur sénateur et futur membre de l'Académie nationale de médecine[128].
Le 18 novembre 1887 (1894 selon certains auteurs, Charles Godon est diplômé de l'École dentaire de Paris. Chef de clinique, puis professeur suppléant et plus

---

[125] Cf. Morgenstern Henri, *Les dentistes français au XIXe siècle*, L'Harmattan (éd.), Collection Médecine à travers les siècles, Paris, 2009.

[126] Cf. Anonyme, *à la mémoire du Docteur Charles Godon : président fondateur de l'École Dentaire de Paris, officier de la Légion d'honneur, Maire-Adjoint du VIIIe arrondissement, 12 septembre 1854-20 mai 1923*, Impr. Ch. Hérissey, Évreux, 1923, 91 p.

[127] Cf. Morgenstern Henri, *Les dentistes français au XIXe siècle*, L'Harmattan (éd.), Collection Médecine à travers les siècles, Paris, 2009.

[128] Cf. Anonyme, *à la mémoire du Docteur Charles Godon : président fondateur de l'École Dentaire de Paris, officier de la Légion d'honneur, Maire-Adjoint du VIIIe arrondissement, 12 septembre 1854-20 mai 1923*, Impr. Ch. Hérissey, Évreux, 1923, 91 p. ; cf. Dosso Diane, « Godon Edouard Charles, Docteur », in *cths.fr*, 2014 (en ligne, consulté le 05/07/2017).

tard professeur, Charles prendra légitimement la présidence-direction de la Société de l'École dentaire de Paris[129]. Il en sera le président-directeur honoraire de 1893 à 1920.

Elle est reconnue d'utilité publique en 1892 (tout comme l'École odontotechnique). Félicitée pour la qualité de son enseignement, cette école est confirmée dans ses prérogatives par l'Université comme étant habilitée à délivrer les connaissances requises à tout chirurgien-dentiste dans son exercice. Le diplôme d'État ne peut être attribué que par une Faculté de médecine après avoir satisfait *« aux examens probatoires »*[130].

En parallèle, Charles Godon provoque une réunion exceptionnelle. Son objectif : la création d'une société scientifique qui viendra accompagner, par ses travaux, l'enseignement délivré par la nouvelle école. Les statuts de la société sont approuvés et le bureau est constitué le 27 janvier 1882. La Société odontologique de Paris vient de naître[131].

Animé d'une foi inébranlable et d'une confiance en l'avenir indéfectible, Charles Godon comprend vite que le combat ne fait que commencer. Créer est une belle et bonne chose, mais, maintenant, il va falloir s'assurer que ces structures demeurent pérennes et connaissent un futur florissant.

La rivalité entre Charles Godon et Edmond Andrieu, c'est Henri Morgenstern (2009) qui en parle le mieux. Edmond Andrieu (1833-1889) est docteur en médecine, médecin spécial des maladies de la bouche et chirurgien-dentiste. Sous son impulsion est fondée une Chambre syndicale de l'art dentaire le 7 février 1879 (dont le pendant serait le Cercle des dentistes). Andrieu en prend la présidence. Elle est composée de 80 membres. Andrieu a toujours souhaité une réglementation de la profession de chirurgien-dentiste. De même, il s'est battu pendant de nombreuses années pour l'obtention d'un diplôme d'État. En cela, il s'oppose à Godon qui prône la liberté de l'exercice. En 1884, il fonde l'Institut odontotechnique de France, qui sera dénommée par la suite École odontotechnique[132]. Un projet de fusion verra le jour entre les deux écoles qui avortera[133]. Tout oppose Andrieu à Godon. Andrieu est royaliste et catholique, alors que Godon est athée, et franc-maçon. Andrieu souhaite un diplôme d'État

---

[129] Cf. Dosso Diane, « Godon Edouard Charles, Docteur », in *cths.fr*, 2014 (en ligne, consulté le 05/07/2017).

[130] Cf. Rousseau Claude, « L'École dentaire de France et l'Institut odontotechnique de France de la rue de l'Abbaye », in *Histoire de l'aménagement opératoire du cabinet dentaire*, www.biusante.parisdescartes.fr, Actes de la Société française d'histoire de l'art dentaire, 1996.

[131] Cf. Anonyme, *à la mémoire du Docteur Charles Godon : président fondateur de l'École Dentaire de Paris, officier de la Légion d'honneur, Maire-Adjoint du VIIIe arrondissement, 12 septembre 1854-20 mai 1923*, Impr. Ch. Hérissey, Évreux, 1923, 91 p.

[132] Cf. Rousseau Claude, « L'École dentaire de France et l'Institut odontotechnique de France de la rue de l'Abbaye », in *Histoire de l'aménagement opératoire du cabinet dentaire*, www.biusante.parisdescartes.fr, Actes de la Société française d'histoire de l'art dentaire, 1996.

[133] Cf. Morgenstern Henri, *Les dentistes français au XIXe siècle*, L'Harmattan (éd.), Collection Médecine à travers les siècles, Paris, 2009.

alors que Godon souhaite le libre accès à la profession, la liberté d'exercice et un enseignement libre. Charles Godon ne déviera jamais de son idée première et s'y accrochera de toutes ses forces.
Les échanges seront musclés, notamment entre Andrieu et Lecaudey, un très proche collaborateur de Godon. Andrieu, quant à lui, souhaitera : *« Le doctorat en médecine pour tous les dentistes et voulait en fait une spécialité médicale. En pensant ainsi, il s'était mis beaucoup de monde à dos. (...) Devant les oppositions qu'il avait soulevées, Andrieu a dû faire volte-face et accepter le principe d'une école libre. »* Charles Godon est déjà, à cette époque, une personnalité très importante et Andrieu y voit un adversaire susceptible de lui faire de l'ombre, ce qui n'est pas une chose envisageable pour lui[134]. La fusion échouera et les tensions entre les deux hommes, les deux équipes enseignantes et les deux écoles mettront des années à s'apaiser. Comme souvent, ceci sera facilité avec la mort d'Andrieu en 1889.
Le professeur Paul Brouardel (1837-1906) est le doyen de la Faculté de médecine de Paris. La loi qui porte le nom de son représentant principal crée le diplôme de chirurgien-dentiste. Elle demeure en vigueur jusqu'à la loi du 25 décembre 1971 qui a institué le doctorat en chirurgie dentaire.
« Art. 2
Nul ne peut exercer la profession de dentiste s'il n'est muni d'un diplôme de docteur en médecine ou de chirurgien-dentiste. Le diplôme de chirurgien-dentiste sera délivré par le gouvernement français, à la suite d'études organisées suivant un règlement rendu après un avis du conseil supérieur de l'instruction publique et d'examens subis devant un établissement supérieur médical de l'État. »
Charles Godon occupe une fonction importante dans la franc-maçonnerie. Il est le dentiste de Brouardel, également franc-maçon[135]. Bien que grands amis, le dentiste s'oppose très vite au médecin lorsque le projet de réglementation de la profession dentaire est abordé[136].
Aussitôt cette loi promulguée, Morgenstern (2009, pp. 166-172) rapporte que Charles Godon soulève tous les problèmes que connaîtra l'enseignement de l'art dentaire en France. Il publie plusieurs appels pour la liberté d'exercice de l'art dentaire en France, qui doit rester indépendant, selon lui, de toute ingérence étatique. Il écrit deux textes en 1891 et en 1892, destinés à préserver les dentistes de tout diplôme d'exercice d'État, qui paraissent. Selon lui, le certificat délivré

---

[134] Cf. Morgenstern Henri, *Les dentistes français au XIXe siècle*, L'Harmattan (éd.), Collection Médecine à travers les siècles, Paris, 2009.
[135] Cf. Durand Jean-Pascal, « L'enseignement de la chirurgie dentaire : Charles Godon, le savoir-faire et le faire savoir », in *Actes de la Société française d'histoire de l'art dentaire*, 2016 ; 21 : 34-39.
[136] Cf. Morgenstern Henri, *Les dentistes français au XIXe siècle*, L'Harmattan (éd.), Collection Médecine à travers les siècles, Paris, 2009.

par les écoles libres est suffisant pour attester d'une aptitude professionnelle. Il s'agit de :

- *L'exercice de la profession de dentiste doit-il rester libre en France ?* (1891).

- *L'organisation de la profession de dentiste en France - Questions du jour - Lettre à M. Monod, directeur de l'hygiène publique au ministère de l'Intérieur* (1892).

En opposition avec le reste de la profession, puisque l'Association générale syndicale des dentistes de France est plutôt favorable à cette loi et à un diplôme d'État, puisqu'également Godon a démissionné de l'École dentaire de Paris, le questionnement de ce dernier verra d'autres décrets être publiés[137]. Peut-on légitimement lui en attribuer la paternité[138] ? Ou bien a-t-il en définitive défendu certains de ses privilèges condamnés à disparaître avec cette loi ? On peut s'interroger sur ses motivations réelles, comme le laisse entendre Henri Morgenstern (2009, p. 168), bien qu'il ait été un des seuls à s'être insurgé contre le texte de la Loi Brouardel tel qu'il a été voté.

« - Le décret du 25 juillet 1893
Ce décret comprend 8 articles.

Art. 1er. - Les études en vue du diplôme de chirurgien-dentiste ont une durée de 3 ans.

Art. 2. - Les aspirants doivent produire, pour prendre leur première inscription, soit un diplôme de bachelier, soit le certificat d'études prévu par le décret du 30 juillet 1886, modifié par le décret du 25 juillet 1893, soit le certificat d'études primaires supérieures.

Art. 3. - Ils subissent 3 examens...

Art. 5. - Les dentistes inscrits au rôle des patentes au 1er janvier 1892 peuvent postuler au diplôme de chirurgien-dentiste à la seule condition de subir les examens prévus par l'article 3 du présent décret...

- Les décrets du 31 décembre 1894
Le Journal officiel du 1er janvier 1895 contenait les décrets suivants, qui avaient été approuvés par le conseil supérieur de l'Instruction publique dans sa cession de décembre 1894.

I - Décret établissant certaines obligations pour des établissements libres d'enseignement supérieur. Les écoles dentaires professionnelles libres sont, grâce aux dispositions de ce décret, habilitées à délivrer l'enseignement répondant à la loi du 30 novembre 1892 sous certaines conditions. Ces conditions remplies, les écoles dentaires seront sauvées.

---

137 Cf. Morgenstern Henri, *Les dentistes français au XIXe siècle*, L'Harmattan (éd.), Collection Médecine à travers les siècles, Paris, 2009.

138 Cf. Anonyme, *à la mémoire du Docteur Charles Godon : président fondateur de l'École Dentaire de Paris, officier de la Légion d'honneur, Maire-Adjoint du VIIIe arrondissement, 12 septembre 1854-20 mai 1923*, Impr. Ch. Hérissey, Évreux, 1923, 91 p.

II - Décret concernant les examens. Les écoles dentaires sont habilitées à délivrer l'enseignement concernant le 3e examen (clinique : affections dentaires et maladies qui y sont liées. - Opérations : « Opérations préliminaires à la prothèse dentaire. » - Exécution d'une pièce de prothèse dentaire)[139]. »

De fait, suivi par quelques-uns, Godon quitte l'École dentaire et crée une revue dissidente *La Revue internationale d'odontologie*. Il va jusqu'à fonder une nouvelle école, l'École dentaire pratique, qui ouvre ses portes en 1896 (reconnue par décision ministérielle le 25 novembre 1896) et est dirigée par Richard-Chauvin[140]. Elle est située 11, rue Réaumur[141]. À la surprise générale, Godon rejoint alors le conseil de l'École dentaire de Paris en 1896. Réfractaire depuis la loi de 1892, il en approuve ainsi l'orientation politique. Il abandonne l'École dentaire pratique au Dr Louis-Jules Rousseau[142].

Déjà diplômé de l'École dentaire de Paris, il devient docteur en médecine en 1901. Il soutient une thèse pour le doctorat en médecine intitulée *L'évolution de l'art dentaire : l'École dentaire, son histoire, son action, son avenir*, le 20 décembre 1900.

Le 4 mai 1897, un incendie ravage le Bazar de la Charité. 124 personnes y trouvent la mort, dont la duchesse d'Alençon, sœur de Sissi, l'impératrice d'Autriche. Les retombées de cette catastrophe sont internationales. Il faut identifier absolument les victimes. Le Dr Isaac Davenport, dentiste de Sophie-Charlotte, arrive avec sa fiche dentaire où sont notées ses 17 consultations sur deux années, la dernière ayant eu lieu le 15 décembre 1897. Il identifie son corps et son procès-verbal est avalisé par la justice. C'est une première en France. Trois dentistes participent aux identifications : le Dr Charles Godon, le Dr Isaac Davenport et le Pr Ducourneau, enseignant à l'École odontotechnique de Paris. Le travail des praticiens est rapporté par Oscar Amoëdo y Valdés (1863-1945). Ce dentiste, Cubain et professeur à l'École odontotechnique de Paris, soutient, le 7 juillet 1898, sa thèse de médecine *L'art dentaire en médecine légale* et obtient le titre de docteur en médecine. Ce travail de 608 pages est publié aux Éditions Masson & Cie. Il est reconnu par l'ensemble de la profession dentaire comme

[139] Cf. Morgenstern Henri, *Les dentistes français au XIXe siècle*, L'Harmattan (éd.), Collection Médecine à travers les siècles, Paris, 2009.
[140] Cf. Rousseau Claude, « L'École dentaire de France et l'Institut odontotechnique de France de la rue de l'Abbaye », in *Histoire de l'aménagement opératoire du cabinet dentaire*, www.biusante.parisdescartes.fr, Actes de la Société française d'histoire de l'art dentaire, 1996.
[141] Cf. Dosso Diane, « Godon Edouard Charles, Docteur », in *cths.fr*, 2014 (en ligne, consulté le 05/07/2017).
[142] Cf. Rousseau Claude, « L'École dentaire de France et l'Institut odontotechnique de France de la rue de l'Abbaye », in *Histoire de l'aménagement opératoire du cabinet dentaire*, www.biusante.parisdescartes.fr, Actes de la Société française d'histoire de l'art dentaire, 1996.

une référence en la matière. L'identification dentaire, balbutiante jusqu'alors, est née[143].
Pourtant, là encore, en 1887, Charles Godon, véritable précurseur en la matière, propose à la Société d'Odontologie de Paris : *« Dans tous les cas où ont disparu les signes extérieurs permettant de reconnaître un cadavre, il doit être procédé à l'examen des dents ; pour cela, un dentiste devra être chargé de dresser un schéma exact de l'état du système dentaire, indiquant toutes les restaurations partielles ou totales qui auraient été faites (obturations, aurifications, dents artificielles, etc.) ou indiquant les dents absentes et les particularités quelconques des dents présentes ».* Cette motion a été aussitôt adoptée[144].

Le congrès dentaire international de Paris, en 1900, connaît un succès considérable. Il se tient devant pas moins de 1 200 confrères venus du monde entier. C'est à cette occasion que Godon fonde deux institutions : la Fédération dentaire nationale regroupant plusieurs sociétés dentaires françaises, dont il sera le président pendant plusieurs années, puis le président d'honneur, et la Fédération dentaire internationale dont il sera le président pendant deux mandats[145].
Tout a démarré dans l'esprit d'un seul homme : Charles Godon, alors directeur de l'École dentaire de Paris. Il a été le premier à ressentir l'urgence de la création d'une organisation dentaire internationale.
L'idée première germe en 1889, lorsque Charles Godon organise le premier congrès dentaire international. C'est déjà un succès. Vingt-et-une nations y sont représentées. Près de 300 dentistes y assistent. Le deuxième congrès dentaire international se tient à Chicago, en 1893, pendant l'Exposition universelle. Trente-trois nations y sont présentes. Cela conforte Godon dans le fait qu'il est indispensable d'organiser un autre congrès. Ce sera de nouveau à Paris et en 1900, pendant l'Exposition universelle qui doit avoir lieu cette année-là[146].
Mardi 14 août 1900 : la Fédération dentaire internationale est officiellement créée. Le 15 août 1900, Godon convoque 5 dentistes très représentatifs dans chacun de leurs pays respectifs, dans une pièce de l'École dentaire de Paris : Florestan Aguilar (Espagne) ; George Cunningham (Angleterre) ; Elof Förberg (Suède) ; A. W. Harlan (U.S.A.) ; E. Sauvez (France). Ces hommes ont été élus, lors du 3e congrès dentaire international, pour former le comité exécutif d'une future Fédération dentaire internationale. Ont été élus également L. Grevers

---

143 Cf. Riaud, Xavier, *Les dentistes, détectives de l'histoire*, L'Harmattan (éd.), Collection Médecine à travers les siècles, Paris, 2007, 178 p.
144 Cf. Berck R., « Étude historique de l'identification par les dents en France », in *Bull. Off. Ordre Nat. Chir. Dent.*, 1988 ; 2 : 6-10.
145 Cf. Anonyme, *à la mémoire du Docteur Charles Godon : président fondateur de l'École Dentaire de Paris, officier de la Légion d'honneur, Maire-Adjoint du VIIIe arrondissement, 12 septembre 1854-20 mai 1923*, Impr. Ch. Hérissey, Évreux, 1923, 91 p.
146 Cf. Ennis John, *The Story of the Fédération Dentaire Internationale (1900-1962)*, FDI (ed.), Londres, 1967.

(Hollande), F. Hesse (Allemagne) et Pichler (Autriche) qui ne sont pas présents. Godon en a été nommé le président et Sauvez, le secrétaire général. Les deux hommes acceptent ainsi de représenter la profession sans distinction de nationalité. Il en va aussi de leur responsabilité de choisir le lieu du prochain congrès et d'en déterminer le programme. Ils nomment 17 de leurs compagnons pour composer la première commission internationale d'éducation dentaire. Un autre objectif est bien évidemment d'assurer des soins dentaires aux enfants et aux indigents. Il ne faut pas hésiter, selon eux, à réformer la profession en profondeur. Ce sera un des buts de la FDI nouvellement créée. Pour cela, des résolutions sont soumises aux votes pendant ce congrès parisien[147]. *« Chaque école dentaire devra être inspectée tous les six mois afin de constater que les pauvres y sont bien soignés, chaque État qui assure des soins médicaux devra aussi assurer des soins dentaires délivrés par des dentistes compétents. Les armées de chaque pays devront mettre en place un service dentaire adapté à l'infanterie et à la marine. Les étudiants en dentaire, avant d'entrer dans une école dentaire, devront avoir la maîtrise de deux langues, avoir reçu au préalable un enseignement scientifique et pratique. Le diplôme ne pourra pas être donné à une personne âgée de moins de vingt-et-un ans. Enfin, les études dentaires ne devront pas excéder quatre ans et deux pour les docteurs en médecine. »* Cette dernière résolution voit la colère des stomatologistes gronder, mais, après un débat intense et confus de plus de deux heures, elle est finalement approuvée[148].

Mais, déjà, un combat prédomine : la reconnaissance du dentiste comme faisant partie à part entière de la grande famille médicale. À ce propos, dans son allocution présidentielle d'ouverture, Charles Godon affirme : *« Quand le Doyen de la Faculté de médecine de Paris, avec toute l'autorité de son nom et de sa fonction, dit dans un discours public récent que le chirurgien-dentiste fait partie de la grande famille médicale, n'est-ce pas la reconnaissance même que notre spécialité devra occuper, dans le futur, une place réelle dans la science médicale ? Mais, quelle place ?* [149] *»*

Godon ajoute pour finir : *« Je vous demanderai, avant de conclure, de vous rappeler ce que les organisateurs de ce congrès – les sociétés dentaires de France et d'autres pays – attendent de vous. Ils veulent que ce congrès ait un objectif scientifique, technique, professionnel et social. C'est pourquoi nous en appelons aux sages, aux concepteurs, aux enseignants, aux juristes, aux hygiénistes de notre profession. Vous devrez faire briller de mille feux la science odontologique à travers vos travaux pendant cette petite semaine, tout comme*

---

[147] Cf. Ennis John, *The Story of the Fédération Dentaire Internationale (1900-1962)*, FDI (ed.), Londres, 1967.

[148] Cf. Ennis John, *The Story of the Fédération Dentaire Internationale (1900-1962)*, FDI (ed.), Londres, 1967.

[149] Cf. Ennis John, *The Story of the Fédération Dentaire Internationale (1900-1962)*, FDI (ed.), Londres, 1967.

l'or au fond d'un creuset apparaît plus pur à chaque fusion ; et vous aurez servi la cause du progrès[150]*.* »

Mais, Godon a en tête une plus longue période de progrès qu'une « *petite semaine* ». C'est pourquoi ces praticiens se sont rencontrés ce 15 août 1900, dans une pièce de l'École dentaire de Paris. Afin d'assurer l'avenir justement...

Le français sera la langue de délibération et de rédaction des décisions du bureau[151]. Le siège est l'École dentaire de Paris et chez chacun des membres étrangers du conseil exécutif. Le bureau reste en fonction jusqu'au congrès anglais de 1901. *L'Odontologie* sera l'organe journalistique de cette toute nouvelle institution[152].

Le premier congrès de la Fédération dentaire internationale se tient à Londres, du 3 au 8 août 1901. Hormis pendant la Seconde Guerre mondiale, chaque année, un nouveau congrès depuis a été organisé[153]. Charles Godon en est le premier président de 1901 à 1904. Il la préside de nouveau de 1909 à 1910. Il reçoit la plus haute distinction de la Fédération dentaire internationale, en 1912, dans sa session de Stockholm, le prix Miller, pour « *services méritoires rendus à la cause de l'Odontologie* »[154].

Maire adjoint du VIIIe arrondissement en 1911, Godon est délégué cantonal depuis 30 ans. À ce titre, il fait partie de la Caisse des Écoles depuis autant de temps. Dans son allocution lors de la 50e assemblée générale de la Caisse des Écoles du VIIIe arrondissement de Paris, tout en rendant hommage à notre homme, le Dr Maréchal, également maire de cet arrondissement, déclare : « *Depuis trente ans, il faisait partie de la Caisse des Écoles. Il ne cessa jamais de s'y intéresser avec ferveur. Il recherchait tout ce qui pouvait apporter une amélioration dans les méthodes d'enseignement ; il se dévouait aux œuvres postscolaires qui sont le complément indispensable de l'école elle-même. (...) Je me bornerai aujourd'hui à rappeler l'immense service qu'il rendit à nos écoles par la création et l'organisation des soins dentaires. Dès l'année 1886, dans une communication présentée à la Société d'Odontologie de Paris, le Dr Charles Godon crut devoir attirer l'attention des pouvoirs compétents sur l'insuffisance de l'action des médecins-inspecteurs des écoles qui, chargés de la surveillance*

---

150 Cf. Ennis John, *The Story of the Fédération Dentaire Internationale (1900-1962)*, FDI (ed.), Londres, 1967.

151 Cf. Sanz Javier, Bermejo Miguel Ángel López, « Naissance de la Fédération dentaire internationale, FDI, 1900, Paris », in *Actes de la Société française d'histoire de l'art dentaire*, 2009 ; 14 : 60-62.

152 Cf. Sanz Javier, Bermejo Miguel Ángel López, « Naissance de la Fédération dentaire internationale, FDI, 1900, Paris », in *Actes de la Société française d'histoire de l'art dentaire*, 2009 ; 14 : 60-62.

153 Cf. Ennis John, *The Story of the Fédération Dentaire Internationale (1900-1962)*, FDI (ed.), Londres, 1967.

154 Cf. Anonyme, *à la mémoire du Docteur Charles Godon : président fondateur de l'École Dentaire de Paris, officier de la Légion d'honneur, Maire-Adjoint du VIIIe arrondissement, 12 septembre 1854-20 mai 1923*, Impr. Ch. Hérissey, Évreux, 1923, 91 p.

de la santé générale des enfants, ne pouvaient apporter à l'examen des dents l'attention nécessaire, en raison de la multiplicité de leurs fonctions et du manque de connaissances spéciales. Il préconisa donc, dès ce moment, l'institution des services d'inspection et de traitement dentaires gratuits et obligatoires pour les enfants des écoles. Plus tard, en mars 1908, à l'instigation du Groupement de l'École dentaire, dont le Dr Godon était le président, le ministre de l'Instruction publique créa, dans les écoles normales primaires ainsi que dans les internats annexés aux écoles primaires supérieures, deux services d'inspection et de traitement dentaires. Fort de ce premier succès, s'appuyant sur les constatations faites antérieurement et sur ce que la carie dentaire constitue un véritable danger par suite de l'extension de la tuberculose dont elle est un des facteurs les plus sérieux, le groupe de l'École dentaire demandait à nouveau au ministre de l'Instruction publique d'étendre à toutes les écoles primaires les bienfaits de la circulaire du 27 mars 1908 et de créer, en France, des dispensaires spéciaux, en laissant à chaque commune le devoir d'en faire assurer la charge par la Caisse des Écoles. Sans attendre la réalisation de ces vœux et dès l'année 1912, le Comité de la Caisse des Écoles du VIIIe arrondissement créait, à la demande du Dr Godon, qui en assura l'organisation et le fonctionnement, un service d'inspection et de traitement dentaires dans les locaux du dispensaire de la rue de Monceau, obligeamment prêtés par M. G. Mesureur, directeur de l'Assistance publique. Depuis ce jour, grâce au très dévoué et très gracieux concours d'excellents praticiens et à la collaboration de Mmes les directrices, et de Mrs les directeurs d'école, le service du dispensaire fonctionna régulièrement et, en 1922, il a été donné 700 consultations au cours desquelles nos élèves ont reçu des soins éclairés qui auront, sur leur santé, la plus favorable répercussion. La création des services dentaires en faveur de nos élèves fait le plus grand honneur au Dr Godon ; elle lui vaut notre profonde reconnaissance ; elle mérite que son nom soit vénéré comme celui d'un insigne bienfaiteur de nos écoles[155]. »

Au congrès d'hygiène scolaire tenu à Paris en 1910, dont Charles Godon assume la vice-présidence, ce dernier obtient la création d'une section d'hygiène dentaire scolaire[156].

Il meurt le 20 mai 1923, chez lui, au 80, boulevard Malesherbes, dans le VIIIe arrondissement. Il a alors 68 ans. Sa femme, Amélie Irma Valette, l'a précédé. Il a eu deux filles avec elle[157].

---

155 Cf. Anonyme, *à la mémoire du Docteur Charles Godon : président fondateur de l'École Dentaire de Paris, officier de la Légion d'honneur, Maire-Adjoint du VIIIe arrondissement, 12 septembre 1854-20 mai 1923*, Impr. Ch. Hérissey, Évreux, 1923, 91 p.

156 Cf. Anonyme, *à la mémoire du Docteur Charles Godon : président fondateur de l'École Dentaire de Paris, officier de la Légion d'honneur, Maire-Adjoint du VIIIe arrondissement, 12 septembre 1854-20 mai 1923*, Impr. Ch. Hérissey, Évreux, 1923, 91 p.

157 Cf. Dosso Diane, « Godon Edouard Charles, Docteur », in *cths.fr*, 2014 (en ligne, consulté le 05/07/2017).

Père aimant, mais souvent absent en raison de ses obligations diverses, il ne se remettra jamais de la perte prématurée de l'une d'elles[158].
Ses obsèques ont lieu le 23 mai 1923, au cimetière du Père-Lachaise.
On pourrait dire bien d'autres choses sur Charles Godon, le « Napoléon des dentistes », celui qui a créé presque toutes les institutions de la chirurgie dentaire contemporaine, tout du moins celles que nous connaissons tous encore aujourd'hui.

[158] Cf. Anonyme, *à la mémoire du Docteur Charles Godon : président fondateur de l'École Dentaire de Paris, officier de la Légion d'honneur, Maire-Adjoint du VIII*e *arrondissement, 12 septembre 1854-20 mai 1923*, Impr. Ch. Hérissey, Évreux, 1923, 91 p.

Une association et une école d’utilité publique (29/03/1892) [159]

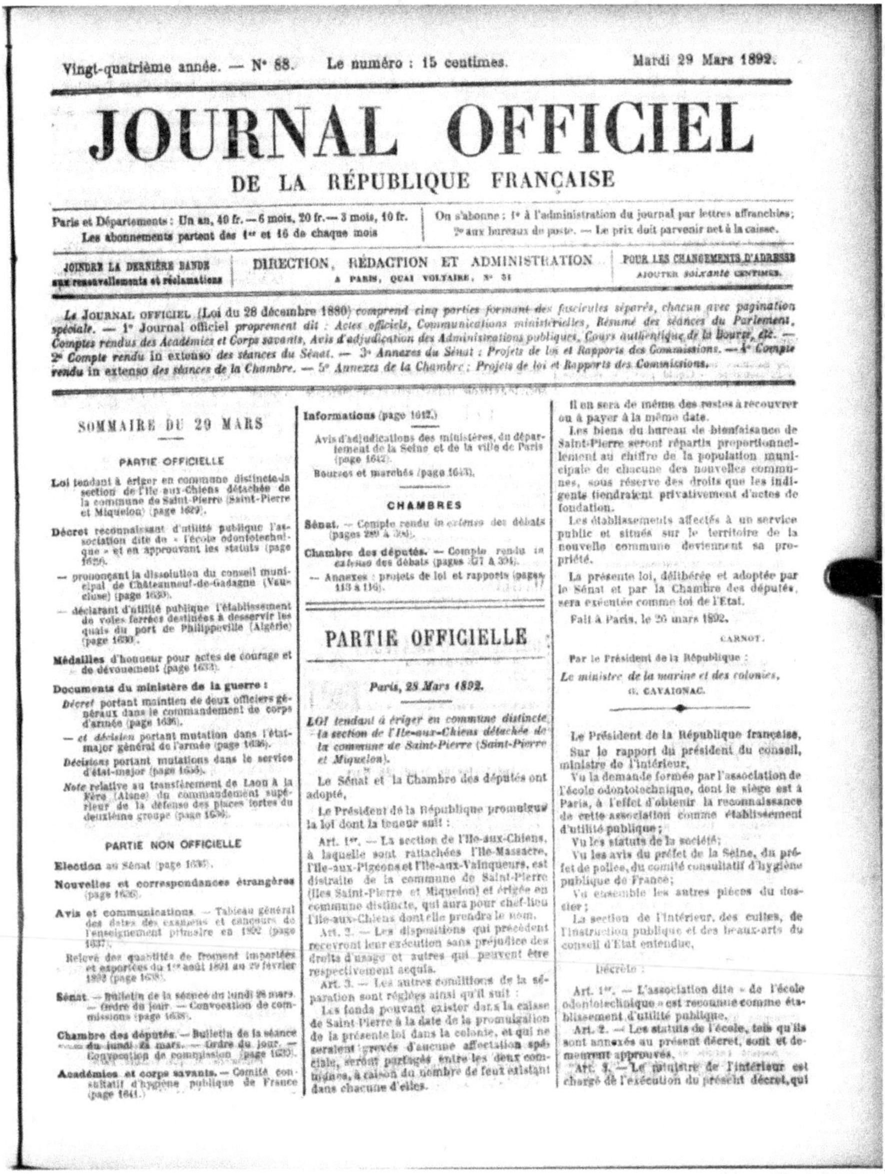

Vingt-quatrième année. — N° 88. Le numéro : 15 centimes. Mardi 29 Mars 1892.

JOURNAL OFFICIEL

DE LA RÉPUBLIQUE FRANÇAISE

Paris et Départements : Un an, 40 fr. — 6 mois, 20 fr. — 3 mois, 10 fr.
Les abonnements partent des 1er et 16 de chaque mois

On s'abonne : 1° à l'administration du journal par lettres affranchies ; 2° aux bureaux de poste. — Le prix doit parvenir net à la caisse.

JOINDRE LA DERNIÈRE BANDE aux renouvellements et réclamations

DIRECTION, RÉDACTION ET ADMINISTRATION
A PARIS, QUAI VOLTAIRE, N° 31

POUR LES CHANGEMENTS D'ADRESSE ajouter *soixante* centimes.

Le JOURNAL OFFICIEL (Loi du 28 décembre 1880) *comprend cinq parties formant des fascicules séparés, chacun avec pagination spéciale.* — 1° Journal officiel *proprement dit : Actes officiels, Communications ministérielles, Résumé des séances du Parlement, Comptes rendus des Académies et Corps savants, Avis d'adjudication des Administrations publiques, Cours authentique de la Bourse, etc.* — 2° *Compte rendu* in extenso *des séances du Sénat.* — 3° *Annexes du Sénat : Projets de loi et Rapports des Commissions.* — 4° *Compte rendu* in extenso *des séances de la Chambre.* — 5° *Annexes de la Chambre : Projets de loi et Rapports des Commissions.*

SOMMAIRE DU 29 MARS

PARTIE OFFICIELLE

Loi tendant à ériger en commune distincte la section de l'Ile-aux-Chiens détachée de la commune de Saint-Pierre (Saint-Pierre et Miquelon) (page 1629).

Décret reconnaissant d'utilité publique l'association dite de « l'école odontotechnique » et en approuvant les statuts (page 1630).

— prononçant la dissolution du conseil municipal de Châteauneuf-de-Gadagne (Vaucluse) (page 1630).

— déclarant d'utilité publique l'établissement de voies ferrées destinées à desservir les quais du port de Philippeville (Algérie) (page 1630).

Médailles d'honneur pour actes de courage et de dévouement (page 1633).

Documents du ministère de la guerre :

Décret portant maintien de deux officiers généraux dans le commandement de corps d'armée (page 1636).

— *et décision* portant mutation dans l'état-major général de l'armée (page 1636).

Décisions portant mutations dans le service d'état-major (page 1636).

Note relative au transfèrement de Laon à la Fère (Aisne) du commandement supérieur de la défense des places fortes du deuxième groupe (page 1636).

PARTIE NON OFFICIELLE

Election au Sénat (page 1636).

Nouvelles et correspondances étrangères (page 1636).

Avis et communications. — Tableau général des dates des examens et concours de l'enseignement primaire en 1892 (page 1637).

Relevé des quantités de froment importées et exportées du 1er août 1891 au 29 février 1892 (page 1638).

Sénat. — Bulletin de la séance du lundi 28 mars. — Ordre du jour. — Convocation de commissions (page 1638).

Chambre des députés. — Bulletin de la séance du lundi 28 mars. — Ordre du jour. — Convocation de commission (page 1639).

Académies et corps savants. — Comité consultatif d'hygiène publique de France (page 1641.)

Informations (page 1642.)

Avis d'adjudications des ministères, du département de la Seine et de la ville de Paris (page 1642).

Bourses et marchés (page 1643).

CHAMBRES

Sénat. — Compte rendu *in extenso* des débats (pages 289 à 308).

Chambre des députés. — Compte rendu *in extenso* des débats (pages 327 à 334).

— Annexes : projets de loi et rapports (pages 113 à 116).

PARTIE OFFICIELLE

Paris, 28 Mars 1892.

LOI tendant à ériger en commune distincte la section de l'Ile-aux-Chiens détachée de la commune de Saint-Pierre (Saint-Pierre et Miquelon).

Le Sénat et la Chambre des députés ont adopté,

Le Président de la République promulgue la loi dont la teneur suit :

Art. 1er. — La section de l'Ile-aux-Chiens, à laquelle sont rattachées l'Ile-Massacre, l'Ile-aux-Pigeons et l'Ile-aux-Vainqueurs, est distraite de la commune de Saint-Pierre (Iles Saint-Pierre et Miquelon) et érigée en commune distincte, qui aura pour chef-lieu l'Ile-aux-Chiens dont elle prendra le nom.

Art. 2. — Les dispositions qui précèdent recevront leur exécution sans préjudice des droits d'usage et autres qui peuvent être respectivement acquis.

Art. 3. — Les autres conditions de la séparation sont réglées ainsi qu'il suit :

Les fonds pouvant exister dans la caisse de Saint-Pierre à la date de la promulgation de la présente loi dans la colonie, et qui ne seraient grevés d'aucune affectation spéciale, seront partagés entre les deux communes, à raison du nombre de feux existant dans chacune d'elles.

Il en sera de même des restes à recouvrer ou à payer à la même date.

Les biens du bureau de bienfaisance de Saint-Pierre seront répartis proportionnellement au chiffre de la population municipale de chacune des nouvelles communes, sous réserve des droits que les indigents tiendraient privativement d'actes de fondation.

Les établissements affectés à un service public et situés sur le territoire de la nouvelle commune deviennent sa propriété.

La présente loi, délibérée et adoptée par le Sénat et par la Chambre des députés, sera exécutée comme loi de l'Etat.

Fait à Paris, le 26 mars 1892.

CARNOT.

Par le Président de la République :

Le ministre de la marine et des colonies,
G. CAVAIGNAC.

Le Président de la République française,

Sur le rapport du président du conseil, ministre de l'intérieur,

Vu la demande formée par l'association de l'école odontotechnique, dont le siège est à Paris, à l'effet d'obtenir la reconnaissance de cette association comme établissement d'utilité publique ;

Vu les statuts de la société ;

Vu les avis du préfet de la Seine, du préfet de police, du comité consultatif d'hygiène publique de France ;

Vu ensemble les autres pièces du dossier ;

La section de l'intérieur, des cultes, de l'instruction publique et des beaux-arts du conseil d'Etat entendue,

Décrète :

Art. 1er. — L'association dite « de l'école odontotechnique » est reconnue comme établissement d'utilité publique.

Art. 2. — Les statuts de l'école, tels qu'ils sont annexés au présent décret, sont et demeurent approuvés.

Art. 3. — Le ministre de l'intérieur est chargé de l'exécution du présent décret, qui

Source gallica.bnf.fr / DILA [160]

[159] Vient en complément du chapitre « Genèse de Garancière » de la thèse d’Ava Bismuth, pp. 13-41. La création de l’école est citée de la pp. 28-41.

[160] Cf. Journal officiel de la République française du 29/03/1892, pp. 1629-1630 (avec l’aimable autorisation de la BNF).

1630 [1892] 29 Mars JOURNAL OFFICIEL DE LA RÉPUBLIQUE FRANÇAISE Vingt-quatrième année. — N° 88

sera inséré au *Bulletin des lois* et publié au *Journal officiel* de la République française.

Fait à Paris, le 22 mars 1892.

CARNOT.

Par le Président de la République :

Le président du conseil, ministre de l'intérieur,

ÉMILE LOUBET.

Le Président de la République française,

Sur la proposition du président du conseil, ministre secrétaire d'État au département de l'intérieur;

Vu l'article 43 de la loi du 5 avril 1884;

Le conseil des ministres entendu;

Considérant que soit avant, soit pendant un procès intenté à la commune de Châteauneuf-de-Gadagne (Vaucluse) par son maire, le conseil municipal s'est montré plus préoccupé de faciliter les revendications du maire que de soutenir les intérêts communaux confiés à sa garde,

Décrète :

Art. 1er. — Le conseil municipal de Châteauneuf-de-Gadagne (Vaucluse) est dissous.

Art. 2. — Le président du conseil, ministre de l'intérieur, est chargé de l'exécution du présent décret.

Fait à Paris, le 26 mars 1892.

CARNOT.

Par le Président de la République :

Le président du conseil, ministre de l'intérieur,

ÉMILE LOUBET.

Le Président de la République française,

Sur le rapport du ministre du commerce et de l'industrie et du ministre des travaux publics,

Vu l'avant-projet d'établissement d'un réseau de voies ferrées destinées à desservir les quais et terre-pleins du port de Philippeville (Algérie); ensemble les plans visés par l'ingénieur en chef du service maritime, le 17 avril 1889;

Vu les pièces de l'enquête ouverte sur cet avant-projet, en exécution de la loi du 11 juin 1880, dans la forme prescrite par le règlement d'administration publique du 18 mai 1881, et notamment l'avis de la commission d'enquête du 20 janvier 1890;

Vu la délibération du conseil municipal de Philippeville, en date du 18 janvier 1890;

Vu la délibération de la commission départementale de Constantine du 14 juin 1890;

Vu la lettre du gouverneur général de l'Algérie du 3 mars 1890;

Vu la convention en date du 4 mars 1892, passée entre le ministre des travaux publics, au nom de l'État, et la compagnie des chemins de fer de Paris à Lyon et à la Méditerranée, pour l'établissement et l'exploitation desdites voies ferrées;

Vu les délibérations en date des 18 décembre 1889 et 30 mai 1891, par lesquelles la chambre de commerce de Philippeville donne son adhésion aux dispositions projetées, s'engage à fournir à l'État les fonds nécessaires à l'établissement des voies jusqu'à concurrence d'une somme de 365,000 francs, dont 88,000 fr. à verser immédiatement et 280,000 fr. au plus tard dans six ans, et demande, à cet effet, l'autorisation de contracter deux emprunts dont les annuités de remboursement seraient prélevées sur les produits d'une taxe de péage de 25 centimes par tonne de marchandises circulant sur les voies dont il s'agit;

Vu l'avis de la commission mixte des travaux publics, du 12 janvier 1891, approuvé par les ministres de la guerre, des travaux publics et de la marine, à la date des 5, 6 et 7 février 1891;

Vu les avis du conseil général des ponts et chaussées, en date des 15 mars 1888 et 31 mars 1890;

Vu le décret du 3 septembre 1851, portant règlement d'administration publique sur l'organisation des chambres de commerce;

Vu la loi du 11 juin 1880, rendue applicable en Algérie par la loi du 17 juillet 1883;

Le conseil d'État entendu,

Décrète :

Art. 1er. — Est déclaré d'utilité publique l'établissement d'un réseau de voies ferrées destinées à desservir les quais et terre-pleins du port de Philippeville (Algérie), conformément aux dispositions générales des plans ci-dessus visés.

Art. 2. — Est approuvée la convention passée le 4 mars 1892 entre le ministre des travaux publics, au nom de l'État, et la compagnie des chemins de fer de Paris à Lyon et à la Méditerranée, pour l'établissement et l'exploitation desdites voies ferrées.

Cette convention, ainsi que les plans susvisés, resteront annexés au présent décret.

Art. 3. — Il est pris acte de l'engagement souscrit par la chambre de commerce de Philippeville de fournir à l'État les sommes nécessaires à l'exécution des travaux et au rachat des voies existantes.

Art. 4. — La chambre de commerce de Philippeville est autorisée à contracter, à un taux d'intérêt qui n'excédera pas 5 p. 100, des emprunts s'élevant en totalité à 368,000 francs, en vue de faire face aux charges qui lui incombent en vertu de l'article précédent.

Ces emprunts, toujours remboursables par anticipation, pourront être réalisés en totalité ou par fractions, soit avec publicité et concurrence, soit de gré à gré, soit par voie de souscription publique avec faculté d'émettre des obligations au porteur ou transmissibles par endossement, soit directement auprès de la Caisse des dépôts et consignations ou du Crédit foncier de France, aux conditions de ces établissements.

L'amortissement de ces emprunts s'effectuera dans une période de trente-deux ans au maximum.

Art. 5. — La perception d'un droit de péage de 25 centimes par tonne de marchandises circulant sur les voies ferrées est concédée à la chambre de commerce de Philippeville, pour le produit en être appliqué à couvrir les charges de remboursement, en capital et en intérêts, résultant des emprunts autorisés par l'article 4 du présent décret.

Cette perception cessera aussitôt après l'entier accomplissement desdites obligations.

Art. 6. — Le ministre du commerce et de l'industrie et le ministre des travaux publics sont chargés, chacun en ce qui le concerne, de l'exécution du présent décret, qui sera publié au *Journal officiel* et inséré au *Bulletin des lois*.

Fait à Paris, le 23 mars 1892.

CARNOT.

Par le Président de la République

Le ministre du commerce et de l'industrie,

JULES ROCHE.

Le ministre des travaux publics,

VIETTE.

CONVENTION

Entre le ministre des travaux publics, agissant au nom de l'État, et la compagnie des chemins de fer de Paris à Lyon et à la Méditerranée, représentée par M. Noblemaire, son directeur,

Il a été dit et convenu ce qui suit :

TITRE Ier

RELATIF AUX VOIES FERRÉES ACTUELLEMENT ÉTABLIES PAR LA COMPAGNIE PARIS-LYON-MÉDITERRANÉE SUR LE PORT DE PHILIPPEVILLE.

Importance et conditions du rachat.

Art. 1er. — La compagnie des chemins de fer de Paris à Lyon et à la Méditerranée rétrocède à l'État, qui accepte, celles des voies ferrées et plaques tracées en traits noirs et teintées en bleu ou jaune sur le plan 1 annexé à la présente convention, situées hors de la limite de la gare, telle qu'elle est figurée sur les plans 1 et 2 annexés à la présente convention.

La valeur actuelle de ces voies et plaques est fixée à la somme de 32,647 fr. 41, d'après le détail estimatif également annexé à la présente convention.

Cette somme sera remboursée en capital à la compagnie, dans le délai d'un mois à partir de la mise en application de la présente convention. Passé ce délai, ladite somme portera intérêt à 5 p. 100 l'an.

La compagnie exécutera pour le compte de l'État les travaux de pose, dépose et repose des voies et plaques nécessités par le passage de l'état actuel à l'état défini par le plan n° 1. Les voies nouvelles seront établies avec de bons rails en fer de réemploi. Ces travaux seront remboursés à la compagnie sur la présentation qu'elle fera des factures majorées de 12 p. 100 pour frais généraux, sans que le total du remboursement puisse dépasser 55,619 fr. 32. Le remboursement aura lieu dans le mois qui suivra la présentation des factures; passé ce délai, les sommes non payées porteront intérêt à 5 p. 100 l'an.

TITRE II

RELATIF A L'ENTRETIEN ET A L'EXPLOITATION DES VOIES FERRÉES DU PORT DE PHILIPPEVILLE

Ouverture des voies à l'exploitation.

Art. 2. — La compagnie s'engage à entretenir et à exploiter, dans les conditions prévues par son cahier des charges, au moyen de locomotives, de chevaux ou de tout autre moteur à sa convenance, le réseau des voies établies suivant les indications des plans nos 1 et 2 annexés à la présente convention, moyennant la perception des taxes prévues à l'article 10; le plan n° 1 représentant une situation provisoire qui doit être remplacée par celle figurée au plan n° 2 dans le délai indiqué à l'alinéa suivant.

L'État s'engage à livrer en bon état à la compagnie, pour effectuer cet entretien et cette exploitation, les voies qu'il est chargé de construire. Ces voies seront construites avec

Source gallica.bnf.fr / DILA

[161]

161 Cf. Journal officiel de la République française du 29/03/1892, pp. 1629-1630 (avec l'aimable autorisation de la BNF).

« Le Président de la République française
Sur le rapport du président du conseil, ministre de l'Intérieur,
Vu la demande formée par l'association de l'École odontotechnique, dont le siège est à Paris, à l'effet d'obtenir la reconnaissance de cette association comme établissement d'utilité publique ;
Vu les statuts de la société ;
Vu les avis du préfet de Seine, du préfet de police et du comité consultatif d'hygiène publique de France ;
Vu ensemble les autres pièces du dossier ;
La section de l'Intérieur, des cultes, de l'instruction publique et des beaux-arts du Conseil d'État entendue, décrète :
Art. 1er. – L'association dite « de l'École odontotechnique » est reconnue comme établissement d'utilité publique,
Art. 2. – Les statuts de l'école, tels qu'ils sont annexés au présent décret, sont et demeurent approuvés,
Art. 3 – Le ministre de l'Intérieur est chargé du présent décret, qui sera intégré au Bulletin des lois et publié au Journal officiel de la République française.
Fait à Paris, le 22 mars 1892

Carnot,
Par le Président de la République française :
Le président du conseil, ministre de l'Intérieur
Émile Loubet. »

Les documents à suivre sont tirés des pages du *Bulletin des lois de la République française*, 1er semestre de 1892, tome 44, du n° 2418 au n° 2474 :
- p. XIV (rappel du décret 5e ligne en partant du bas de la page) ;
- p. 1135 Décret n° 38312 qui reprend les termes exacts du Journal officiel du 29 mars 1892 ;
- p. 1633 (dernier paragraphe en bas à droite).

XIV —

DATES des décrets.	TITRES DES DÉCRETS.	NUMÉROS des Bulletins.	PAGES.
16 Mars 1892.	DÉCRET qui accorde à vingt-deux militaires des pensions pour blessures et infirmités (Ministère de la guerre)..	2431	268
Idem.	DÉCRET qui accorde à trente-neuf militaires des pensions à titre d'ancienneté de service (Ministère de la guerre)........	*Ibid.*	272
Idem.	DÉCRET qui accorde à soixante-seize militaires des pensions à titre proportionnel (Ministère de la guerre)....	*Ibid.*	278
Idem.	DÉCRET qui accorde à un officier une pension de réforme (Ministère de la guerre)........	*Ibid.*	286
Idem.	DÉCRET qui accorde à quinze officiers des pensions à titre d'ancienneté de service (Ministère de la guerre).	*Ibid.*	288
17.	DÉCRET qui autorise la compagnies des chemins de fer du Midi et du canal latéral à la Garonne à concéder une prise d'eau sur ledit canal, commune de Vias (Hérault)........	2443	635
Idem.	DÉCRET qui autorise la société *Solvay* et compagnie, de Dombasle-sur-Meurthe (Meurthe-et-Moselle), à établir un pont tubulaire sur la Meurthe........	*Ibid.*	*Ibid.*
Idem.	DÉCRET qui rejette une demande en concession de mines de houille situées dans les communes du Broc et de Bouyon (Alpes-Maritimes)........	*Ibid.*	636
18.	DÉCRET qui approuve une liquidation de pension civile (Ministère du commerce, de l'industrie et des colonies)........	2433	336
Idem.	DÉCRETS relatifs à la création de bureaux de bienfaisance dans les communes d'Anglefort (Ain), Sainte-Eulalie-du-Cernon (Aveyron), Dracy-les-Couches et Saint-Sernin-du-Plain (Saône-et-Loire) et Villeneuve-sur-Vère (Tarn)........	*Ibid.*	346 et 347
Idem.	DÉCRET qui approuve une liquidation de pension civile (Ministère de la marine)........	2434	349
19.	DÉCRET qui approuve deux liquidations de pensions civiles (Ministère de l'agriculture)........	*Ibid.*	350
Idem.	DÉCRET qui accorde à un officier ou assimilé du service des colonies une pension pour blessure et infirmités (Ministère de la marine et des colonies)........	2439	529
Idem.	DÉCRET qui accorde à trois militaires ou assimilés du service des colonies des pensions à titre d'ancienneté de service (Ministère de la marine et des colonies)...	*Ibid.*	530
Idem.	DÉCRET qui accorde des pensions aux veuves et orphelins de deux officiers ou assimilés du service des colonies (Ministère de la marine et des colonies).......	*Ibid.*	532
Idem.	DÉCRETS relatifs à l'aménagement de diverses forêts situées dans les départements de l'Ariège, du Doubs et de Seine-et-Marne........	2474	1627
21.	DÉCRET qui accorde à cinq officiers et assimilés de la marine des pensions à titre d'ancienneté de service (Ministère de la marine)........	2429	243
Idem.	DÉCRET qui accorde à quinze marins, militaires et agents de la marine des pensions à titre d'ancienneté de service (Ministère de la marine)........	*Ibid.*	244
Idem.	DÉCRET qui approuve quatorze liquidations de pensions civiles (Ministère de la justice)........	2434	352
Idem.	DÉCRET qui reconnaît comme établissement d'utilité publique l'association dite de l'*École odontotechnique*, à Paris........	2460	1135
23.	DÉCRET qui approuve trois liquidations de pensions civiles (Ministère des finances)........	2433	336
Idem.	DÉCRET qui approuve vingt liquidations de pensions civiles (Ministère des finances)........	*Ibid.*	338
Idem.	DÉCRET qui autorise l'inscription au trésor public de cent quatre-vingt-douze pensions militaires de la guerre........	*Ibid.*	342
Idem.	DÉCRET qui autorise l'inscription au trésor public de soixante-dix pensions militaires de la marine........	*Ibid.*	344

Source gallica.bnf.fr / Bibliothèque nationale de France [162]

[162] Cf. Bulletin des lois de la République française, 1er semestre 1892, p. XIV (avec l'aimable autorisation de la BNF).

B. n° 2460. — 1135 —

Ce règlement intérieur, obligatoire pour tous les sociétaires, peut toujours être modifié dans la forme et avec les conditions prévues par l'article 32.

34. La société ne peut se dissoudre sans l'autorisation du Gouvernement.

L'assemblée générale, appelée à se prononcer sur cette dissolution et convoquée spécialement à cet effet, ne pourra voter la dissolution qu'à la majorité des trois quarts des membres présents.

Vu à la section de l'intérieur, le 24 février 1892.

Le Rapporteur,

Signé : H. de Villeneuve.

Vu pour être annexé au décret du 15 mars 1892.

Le Ministre de l'intérieur,

Pour le Ministre et par délégation :

Le Chef du cabinet, chargé de la direction du personnel et du secrétariat,

Signé : Reynaud.

N° 38,312. — *Décret qui reconnaît comme établissement d'utilité publique l'Association dite* de l'École odontotechnique, *à Paris.*

Du 22 Mars 1892.

(Promulgué au *Journal officiel* du 29 mars 1892.)

Le Président de la République française,

Sur le rapport du président du Conseil, ministre de l'intérieur;

Vu la demande formée par l'association de l'école odontotechnique, dont le siège est à Paris, à l'effet d'obtenir la reconnaissance de cette association comme établissement d'utilité publique;

Vu les statuts de la société;

Vu les avis du préfet de la Seine, du préfet de police, du comité consultatif d'hygiène publique de France;

Vu ensemble les autres pièces du dossier;

La section de l'intérieur, des cultes, de l'instruction publique et des beaux-arts entendue,

Décrète :

Art. 1er. L'association dite *de l'école odontotechnique* est reconnue comme établissement d'utilité publique.

2. Les statuts de l'école, tels qu'ils sont annexés au présent décret, sont et demeurent approuvés.

3. Le président du Conseil, ministre de l'intérieur, est chargé de l'exécution du présent décret, qui sera inséré au *Bulletin des lois* et publié au *Journal officiel* de la République française.

Fait à Paris, le 22 Mars 1892.

Signé : Carnot.

Le Président du Conseil, Ministre de l'intérieur,

Signé : Émile Loubet.

Source gallica.bnf.fr / Bibliothèque nationale de France [163]

[163] Cf. Bulletin des lois de la République française, 1er semestre 1892, p. 1135 (avec l'aimable autorisation de la BNF).

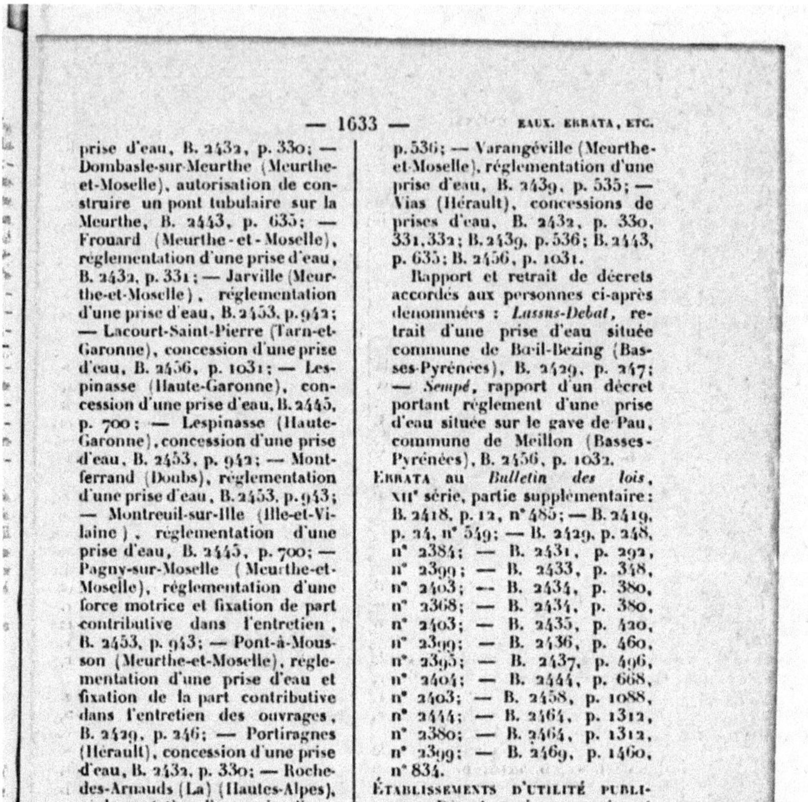

— 1633 — EAUX. ERRATA, ETC.

prise d'eau, B. 2432, p. 330; — Dombasle-sur-Meurthe (Meurthe-et-Moselle), autorisation de construire un pont tubulaire sur la Meurthe, B. 2443, p. 635; — Frouard (Meurthe-et-Moselle), réglementation d'une prise d'eau, B. 2432, p. 331; — Jarville (Meurthe-et-Moselle), réglementation d'une prise d'eau, B. 2453, p. 942; — Lacourt-Saint-Pierre (Tarn-et-Garonne), concession d'une prise d'eau, B. 2456, p. 1031; — Lespinasse (Haute-Garonne), concession d'une prise d'eau, B. 2445, p. 700; — Lespinasse (Haute-Garonne), concession d'une prise d'eau, B. 2453, p. 942; — Montferrand (Doubs), réglementation d'une prise d'eau, B. 2453, p. 943; — Montreuil-sur-Ille (Ille-et-Vilaine), réglementation d'une prise d'eau, B. 2445, p. 700; — Pagny-sur-Moselle (Meurthe-et-Moselle), réglementation d'une force motrice et fixation de part contributive dans l'entretien, B. 2453, p. 943; — Pont-à-Mousson (Meurthe-et-Moselle), réglementation d'une prise d'eau et fixation de la part contributive dans l'entretien des ouvrages, B. 2429, p. 246; — Portiragnes (Hérault), concession d'une prise d'eau, B. 2432, p. 330; — Roche-des-Arnauds (La) (Hautes-Alpes), réglementation d'une prise d'eau, B. 2461, p. 1191; — Saint-Alban (Haute-Garonne), concession d'une prise d'eau, B. 2453, p. 942; — Saint-Rustice (Haute-Garonne), concession d'une prise d'eau, B. 2432, p. 331; — Sainte-Pallaye (Yonne), réglementation d'une prise d'eau, B. 2453, p. 942; — Thoraise (Doubs), réglementation d'une prise d'eau, B. 2453, p. 943; — Toulouse (Haute-Garonne), concession d'une prise d'eau, B. 2445, p. 699; — Toulouse (Haute-Garonne), concession d'une prise d'eau, B. 2461, p. 1191; — Troyon (Meuse), réglementation d'une prise d'eau, B. 2439, p. 536; — Varangéville (Meurthe-et-Moselle), réglementation d'une prise d'eau, B. 2439, p. 535; — Vias (Hérault), concessions de prises d'eau, B. 2432, p. 330, 331, 332; B. 2439, p. 536; B. 2443, p. 635; B. 2456, p. 1031.

Rapport et retrait de décrets accordés aux personnes ci-après dénommées : *Lassus-Debat*, retrait d'une prise d'eau située commune de Bœil-Bezing (Basses-Pyrénées), B. 2429, p. 247; — *Sempé*, rapport d'un décret portant règlement d'une prise d'eau située sur le gave de Pau, commune de Meillon (Basses-Pyrénées), B. 2456, p. 1032.

ERRATA au *Bulletin des lois*, XIIe série, partie supplémentaire : B. 2418, p. 12, n° 485; — B. 2419, p. 24, n° 549; — B. 2429, p. 248, n° 2384; — B. 2431, p. 292, n° 2399; — B. 2433, p. 348, n° 2403; — B. 2434, p. 380, n° 2368; — B. 2434, p. 380, n° 2403; — B. 2435, p. 420, n° 2399; — B. 2436, p. 460, n° 2395; — B. 2437, p. 496, n° 2404; — B. 2444, p. 668, n° 2403; — B. 2458, p. 1088, n° 2444; — B. 2464, p. 1312, n° 2380; — B. 2464, p. 1312, n° 2399; — B. 2469, p. 1460, n° 834.

ÉTABLISSEMENTS D'UTILITÉ PUBLIQUE. Décrets qui reconnaissent comme établissements d'utilité publique les associations, établissements, sociétés, etc., ci-après désignés et qui approuvent ou modifient leurs statuts : Association centrale des vétérinaires, B. 2469, p. 1409; — association dite de l'*École odontotechnique de Paris*, B. 2460, p. 1135; — association dite *Œuvre bordelaise de l'hospitalité de nuit*, B. 2463, p. 1226; — Œuvre des ambulances urbaines, B. 2471, p. 1485; — société de l'école et du dispensaire dentaires de Paris, B. 2460, p. 1125; — société d'encouragement de l'escrime, B. 2438,

Source gallica.bnf.fr / Bibliothèque nationale de France [164]

[164] Cf. Bulletin des lois de la République française, 1er semestre 1892, p. 1633 (avec l'aimable autorisation de la BNF).

Engagé en politique à partir de 1871 comme républicain modéré, il est député de la Côte-d'Or, préfet de la Seine-Inférieure, sous-secrétaire d'État, puis ministre des Travaux publics et ministre des Finances. Il est également vice-président de la Chambre des députés et président de la commission du Budget, Sadi Carnot (1837-1894) est élu président de la République à la suite du retrait de la candidature de Jules Grévy en 1887. Son mandat est marqué par la crise boulangiste, le début des attentats anarchistes et l'affaire de Panama. Au Palais de l'Élysée, Sadi Carnot fait construire la salle des fêtes. Le 12 décembre, il appelle Pierre Tirard à la présidence du Conseil.

Il effectue de nombreux voyages dans toute la France. Le 23-24 juin 1894, lors d'un déplacement à Lyon, le président Sadi Carnot est assassiné par Geronimo Caserio, anarchiste italien[165].

Il est assassiné à Lyon alors qu'il se rend à une exposition. Ce voyage a dû être retardé. Son ministre des Travaux publics qui devait l'accompagner a souffert d'un abcès dentaire. Que se serait-il passé si le voyage s'était déroulé normalement ?

Lors de son arrestation, Caserio a le visage tuméfié et trois dents cassées[166].

---

[165] Cf. https://www.elysee.fr, *« Sadi Carnot/Élysée »*, 2022.

[166] Cf. Riaud Xavier, « Anecdotes dentaires présidentielles et politiques », in *Indépendentaire*, n° 99, juin 2012, pp. 84-85.

Une Loi, un médecin, Paul Brouardel, une année clé, 1892, pour les dentistes[167]

- *Pr Paul Brouardel*

Il est né le 13 février 1837, place de l'Hôtel de Ville, à Saint-Quentin dans l'Aisne, de Pierre Alexandre Brouardel, professeur de philosophie, et d'Elisabeth Julie Gabrielle Coudray, il fait ses études secondaires d'abord au collège des Bons Enfants de Saint-Quentin, puis à Orléans et au lycée Saint-Louis de Paris, où son père est muté. En 1858, il est externe à l'hôpital Cochin. En 1859, il est major du concours de l'internat et, en 1863, obtient un prix de l'école pratique. En 1865, Paul Brouardel soutient sa thèse de doctorat en médecine intitulée *De la tuberculinisation des organes génitaux de la femme*. Très volumineuse, elle est soutenue devant la Faculté de médecine de Paris. Les idées de Claude Bernard et d'Auguste Comte ont influencé toute sa carrière[168]. Dans cette œuvre prépondérante, les idées de l'école pasteurienne apparaissent, mais aussi affleurent déjà des principes d'hygiène et de salubrité publique, chers à l'impétrant. Bien sûr, sa thèse n'omet pas de débattre la place de la médecine au regard des pouvoirs publics.

En 1869, il est agrégé de médecine et médecin du bureau central des Hôpitaux[169]. En 1870, il participe activement à l'étude de la prophylaxie et de l'épidémiologie de la variole. Par son travail et ses publications, il convainc le monde médical du principe essentiel de la vaccination et de la revaccination obligatoires contre cette maladie à la suite de la terrible épidémie qui sévit cette année-là.

En 1871, il reçoit la Légion d'honneur pour avoir arrêté l'incendie sur Notre-Dame déclenché par les communards.

En 1873, il dirige le service médical de l'hôpital Saint-Antoine jusqu'en 1891. Par la suite, il prend la direction de la Pitié (1879), puis il officie à la Charité (1891). De 1872 à 1873, il supplée Bouillaud à la chaire de clinique médicale à la Faculté de médecine de Paris. De 1876 à 1877, il est suppléant de Tardieu à la chaire de médecine légale de la même faculté[170]. En 1879, il devient titulaire de la chaire de médecine légale. Il distille un enseignement pratique de la médecine légale en créant les premiers laboratoires de recherche pour les étudiants (de toxicologie notamment). Dans ses expertises pour les tribunaux, il s'applique systématiquement à la recherche objective de la preuve. À une époque où la médecine légale connaît une envolée considérable dans ses protocoles, ses méthodes font l'unanimité. À l'Institut médico-légal, il instaure la conservation

---

[167] Vient en complément du chapitre « Genèse de Garancière » de la thèse d'Ava Bismuth, pp. 13-41. La loi défendue par Brouardel est citée en p. 30.

[168] Cf. Morgenstern Henri, *Les dentistes français au XIXe siècle*, L'Harmattan (éd.), Collection Médecine à travers les siècles, Paris, 2009, pp. 149-172.

[169] Cf. François Martine & al., « Brouardel, Paul Camille Hippolyte », in *cths.fr*, 2006.

[170] Cf. François Martine & al., « Brouardel, Paul Camille Hippolyte », in *cths.fr*, 2006.

des corps par le froid[171]. Ses nombreux rapports au Garde des Sceaux, au procureur de la République, au doyen de la Faculté de médecine, au ministre de l'Instruction publique, au préfet de Police ou encore au Conseil général de la Seine remportent tous les suffrages.
En 1880, il intègre l'Académie de médecine[172].
À partir de 1884, il dirige le comité consultatif d'hygiène publique qui dépend du ministère de l'Intérieur. Il le reste jusqu'en 1902. Il est aussi membre de la commission d'assainissement de Paris.
En 1885, il est élu membre de l'Académie royale de médecine de Belgique.
En 1886, il devient doyen de la Faculté de médecine de Paris[173]. Très proche de Pasteur, c'est l'assistant de Brouardel qui exécute la première vaccination antirabique. C'est Brouardel qui énonce le discours sur la rage à l'Académie de médecine en 1887. C'est encore lui qui prononcera l'éloge funèbre de Pasteur en 1895.
Missionné pour étudier la plupart des grandes épidémies de la fin du XIXe siècle, son approche prophylactique est plébiscitée partout où il passe, en France comme à l'étranger. Ainsi, parvient-il à endiguer des épidémies de typhoïde, de tuberculose, de choléra, etc. Toutes les mesures d'hygiène, de prophylaxie mises en place pour assainir les villes passent par lui et connaissent son influence très positive : la loi de santé publique, de protection sanitaire instaurant les vaccinations obligatoires ; la reconnaissance des maladies professionnelles ; la loi sur l'alcoolisme est instituée.
Il publie sur une multitude de sujets (les asphyxies par les gaz, les intoxications par l'arsenic, le phosphore, le cuivre, etc., les empoisonnements criminels et accidentels, la mort subite, le mariage, l'avortement, les blessures et accidents du travail, etc.)[174].
Brouardel lutte de façon acharnée contre la toxicomanie. Il milite activement pour la désinfection et condamne les quarantaines dans plusieurs congrès internationaux : Rome (1885), Venise (1892), Dresde (1893), Paris (1894). Lors de la discussion du projet de loi sur la protection de la santé publique, il en soutient les dispositions devant les Chambres en qualité de commissaire du gouvernement[175].
Paul Brouardel est élu à l'Académie des sciences en 1892. En 1899, il est président de l'Association française pour l'avancement des sciences.
Le 23 juillet 1906, il succombe de la tuberculose[176].

---

[171] Cf. Morgenstern Henri, *Les dentistes…*, op. cit., 2009, pp. 149-172.
[172] Cf. François Martine & al., « Brouardel, Paul Camille Hippolyte », in *cths.fr*, 2006.
[173] Cf. Morgenstern Henri, *Les dentistes…*, op. cit., 2009, pp. 149-172.
[174] Cf. François Martine & al., « Brouardel, Paul Camille Hippolyte », in *cths.fr*, 2006.
[175] Cf. François Martine & al., « Brouardel, Paul Camille Hippolyte », in *cths.fr*, 2006.
[176] Cf. Morgenstern Henri, *Les dentistes…*, op. cit., 2009, pp. 149-172.
Morgenstern affirme qu'il est mort le 6 juillet 1906.

- *Loi Brouardel du 30 novembre 1892*

Comme le souligne fort justement Morgenstern (2009), *« la Loi du 30 novembre 1892 a apporté des modifications importantes :*
1) Suppression de l'officiat de santé (Art. 1) ;
2) Réglementation de la profession de dentiste et création d'un diplôme de chirurgien-dentiste (Art. 2) ;
3) Droit accordé aux officiers de santé transitoirement maintenus d'exercer leur profession sur tout le territoire de la République, même sans l'assistance d'un docteur (Art. 29)[177] *;*
4) Obligation pour les médecins, dentistes et sages-femmes étrangers qui voudront exercer en France, d'y obtenir le diplôme de docteur, de dentiste ou de sage-femme (Art. 5) ;
5) Faculté d'autoriser les internes nommés au concours pourvus de 12 inscriptions, et les étudiants dont la scolarité est terminée, à exercer la médecine en temps d'épidémie ou comme remplaçants de docteurs ou d'officiers de santé (Art. 6) ;
6) Abolition du grade de docteur en chirurgie (Art. 8) ;
7) Substitution de la prescription biennale à la prescription d'un an, pour l'action des docteurs, officiers de santé, dentistes, sages-femmes et pharmaciens, en paiement de leurs honoraires et médicaments (Art. 11) ;
8) Extension du privilège aux frais de la dernière maladie même non suivie du décès du malade (Art. 12) ;
9) Droit pour les médecins, dentistes et sages-femmes, de se constituer en associations ou syndicats professionnels, dans les conditions de la loi du 21 mars 1884 (Art. 13) ;
10) Promesses de révisions du tarif de 1811 concernant les expertises de médecine légale (Art. 14) ;
11) Obligation de déclarer les maladies épidémiques (Art. 15 ; Art. 21) ;
12) Obligation pour les docteurs d'obéir à toutes réquisitions de justice (Art. 23) ;
13) Aggravation, extension et création des pénalités pour exercice illégal de la médecine, de la chirurgie, de l'art dentaire et de la pratique des accouchements (Art. 16 à 27) ;
14) Faculté accordée aux tribunaux de suspendre ou interdire les médecins, dentistes ou sages-femmes condamnés par la justice criminelle ou correctionnelle, soit en France, soit à l'étranger (Art. 25)[178]*. »*

Morgenstern (2009) rappelle de plus que : *« La loi du 30 novembre 1892 sur l'exercice de la médecine est divisée en 6 titres et 36 articles, comme l'était la loi du 19 ventôse an XI. Elle règle l'exercice de la profession de médecin, de dentiste et de sage-femme. Ce sont là les trois premiers titres. Suivent les règles communes à l'exercice des trois professions dans un quatrième titre, puis*

---

177 Cf. Morgenstern Henri, *Les dentistes…*, op. cit., 2009, pp. 156-157.
178 Cf. Morgenstern Henri, *Les dentistes…*, op. cit., 2009, pp. 156-157.

l'exercice illégal et les pénalités. La loi se termine enfin par les dispositions transitoires.
C'est cette loi qui a créé le diplôme de chirurgien-dentiste. Elle est demeurée en vigueur jusqu'à la promulgation de la loi du 25 décembre 1971 qui a institué le doctorat en chirurgie dentaire[179]*. »*
Brouardel a défendu bec et ongle son projet de loi devant la Chambre des députés. À la question de la légitimité d'un diplôme pour les chirurgiens-dentistes, il a répondu : *« La profession de dentiste n'est plus du tout ce qu'elle était il y a vingt ans. La France est restée sur ce point très longtemps en retard. Nous avons été instruits par l'étranger, qui nous a appris ce que devait être la profession de dentiste. Il y a pour l'exercice de cette profession toute une éducation à faire. Elle a été tentée surtout par deux écoles dentaires de Paris qui nous ont montré comment on devait considérer l'enseignement de l'art dentaire*[180]*... ».* Brouardel a décrit les nombreux accidents qui se sont produits dans les cabinets dentaires, attestant, s'il en était besoin, des évolutions fondamentales des techniques de soins dentaires, avec l'emploi notamment du chloroforme, de la cocaïne, ou encore de l'arsenic qui peuvent être meurtriers. Brouardel ajoute : *« Il est évident que les conditions d'exercice de cette profession se sont modifiées ; il faut donc que les conditions d'instruction le soient aussi. Il y a là un engagement très simple à constituer et à organiser : nous en avons les éléments dans les écoles libres dentaires ; je crois qu'il serait sage de continuer et de prendre exemple sur l'instruction privée*[181]*. »*
Son projet de loi n'est pas plus débattu à la Chambre des députés, qu'il ne le sera au Sénat. La loi est adoptée sans restriction. C'est pourtant au Sénat que l'appellation « chirurgien-dentiste » pour désigner les acteurs de notre profession est en définitive acceptée et légalement entérinée dans un texte de loi officiel[182]. Cette dénomination avait été refusée au préalable par une ordonnance de 1768. Pour ce qui est de l'enseignement véritable, des modalités d'obtention de l'examen, d'autres lois et décrets viennent par la suite compléter la loi Brouardel (1893 ; 1894 ; 1909[183], etc.)[184].

Voici, pour rappel et information, le texte de la Loi Brouardel du 30 novembre 1892, publié le 1er décembre 1892, dans le Journal officiel de la République française.

---

[179] Cf. Morgenstern Henri, *Les dentistes*..., op. cit., 2009, p. 161.
[180] Cf. Morgenstern Henri, *Les dentistes*..., op. cit., 2009, p. 164.
[181] Cf. Morgenstern Henri, *Les dentistes*..., op. cit., 2009, p. 164.
[182] Cf. Morgenstern Henri, *Les dentistes*..., op. cit., 2009, pp. 161-167.
[183] Le décret de 1909 porte à 5 années la durée des études dentaires dont 2 années de stage de prothèse validées par un examen spécial et 3 années de scolarité.
[184] Voir Chapitre Une vraie rivalité – un adversaire de taille : le Dr Charles Godon. Les décrets de 1893 et 1894 sont mentionnés.

Il nous semble que ce texte et l'ordonnance du 24 septembre 1945 signée par le général de Gaulle devraient faire partie des connaissances de tous, au titre de la culture générale enseignée aux générations d'étudiants passées et à venir.

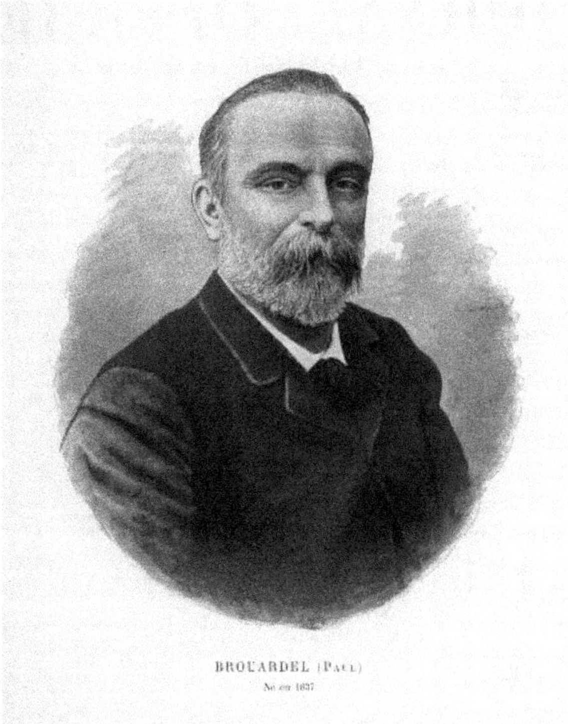

Pr Brouardel, Paul Camille Hippolyte (1837-1906)[185].

[185] Cf. Bibliothèque interuniversitaire de Santé (BIU Santé), Paris, 2020 ; cf. Corlieu Auguste, *Centenaire de la Faculté de Médecine de Paris (1794-1894)*, Alcan – Baillère – Doin – Masson (éd.), Paris, 1894.

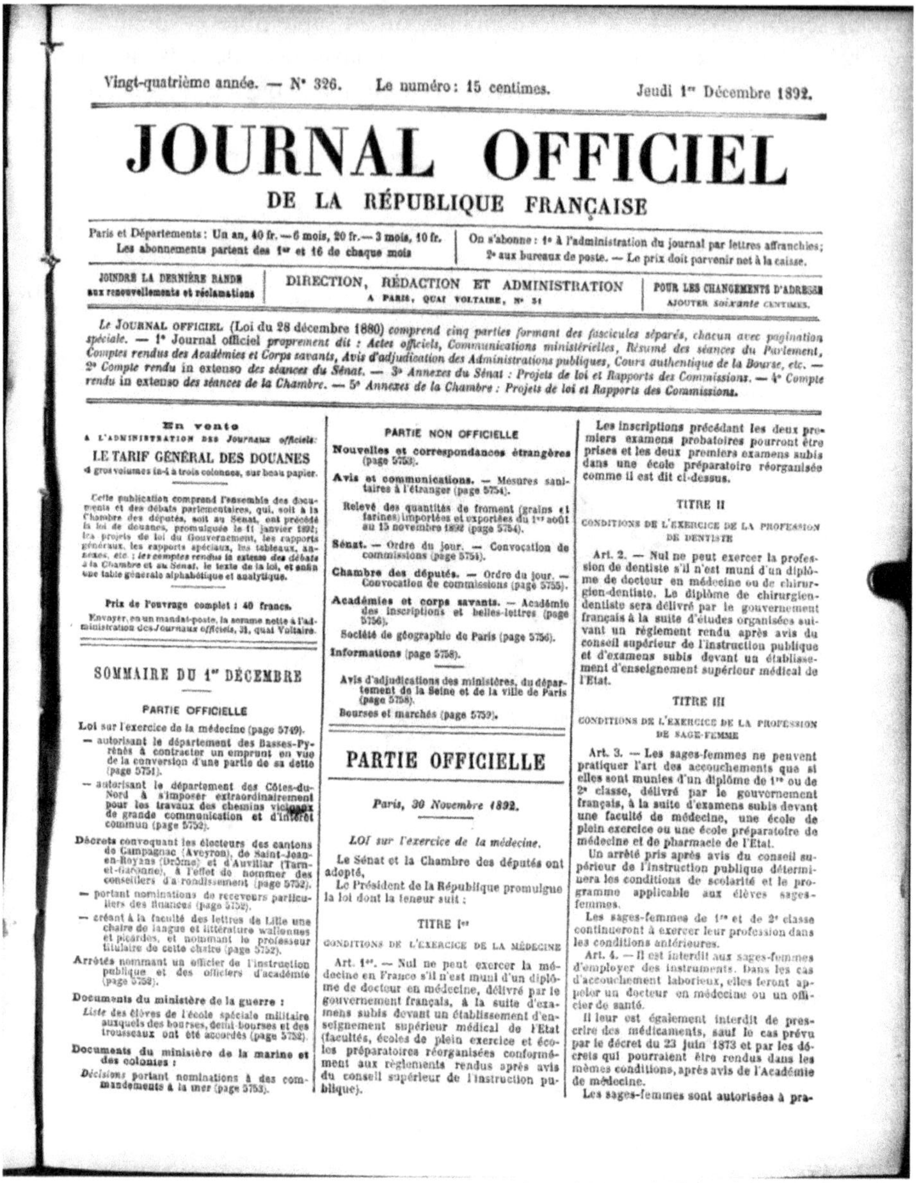
Vingt-quatrième année. — N° 326. Le numéro : 15 centimes. Jeudi 1er Décembre 1892.

JOURNAL OFFICIEL
DE LA RÉPUBLIQUE FRANÇAISE

Paris et Départements : Un an, 40 fr. — 6 mois, 20 fr. — 3 mois, 10 fr.
Les abonnements partent des 1er et 16 de chaque mois

On s'abonne : 1° à l'administration du journal par lettres affranchies ; 2° aux bureaux de poste. — Le prix doit parvenir net à la caisse.

JOINDRE LA DERNIÈRE BANDE aux renouvellements et réclamations

DIRECTION, RÉDACTION ET ADMINISTRATION
A PARIS, QUAI VOLTAIRE, N° 31

POUR LES CHANGEMENTS D'ADRESSE AJOUTER *soixante* CENTIMES.

Le JOURNAL OFFICIEL (Loi du 28 décembre 1880) *comprend cinq parties formant des fascicules séparés, chacun avec pagination spéciale.* — 1° Journal officiel *proprement dit : Actes officiels, Communications ministérielles, Résumé des séances du Parlement, Comptes rendus des Académies et Corps savants, Avis d'adjudication des Administrations publiques, Cours authentique de la Bourse, etc.* — 2° *Compte rendu* in extenso *des séances du Sénat.* — 3° *Annexes du Sénat : Projets de loi et Rapports des Commissions.* — 4° *Compte rendu* in extenso *des séances de la Chambre.* — 5° *Annexes de la Chambre : Projets de loi et Rapports des Commissions.*

En vente
A L'ADMINISTRATION DES *Journaux officiels* :
LE TARIF GÉNÉRAL DES DOUANES
4 gros volumes in-4 à trois colonnes, sur beau papier.

Cette publication comprend l'ensemble des documents et des débats parlementaires, qui, soit à la Chambre des députés, soit au Sénat, ont précédé la loi de douanes, promulguée le 11 janvier 1892 ; les projets de loi du Gouvernement, les rapports généraux, les rapports spéciaux, les tableaux, annexes, etc. ; *les comptes rendus in extenso des débats à la Chambre et au Sénat*, le texte de la loi, et enfin une table générale alphabétique et analytique.

Prix de l'ouvrage complet : 40 francs.

Envoyer, en un mandat-poste, la somme nette à l'administration des *Journaux officiels*, 31, quai Voltaire.

SOMMAIRE DU 1er DÉCEMBRE

PARTIE OFFICIELLE

Loi sur l'exercice de la médecine (page 5749).
— autorisant le département des Basses-Pyrénés à contracter un emprunt en vue de la conversion d'une partie de sa dette (page 5751).
— autorisant le département des Côtes-du-Nord à s'imposer extraordinairement pour les travaux des chemins vicinaux de grande communication et d'intérêt commun (page 5752).

Décrets convoquant les électeurs des cantons de Campagnac (Aveyron), de Saint-Jean-en-Royans (Drôme) et d'Auvillar (Tarn-et-Garonne), à l'effet de nommer des conseillers d'arrondissement (page 5752).
— portant nominations de receveurs particuliers des finances (page 5752).
— créant à la faculté des lettres de Lille une chaire de langue et littérature wallonnes et picardes, et nommant le professeur titulaire de cette chaire (page 5752).

Arrêtés nommant un officier de l'instruction publique et des officiers d'académie (page 5752).

Documents du ministère de la guerre :
Liste des élèves de l'école spéciale militaire auxquels des bourses, demi-bourses et des trousseaux ont été accordés (page 5752).

Documents du ministère de la marine et des colonies :
Décisions portant nominations à des commandements à la mer (page 5753).

PARTIE NON OFFICIELLE

Nouvelles et correspondances étrangères (page 5753).

Avis et communications. — Mesures sanitaires à l'étranger (page 5754).

Relevé des quantités de froment (grains et farines) importées et exportées du 1er août au 15 novembre 1892 (page 5754).

Sénat. — Ordre du jour. — Convocation de commissions (page 5754).

Chambre des députés. — Ordre du jour. — Convocation de commissions (page 5755).

Académies et corps savants. — Académie des inscriptions et belles-lettres (page 5756).

Société de géographie de Paris (page 5756).

Informations (page 5758).

Avis d'adjudications des ministères, du département de la Seine et de la ville de Paris (page 5758).

Bourses et marchés (page 5759).

PARTIE OFFICIELLE

Paris, 30 Novembre 1892.

LOI sur l'exercice de la médecine.

Le Sénat et la Chambre des députés ont adopté,

Le Président de la République promulgue la loi dont la teneur suit :

TITRE Ier

CONDITIONS DE L'EXERCICE DE LA MÉDECINE

Art. 1er. — Nul ne peut exercer la médecine en France s'il n'est muni d'un diplôme de docteur en médecine, délivré par le gouvernement français, à la suite d'examens subis devant un établissement d'enseignement supérieur médical de l'Etat (facultés, écoles de plein exercice et écoles préparatoires réorganisées conformément aux règlements rendus après avis du conseil supérieur de l'instruction publique).

Les inscriptions précédant les deux premiers examens probatoires pourront être prises et les deux premiers examens subis dans une école préparatoire réorganisée comme il est dit ci-dessus.

TITRE II

CONDITIONS DE L'EXERCICE DE LA PROFESSION DE DENTISTE

Art. 2. — Nul ne peut exercer la profession de dentiste s'il n'est muni d'un diplôme de docteur en médecine ou de chirurgien-dentiste. Le diplôme de chirurgien-dentiste sera délivré par le gouvernement français à la suite d'études organisées suivant un règlement rendu après avis du conseil supérieur de l'instruction publique et d'examens subis devant un établissement d'enseignement supérieur médical de l'Etat.

TITRE III

CONDITIONS DE L'EXERCICE DE LA PROFESSION DE SAGE-FEMME

Art. 3. — Les sages-femmes ne peuvent pratiquer l'art des accouchements que si elles sont munies d'un diplôme de 1re ou de 2e classe, délivré par le gouvernement français, à la suite d'examens subis devant une faculté de médecine, une école de plein exercice ou une école préparatoire de médecine et de pharmacie de l'Etat.

Un arrêté pris après avis du conseil supérieur de l'instruction publique déterminera les conditions de scolarité et le programme applicable aux élèves sages-femmes.

Les sages-femmes de 1re et de 2e classe continueront à exercer leur profession dans les conditions antérieures.

Art. 4. — Il est interdit aux sages-femmes d'employer des instruments. Dans les cas d'accouchement laborieux, elles feront appeler un docteur en médecine ou un officier de santé.

Il leur est également interdit de prescrire des médicaments, sauf le cas prévu par le décret du 23 juin 1873 et par les décrets qui pourraient être rendus dans les mêmes conditions, après avis de l'Académie de médecine.

Les sages-femmes sont autorisées à pra-

Source gallica.bnf.fr / Bibliothèque nationale de France
[186]

[186] Cf. Journal officiel de la République française du 01/12/1892, pp. 5749-5751 (avec l'aimable autorisation de la BNF).

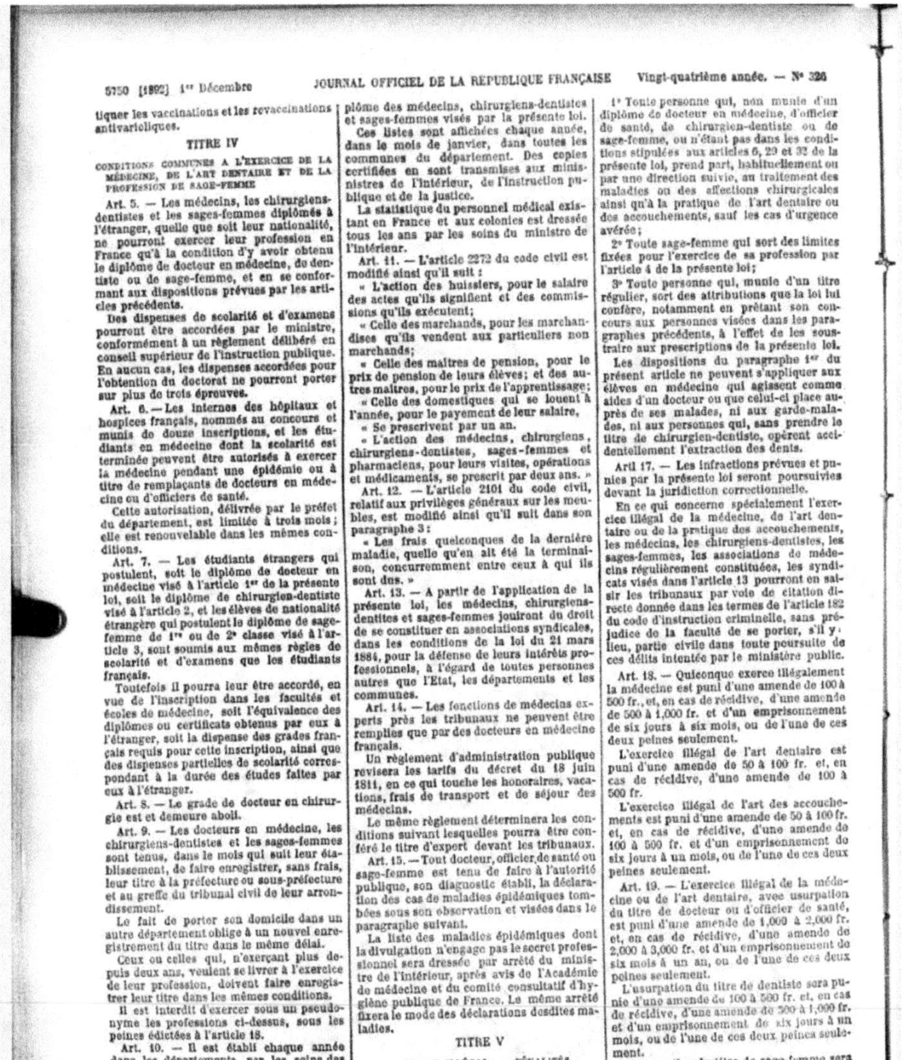

5750 [1892] 1er Décembre JOURNAL OFFICIEL DE LA REPUBLIQUE FRANÇAISE Vingt-quatrième année. — N° 326

tiquer les vaccinations et les revaccinations antivarioliques.

TITRE IV

CONDITIONS COMMUNES A L'EXERCICE DE LA MÉDECINE, DE L'ART DENTAIRE ET DE LA PROFESSION DE SAGE-FEMME

Art. 5. — Les médecins, les chirurgiens-dentistes et les sages-femmes diplômés à l'étranger, quelle que soit leur nationalité, ne pourront exercer leur profession en France qu'à la condition d'y avoir obtenu le diplôme de docteur en médecine, de dentiste ou de sage-femme, et en se conformant aux dispositions prévues par les articles précédents.

Des dispenses de scolarité et d'examens pourront être accordées par le ministre, conformément à un règlement délibéré en conseil supérieur de l'instruction publique. En aucun cas, les dispenses accordées pour l'obtention du doctorat ne pourront porter sur plus de trois épreuves.

Art. 6. — Les internes des hôpitaux et hospices français, nommés au concours et munis de douze inscriptions, et les étudiants en médecine dont la scolarité est terminée peuvent être autorisés à exercer la médecine pendant une épidémie ou à titre de remplaçants de docteurs en médecine ou d'officiers de santé.

Cette autorisation, délivrée par le préfet du département, est limitée à trois mois ; elle est renouvelable dans les mêmes conditions.

Art. 7. — Les étudiants étrangers qui postulent, soit le diplôme de docteur en médecine visé à l'article 1er de la présente loi, soit le diplôme de chirurgien-dentiste visé à l'article 2, et les élèves de nationalité étrangère qui postulent le diplôme de sage-femme de 1re ou de 2e classe visé à l'article 3, sont soumis aux mêmes règles de scolarité et d'examens que les étudiants français.

Toutefois il pourra leur être accordé, en vue de l'inscription dans les facultés et écoles de médecine, soit l'équivalence des diplômes ou certificats obtenus par eux à l'étranger, soit la dispense des grades français requis pour cette inscription, ainsi que des dispenses partielles de scolarité correspondant à la durée des études faites par eux à l'étranger.

Art. 8. — Le grade de docteur en chirurgie est et demeure aboli.

Art. 9. — Les docteurs en médecine, les chirurgiens-dentistes et les sages-femmes sont tenus, dans le mois qui suit leur établissement, de faire enregistrer, sans frais, leur titre à la préfecture ou sous-préfecture et au greffe du tribunal civil de leur arrondissement.

Le fait de porter son domicile dans un autre département oblige à un nouvel enregistrement du titre dans le même délai.

Ceux ou celles qui, n'exerçant plus depuis deux ans, veulent se livrer à l'exercice de leur profession, doivent faire enregistrer leur titre dans les mêmes conditions.

Il est interdit d'exercer sous un pseudonyme les professions ci-dessus, sous les peines édictées à l'article 18.

Art. 10. — Il est établi chaque année dans les départements, par les soins des préfets et de l'autorité judiciaire, des listes distinctes portant les noms et prénoms, la résidence, la date et la provenance du diplôme des médecins, chirurgiens-dentistes et sages-femmes visés par la présente loi.

Ces listes sont affichées chaque année, dans le mois de janvier, dans toutes les communes du département. Des copies certifiées en sont transmises aux ministres de l'intérieur, de l'instruction publique et de la justice.

La statistique du personnel médical existant en France et aux colonies est dressée tous les ans par les soins du ministre de l'intérieur.

Art. 11. — L'article 2272 du code civil est modifié ainsi qu'il suit :

« L'action des huissiers, pour le salaire des actes qu'ils signifient et des commissions qu'ils exécutent;

« Celle des marchands, pour les marchandises qu'ils vendent aux particuliers non marchands;

« Celle des maîtres de pension, pour le prix de pension de leurs élèves; et des autres maîtres, pour le prix de l'apprentissage;

« Celle des domestiques qui se louent à l'année, pour le payement de leur salaire,

« Se prescrivent par un an.

« L'action des médecins, chirurgiens, chirurgiens-dentistes, sages-femmes et pharmaciens, pour leurs visites, opérations et médicaments, se prescrit par deux ans. »

Art. 12. — L'article 2101 du code civil, relatif aux privilèges généraux sur les meubles, est modifié ainsi qu'il suit dans son paragraphe 3 :

« Les frais quelconques de la dernière maladie, quelle qu'en ait été la terminaison, concurremment entre ceux à qui ils sont dus. »

Art. 13. — A partir de l'application de la présente loi, les médecins, chirurgiens-dentites et sages-femmes jouiront du droit de se constituer en associations syndicales, dans les conditions de la loi du 21 mars 1884, pour la défense de leurs intérêts professionnels, à l'égard de toutes personnes autres que l'Etat, les départements et les communes.

Art. 14. — Les fonctions de médecins experts près les tribunaux ne peuvent être remplies que par des docteurs en médecine français.

Un règlement d'administration publique revisera les tarifs du décret du 18 juin 1811, en ce qui touche les honoraires, vacations, frais de transport et de séjour des médecins.

Le même règlement déterminera les conditions suivant lesquelles pourra être conféré le titre d'expert devant les tribunaux.

Art. 15. — Tout docteur, officier de santé ou sage-femme est tenu de faire à l'autorité publique, son diagnostic établi, la déclaration des cas de maladies épidémiques tombées sous son observation et visées dans le paragraphe suivant.

La liste des maladies épidémiques dont la divulgation n'engage pas le secret professionnel sera dressée par arrêté du ministre de l'intérieur, après avis de l'Académie de médecine et du comité consultatif d'hygiène publique de France. Le même arrêté fixera le mode des déclarations desdites maladies.

TITRE V

EXERCICE ILLÉGAL. — PÉNALITÉS

Art. 16. — Exerce illégalement la médecine :

1° Toute personne qui, non munie d'un diplôme de docteur en médecine, d'officier de santé, de chirurgien-dentiste ou de sage-femme, ou n'étant pas dans les conditions stipulées aux articles 6, 29 et 32 de la présente loi, prend part, habituellement ou par une direction suivie, au traitement des maladies ou des affections chirurgicales ainsi qu'à la pratique de l'art dentaire ou des accouchements, sauf les cas d'urgence avérée ;

2° Toute sage-femme qui sort des limites fixées pour l'exercice de sa profession par l'article 4 de la présente loi;

3° Toute personne qui, munie d'un titre régulier, sort des attributions que la loi lui confère, notamment en prêtant son concours aux personnes visées dans les paragraphes précédents, à l'effet de les soustraire aux prescriptions de la présente loi.

Les dispositions du paragraphe 1er du présent article ne peuvent s'appliquer aux élèves en médecine qui agissent comme aides d'un docteur ou que celui-ci place auprès de ses malades, ni aux garde-malades, ni aux personnes qui, sans prendre le titre de chirurgien-dentiste, opèrent accidentellement l'extraction des dents.

Art. 17. — Les infractions prévues et punies par la présente loi seront poursuivies devant la juridiction correctionnelle.

En ce qui concerne spécialement l'exercice illégal de la médecine, de l'art dentaire ou de la pratique des accouchements, les médecins, les chirurgiens-dentistes, les sages-femmes, les associations de médecins régulièrement constituées, les syndicats visés dans l'article 13 pourront en saisir les tribunaux par voie de citation directe donnée dans les termes de l'article 182 du code d'instruction criminelle, sans préjudice de la faculté de se porter, s'il y a lieu, partie civile dans toute poursuite de ces délits intentée par le ministère public.

Art. 18. — Quiconque exerce illégalement la médecine est puni d'une amende de 100 à 500 fr., et, en cas de récidive, d'une amende de 500 à 1,000 fr. et d'un emprisonnement de six jours à six mois, ou de l'une de ces deux peines seulement.

L'exercice illégal de l'art dentaire est puni d'une amende de 50 à 100 fr. et, en cas de récidive, d'une amende de 100 à 500 fr.

L'exercice illégal de l'art des accouchements est puni d'une amende de 50 à 100 fr. et, en cas de récidive, d'une amende de 100 à 500 fr. et d'un emprisonnement de six jours à un mois, ou de l'une de ces deux peines seulement.

Art. 19. — L'exercice illégal de la médecine ou de l'art dentaire, avec usurpation du titre de docteur ou d'officier de santé, est puni d'une amende de 1,000 à 2,000 fr. et, en cas de récidive, d'une amende de 2,000 à 3,000 fr. et d'un emprisonnement de six mois à un an, ou de l'une de ces deux peines seulement.

L'usurpation du titre de dentiste sera punie d'une amende de 100 à 500 fr. et, en cas de récidive, d'une amende de 500 à 1,000 fr. et d'un emprisonnement de six jours à un mois, ou de l'une de ces deux peines seulement.

L'usurpation du titre de sage-femme sera punie d'une amende de 100 à 500 fr. et, en cas de récidive, d'une amende de 500 à

Source gallica.bnf.fr / DILA

187

187 Cf. Journal officiel de la République française du 01/12/1892, pp. 5749-5751 (avec l'aimable autorisation de la BNF).

5750 [1892] 1er Décembre — JOURNAL OFFICIEL DE LA RÉPUBLIQUE FRANÇAISE — Vingt-quatrième année. — N° 326

tiquer les vaccinations et les revaccinations antivarioliques.

TITRE IV

CONDITIONS COMMUNES A L'EXERCICE DE LA MÉDECINE, DE L'ART DENTAIRE ET DE LA PROFESSION DE SAGE-FEMME

Art. 5. — Les médecins, les chirurgiens-dentistes et les sages-femmes diplômés à l'étranger, quelle que soit leur nationalité, ne pourront exercer leur profession en France qu'à la condition d'y avoir obtenu le diplôme de docteur en médecine, de dentiste ou de sage-femme, et en se conformant aux dispositions prévues par les articles précédents.

Des dispenses de scolarité et d'examens pourront être accordées par le ministre, conformément à un règlement délibéré en conseil supérieur de l'instruction publique. En aucun cas, les dispenses accordées pour l'obtention du doctorat ne pourront porter sur plus de trois épreuves.

Art. 6. — Les internes des hôpitaux et hospices français, nommés au concours et munis de douze inscriptions, et les étudiants en médecine dont la scolarité est terminée peuvent être autorisés à exercer la médecine pendant une épidémie ou à titre de remplaçants de docteurs en médecine ou d'officiers de santé.

Cette autorisation, délivrée par le préfet du département, est limitée à trois mois; elle est renouvelable dans les mêmes conditions.

Art. 7. — Les étudiants étrangers qui postulent, soit le diplôme de docteur en médecine visé à l'article 1er de la présente loi, soit le diplôme de chirurgien-dentiste visé à l'article 2, et les élèves de nationalité étrangère qui postulent le diplôme de sage-femme de 1re ou de 2e classe visé à l'article 3, sont soumis aux mêmes règles de scolarité et d'examens que les étudiants français.

Toutefois il pourra leur être accordé, en vue de l'inscription dans les facultés et écoles de médecine, soit l'équivalence des diplômes ou certificats obtenus par eux à l'étranger, soit la dispense des grades français requis pour cette inscription, ainsi que des dispenses partielles de scolarité correspondant à la durée des études faites par eux à l'étranger.

Art. 8. — Le grade de docteur en chirurgie est et demeure aboli.

Art. 9. — Les docteurs en médecine, les chirurgiens-dentistes et les sages-femmes sont tenus, dans le mois qui suit leur établissement, de faire enregistrer, sans frais, leur titre à la préfecture ou sous-préfecture et au greffe du tribunal civil de leur arrondissement.

Le fait de porter son domicile dans un autre département oblige à un nouvel enregistrement du titre dans le même délai.

Ceux ou celles qui, n'exerçant plus depuis deux ans, veulent se livrer à l'exercice de leur profession, doivent faire enregistrer leur titre dans les mêmes conditions.

Il est interdit d'exercer sous un pseudonyme les professions ci-dessus, sous les peines édictées à l'article 18.

Art. 10. — Il est établi chaque année dans les départements, par les soins des préfets et de l'autorité judiciaire, des listes distinctes portant les noms et prénoms, la résidence, la date et la provenance du diplôme des médecins, chirurgiens-dentistes et sages-femmes visés par la présente loi.

Ces listes sont affichées chaque année, dans le mois de janvier, dans toutes les communes du département. Des copies certifiées en sont transmises aux ministres de l'intérieur, de l'instruction publique et de la justice.

La statistique du personnel médical existant en France et aux colonies est dressée tous les ans par les soins du ministre de l'intérieur.

Art. 11. — L'article 2272 du code civil est modifié ainsi qu'il suit :

« L'action des huissiers, pour le salaire des actes qu'ils signifient et des commissions qu'ils exécutent;

« Celle des marchands, pour les marchandises qu'ils vendent aux particuliers non marchands;

« Celle des maîtres de pension, pour le prix de pension de leurs élèves; et des autres maîtres, pour le prix de l'apprentissage;

« Celle des domestiques qui se louent à l'année, pour le payement de leur salaire,

« Se prescrivent par un an.

« L'action des médecins, chirurgiens, chirurgiens-dentistes, sages-femmes et pharmaciens, pour leurs visites, opérations et médicaments, se prescrit par deux ans. »

Art. 12. — L'article 2101 du code civil, relatif aux privilèges généraux sur les meubles, est modifié ainsi qu'il suit dans son paragraphe 3 :

« Les frais quelconques de la dernière maladie, quelle qu'en ait été la terminaison, concurremment entre ceux à qui ils sont dus. »

Art. 13. — A partir de l'application de la présente loi, les médecins, chirurgiens-dentites et sages-femmes jouiront du droit de se constituer en associations syndicales, dans les conditions de la loi du 21 mars 1884, pour la défense de leurs intérêts professionnels, à l'égard de toutes personnes autres que l'Etat, les départements et les communes.

Art. 14. — Les fonctions de médecins experts près les tribunaux ne peuvent être remplies que par des docteurs en médecine français.

Un règlement d'administration publique revisera les tarifs du décret du 18 juin 1811, en ce qui touche les honoraires, vacations, frais de transport et de séjour des médecins.

Le même règlement déterminera les conditions suivant lesquelles pourra être conféré le titre d'expert devant les tribunaux.

Art. 15. — Tout docteur, officier de santé ou sage-femme est tenu de faire à l'autorité publique, son diagnostic établi, la déclaration des cas de maladies épidémiques tombées sous son observation et visées dans le paragraphe suivant.

La liste des maladies épidémiques dont la divulgation n'engage pas le secret professionnel sera dressée par arrêté du ministre de l'intérieur, après avis de l'Académie de médecine et du comité consultatif d'hygiène publique de France. Le même arrêté fixera le mode des déclarations desdites maladies.

TITRE V

EXERCICE ILLÉGAL. — PÉNALITÉS

Art. 16. — Exerce illégalement la médecine :

1° Toute personne qui, non munie d'un diplôme de docteur en médecine, d'officier de santé, de chirurgien-dentiste ou de sage-femme, ou n'étant pas dans les conditions stipulées aux articles 6, 29 et 32 de la présente loi, prend part, habituellement ou par une direction suivie, au traitement des maladies ou des affections chirurgicales ainsi qu'à la pratique de l'art dentaire ou des accouchements, sauf les cas d'urgence avérée;

2° Toute sage-femme qui sort des limites fixées pour l'exercice de sa profession par l'article 4 de la présente loi;

3° Toute personne qui, munie d'un titre régulier, sort des attributions que la loi lui confère, notamment en prêtant son concours aux personnes visées dans les paragraphes précédents, à l'effet de les soustraire aux prescriptions de la présente loi.

Les dispositions du paragraphe 1er du présent article ne peuvent s'appliquer aux élèves en médecine qui agissent comme aides d'un docteur ou que celui-ci place auprès de ses malades, ni aux garde-malades, ni aux personnes qui, sans prendre le titre de chirurgien-dentiste, opèrent accidentellement l'extraction des dents.

Artl 17. — Les infractions prévues et punies par la présente loi seront poursuivies devant la juridiction correctionnelle.

En ce qui concerne spécialement l'exercice illégal de la médecine, de l'art dentaire ou de la pratique des accouchements, les médecins, les chirurgiens-dentistes, les sages-femmes, les associations de médecins régulièrement constituées, les syndicats visés dans l'article 13 pourront en saisir les tribunaux par voie de citation directe donnée dans les termes de l'article 182 du code d'instruction criminelle, sans préjudice de la faculté de se porter, s'il y lieu, partie civile dans toute poursuite de ces délits intentée par le ministère public.

Art. 18. — Quiconque exerce illégalement la médecine est puni d'une amende de 100 à 500 fr., et, en cas de récidive, d'une amende de 500 à 1,000 fr. et d'un emprisonnement de six jours à six mois, ou de l'une de ces deux peines seulement.

L'exercice illégal de l'art dentaire est puni d'une amende de 50 à 100 fr. et, en cas de récidive, d'une amende de 100 à 500 fr.

L'exercice illégal de l'art des accouchements est puni d'une amende de 50 à 100 fr. et, en cas de récidive, d'une amende de 100 à 500 fr. et d'un emprisonnement de six jours à un mois, ou de l'une de ces deux peines seulement.

Art. 19. — L'exercice illégal de la médecine ou de l'art dentaire, avec usurpation du titre de docteur ou d'officier de santé, est puni d'une amende de 1,000 à 2,000 fr. et, en cas de récidive, d'une amende de 2,000 à 3,000 fr. et d'un emprisonnement de six mois à un an, ou de l'une de ces deux peines seulement.

L'usurpation du titre de dentiste sera punie d'une amende de 100 à 500 fr. et, en cas de récidive, d'une amende de 500 à 1,000 fr. et d'un emprisonnement de six jours à un mois, ou de l'une de ces deux peines seulement.

L'usurpation du titre de sage-femme sera punie d'une amende de 100 à 500 fr. et, en cas de récidive, d'une amende de 500 à

Source gallica.bnf.fr / Bibliothèque nationale de France[188]

[188] Cf. Journal officiel de la République française du 01/12/1892, pp. 5749-5751 (avec l'aimable autorisation de la BNF).

1916 : An I du dentiste militaire en France[189]

État des lieux de la dentisterie à la fin du XIXe et au début du XXe siècle

Au cours du XIXe siècle, la chirurgie dentaire connaît des avancées fulgurantes. Des infrastructures enseignantes se mettent en place et des innovations techniques se succèdent les unes aux autres à grande vitesse. Ainsi, aux États-Unis, en 1839, la première école dentaire ouvre-t-elle ses portes à Baltimore, les cours étant délivrés dans une église jusqu'en 1840. En 1844, Horace Wells, dentiste à Hartford, demande à son associé, John Riggs, de lui enlever une dent de sagesse douloureuse, après avoir inhalé du protoxyde d'azote. L'opération connaît un franc succès. C'est la première utilisation du protoxyde d'azote à des fins thérapeutiques sur l'homme. En 1846, c'est au tour de Thomas Morton, autre dentiste et ancien associé de Wells, d'enlever une dent à un marchand de Boston après avoir utilisé de l'éther sulfurique pour anesthésier le malade. Là encore, l'intervention se déroule sans rencontrer de problème. En France, en 1827, l'Arrêt Delpeuch rend le droit aux femmes d'exercer l'art dentaire. Le droit de faire de la chirurgie leur avait été enlevé sous Charles VIII en 1484. En 1880, l'École dentaire de Paris, première du genre en France, ouvre ses portes. C'est au tour de l'École odontotechnique toujours dans la capitale de délivrer ses premiers enseignements en 1884. En 1892, la Loi Brouardel confère ses lettres de noblesse à la dentisterie en lui donnant de vrais statuts. Du nom d'un grand médecin, Paul Brouardel (1837-1906), il faut avoir un diplôme pour avoir le droit d'exercer sur le sol français, obtenu après avoir suivi une formation reçue au sein d'une faculté de médecine et sanctionnée à la fin par un examen[190]. En 1897, suite à l'incendie du Bazar de la Charité, une première identification en odontologie médico-légale, en l'occurrence celle de la duchesse d'Alençon, sœur de Sissi, impératrice d'Autriche, est avalisée par la justice. En 1900, la Fédération dentaire nationale regroupe tous les dentistes au sein d'une même association. C'est donc, à l'entame de la Grande Guerre, une profession balbutiante qui s'engage dans le conflit.

Quid du dentiste au sein de l'armée avant la guerre ?

Au début du XXe siècle, le dentiste effectue son service militaire au grade de soldat de 2e classe. Il n'exerce jamais son art. En 1900, deux services dentaires sont ouverts à l'hôpital du Val-de-Grâce, à Paris, et à l'hôpital Desgenettes, à Lyon. Les meilleurs élèves des écoles dentaires sont affectés à ces deux hôpitaux, le temps de leur conscription au grade de soldat de 2e classe. Les soins réalisés sont très basiques : détartrages, extractions, cautérisation des gencives et obturations dentaires. Le 10 octobre 1907, la circulaire n° 60 du ministre de la Guerre

---

[189] Vient en complément du chapitre « Première Guerre mondiale » de la thèse d'Ava Bismuth, pp. 43-59.

[190] Cf. Morgenstern Henri, *Les dentistes français au XIXe siècle*, Paris, L'Harmattan (éd.), Coll. Médecine à travers les siècles, 2009.

vise à organiser un service de stomatologie dans l'armée. L'état bucco-dentaire du soldat commence à préoccuper. Un examen dentaire est effectué à l'incorporation de chaque soldat et est répertorié sur les registres d'incorporation[191]. La circulaire du ministre de la Guerre du 2 décembre 1910 ordonne la création de trois cabinets dentaires de garnison (Paris, Lyon et Bordeaux). Des soins basiques y sont là aussi prodigués. Le dentiste est placé sous l'autorité du médecin en chef de la place. En 1913, la Fédération dentaire nationale fait la proposition d'un corps de dentistes au sein de l'armée. Le président du Conseil Alexandre Millerand refuse cette motion avec énergie. Le 5 mai, le refus est confirmé en attestant qu'en cas de conflit, le dentiste ne constituerait que « gêne et embarras ». Le 12 juillet, le même confirme un refus systématique à toute nouvelle proposition[192].

La guerre éclate en 1914.

Un service dentaire est mis en place dans l'infanterie coloniale dès les premiers échanges de tirs. Au début de la guerre, pour le reste de l'armée, les dentistes n'occupent que des fonctions subalternes, comme brancardier ou infirmier, quand ils ne servent pas en tant que simples soldats. Comme beaucoup d'autres, ces soldats se distinguent par leur bravoure, souvent au prix de leurs vies. Jean Piel Melcion d'Arc, appartenant à un régiment de marche de zouaves, *« s'est fait tuer héroïquement le 13 novembre 1914, en repoussant une attaque allemande qui tentait de franchir un pont (bataille de l'Yser). »* Il est porté à l'ordre du régiment[193].

Adrien Audefroy de la 44e batterie du 28e régiment d'artillerie est porté à l'ordre du jour de l'armée. *« Sous un feu violent subi par sa pièce pendant deux journées consécutives, (il) a réussi par son sang-froid à assurer, à la fois le service de sa pièce et celui du téléphone, a communiqué sa confiance à ses hommes et a contribué ainsi à infliger aux objectifs des dégâts sérieux[194] ».*

Les trois frères Lamoré sont tous décorés. Gaston, chirurgien-dentiste bordelais, reçoit la Médaille militaire, la Croix de guerre avec palme et l'éloge suivant : *« Excellent soldat, d'un courage et d'un sang-froid remarquables, ayant un réel mépris du danger. Très grièvement blessé le 25 mai 1915, amputé du bras gauche. »* Après sa démobilisation, il continue à exercer à Blaye, en Gironde.

---

191 Cf. Riaud Xavier, *Première Guerre mondiale et stomatologie : des praticiens d'exception*, Paris, L'Harmattan (éd.), Collection Médecine à travers les siècles, 2008.

192 Cf. Benmansour Alain, « Cent ans d'histoire des chirurgiens-dentistes militaires français », Revue historique des Armées, 2003 ; 231 : 106-119.

193 Cf. Riaud Xavier, *Première Guerre mondiale et stomatologie : des praticiens d'exception*, Paris, L'Harmattan (éd.), Collection Médecine à travers les siècles, 2008.

194 Cf. Augier Sylvie, *Les chirurgiens-dentistes français aux armées pendant la Première Guerre mondiale (1914-1918) : Organisation d'un service dentaire et stomatologique*, Lyon I, Thèse Doct. Chir. Dent., 1986.

Henri et René, tous deux étudiants en chirurgie dentaire à Bordeaux, reçoivent la Croix de guerre et sont cités à l'ordre de la division pour le premier et à l'ordre du régiment pour le second[195].

Une hygiène dentaire calamiteuse

Pendant tout le XIXe siècle, il a été communément admis qu'un soldat dépourvu de ses incisives centrales ne pouvait déchirer les cartouches de poudre qui permettaient de charger son fusil par la gueule. Aussi, était-il soit exempté de service militaire, soit affecté à l'artillerie ou à des tâches manutentionnaires. Cet état au début de la Guerre 14-18 entraîne l'inaptitude[196]. L'hygiène du soldat est inexistante. Les blessures de la face à traiter sont très délabrantes. L'alimentation est déplorable (tabac à priser, alimentation carnée, boîtes de conserve, alcool, etc.), ce qui provoque l'apparition de gingivites, de parodontites, de caries, de pulpites ou encore d'abcès. L'absence de dents est responsable de troubles phonétiques chez les officiers, ce qui pose de gros problèmes dans le commandement. Les soldats n'ont jamais été suivis et encore moins informés des moyens de prévention, et d'hygiène dentaire. Devant les inaptitudes, les délais effarants pour se faire soigner, privant ainsi le front de très nombreux soldats, trop nombreux au goût du commandement, une prise de conscience se fait indubitablement. Il faut soigner les soldats de leurs maux afin qu'ils puissent rejoindre rapidement les combats. Chaque homme compte. Le commandement va s'employer à remédier à ce problème[197].

Premières mesures...

Le 15 octobre 1914, une circulaire ministérielle permet que les chirurgiens-dentistes soient incorporés dans les sections d'infirmiers militaires afin d'y exercer leur métier pour les soins d'urgence aux combattants, mais toujours en tant que soldats. Le même jour, le premier cabinet dentaire de campagne voit le jour à Clermont-en-Argonne, sous la direction du médecin aide-major de 1re classe Armand Lévy. Le 30 octobre, de nombreuses pétitions pour la création d'un dentiste militaire sont signées par les dentistes et associations dentaires. Le 10 novembre, une autre circulaire décrète l'ouverture de trois centres de stomatologie et de prothèse maxillo-faciale à Paris, Lyon et Bordeaux, celui du Val-de-Grâce dans la capitale étant le premier puisqu'existant avant la guerre[198].

---

195 Cf. Riaud Xavier, *Première Guerre mondiale et stomatologie : des praticiens d'exception*, Paris, L'Harmattan (éd.), Collection Médecine à travers les siècles, 2008 ; cf. Caliot Vincent, *Rôle des chirurgiens-dentistes français aux armées durant la Première Guerre mondiale (1914-1918)*, Bordeaux II, Thèse Doct. Chir. Dent., 1993.

196 Cf. Benmansour Alain, « Cent ans d'histoire des chirurgiens-dentistes militaires français », Revue historique des Armées, 2003 ; 231 : 106-119.

197 Cf. Riaud Xavier, *Première Guerre mondiale et stomatologie : des praticiens d'exception*, Paris, L'Harmattan (éd.), Collection Médecine à travers les siècles, 2008.

198 Cf. Ferret-Dussart Karine, *La chirurgie maxillo-faciale à travers l'histoire*, Paris, Glyphe et Biotem (éd.), Coll. Société, histoire et médecine, 2004.

Le 21 décembre, un chirurgien-dentiste prothésiste, recruté dans les formations sanitaires ou les corps de troupe, est affecté dans les hôpitaux d'évacuation. Sa mission consiste à appliquer des pansements spéciaux et des appareils provisoires de contention aux blessés atteints de mutilations de la face et des mâchoires. De plus, il est préconisé qu'à l'avant, des dentistes qualifiés puissent donner aux soldats les soins nécessités par des affections dentaires. Le 24 décembre, une nouvelle circulaire autorise les « Directeurs régionaux du service de santé à faire appel aux concours bénévoles pour assurer le fonctionnement des cabinets dentaires de garnison là où ils ne trouveront pas de dentistes mobilisés[199]. » Le 10 mars 1915, le Journal officiel publie les décisions de la Commission supérieure consultative du service de santé, mais ses décisions ne sont pas appliquées tout de suite. Un chirurgien-dentiste est affecté dans chaque régiment au service dentaire. Une automobile dentaire, composée d'un chirurgien-dentiste et d'un technicien dentaire, est affectée dans un corps de troupe[200]. Les chirurgiens-dentistes sans affectation font partie du contingent des infirmiers militaires. Le 14 avril, le ministre de la Guerre, Alexandre Millerand, accepte, par lettre officielle, la coopération de l'École dentaire de Paris pour les soins à donner aux militaires. Le 10 mai, celle du Comité de secours pour les blessés des maxillaires et de la face est approuvée par le même ministre. Le 11 juin, l'école doit assurer le service d'une ambulance de 200 lits pour les mutilés de la face, créée à l'hôpital des convalescents du Lycée Michelet de Vanves. Ce service est pourvu en personnel et en matériel provenant de l'école[201]. Le 1er juillet, Justin Godart devient Sous-secrétaire d'État au Service de Santé. Le 31 juillet, il visite la première automobile dentaire. Le même jour, Godart émet une circulaire qui décide l'appareillage des édentés en 15 à 20 jours. Le 25 août, Justin Godart visite l'hôpital du Lycée Michelet à Vanves, antenne de l'École dentaire de Paris. Confrontés à l'abnégation de ces hommes, des journaux s'émeuvent de l'absence des dentistes au sein des équipes de stomatologie (Petit Journal (20/08/1915), France de demain (21/08/1915) et L'Humanité (29/08/1915)). Le 31 août, Godart convoque à son bureau la direction de l'École dentaire de Paris et lui demande la rédaction d'un rapport en vue de la création d'un service dentaire et de la fonction de chirurgien-dentiste militaire. Ce texte lui est remis le 9 septembre de cette

---

[199] Cf. Augier Sylvie, *Les chirurgiens-dentistes français aux armées pendant la Première Guerre mondiale (1914-1918) : Organisation d'un service dentaire et stomatologique*, Lyon I, Thèse Doct. Chir. Dent., 1986 ; cf. Caliot Vincent, *Rôle des chirurgiens-dentistes français aux Armées durant la Première Guerre mondiale (1914-1918)*, Thèse Doct. Chir. Dent., Bordeaux II, 1993.

[200] Cf. Riaud Xavier, *Première Guerre mondiale et stomatologie : des praticiens d'exception*, Paris, L'Harmattan (éd.), Collection Médecine à travers les siècles, 2008.

[201] Cf. Konieczny Bruno, *Le chirurgien-dentiste dans le service de santé des armées françaises durant les guerres modernes*, Nantes, Thèse Doct. Chir. Dent., 1992.

même année (rédigé par Georges Villain). Le 13 septembre, Justin Godart visite cette école[202].

1916 : une année cruciale...

Le 26 février 1916, le ministre de la Guerre Joseph Galliéni demande la création d'un dentiste militaire dans l'armée de terre au président de la République Raymond Poincaré. Le jour même, dans un décret en date du 26 février paru au Journal officiel du 3 mars, Poincaré crée un corps de chirurgiens-dentistes militaires pour l'armée de terre et pour la durée de la guerre seulement. Le 27 février, Godart précise dans une instruction qu'ils seront 1 000, avec le grade d'adjudant. Leur tenue est celle de l'adjudant-infirmier avec un caducée argent complété de la lettre D haute de 1 cm. Ils sont rattachés aux ministères des Armées et de l'Intérieur, et placés sous les ordres du médecin-chef de leur unité. Ils sont porteurs du brassard prévu par la Convention de Genève signée par les Français, le 22 septembre 1864 [16]. En janvier de cette année-là, Blatter, président de la Fédération dentaire nationale (FDN), et Villain, son secrétaire, se rendent à plusieurs reprises auprès de l'amiral Lacaze, ministre de la Marine, pour créer un corps de dentistes militaires dans la Marine. Le 1er mars, Lacaze envoie à son tour un rapport au président de la République lui demandant la création de l'emploi de « chirurgien-dentiste de la Marine »[203]. Poincaré donne son accord immédiat. Les dentistes de la Marine sont assimilés aux médecins auxiliaires, avec la même tenue et les mêmes insignes. Dès la parution des décrets, la FDN s'empresse d'envoyer le texte à tous les chirurgiens-dentistes français dans une lettre du 3 mars. Le 4 mars, le Journal officiel publie un décret qui précise que le ministre de la Marine, l'amiral Lacaze, est autorisé à recruter des chirurgiens-dentistes pour seconder les médecins de la Marine sous les ordres desquels ils sont placés. Un décret à la même date ordonne que les dentistes non gradés soient affectés dans des sections d'infirmiers. Le 9 juin, l'instruction ministérielle sur les services de stomatologie, n° 8119 3/7, véritable charte des dentistes militaires, établit de façon complète et suffisamment détaillée, l'organisation des centres de chirurgie et de prothèse maxillo-faciale, des centres d'édentés et des cabinets dentaires de garnison[204].

---

[202] Cf. Augier Sylvie, *Les chirurgiens-dentistes français aux armées pendant la Première Guerre mondiale (1914-1918) : Organisation d'un service dentaire et stomatologique*, Lyon I, Thèse Doct. Chir. Dent., 1986 ; cf. Caliot Vincent, *Rôle des chirurgiens-dentistes français aux Armées durant la Première Guerre mondiale (1914-1918)*, Thèse Doct. Chir. Dent., Bordeaux II, 1993.

[203] Cf. Konieczny Bruno, *Le chirurgien-dentiste dans le service de santé des armées françaises durant les guerres modernes*, Nantes, Thèse Doct. Chir. Dent., 1992.

[204] Cf. Augier Sylvie, *Les chirurgiens-dentistes français aux armées pendant la Première Guerre mondiale (1914-1918) : Organisation d'un service dentaire et stomatologique*, Lyon I, Thèse Doct. Chir. Dent., 1986 ; cf. Caliot Vincent, *Rôle des chirurgiens-dentistes français aux Armées durant la Première Guerre mondiale (1914-1918)*, Thèse Doct. Chir. Dent., Bordeaux II, 1993.

Le Congrès dentaire interallié
Un autre événement se tient à Paris, cette même année : le Congrès dentaire interallié. Ses séances du 9 au 13 novembre sont consacrées aux démonstrations et aux communications axées sur le traitement des fractures des maxillaires, et en particulier du maxillaire inférieur. Les visites dans les divers services et les différentes formations de Paris s'occupant de prothèses et de restaurations maxillo-faciales ont lieu du 14 au 18. L'assemblée générale est tenue le lundi 13 novembre, à l'École dentaire de Paris, au 45, rue de la Tour d'Auvergne[205]. Une exposition très complète offre, aux congressistes, divers moulages et appareils de contention temporaire ou définitive, des appareils de redressement, de blocage des mâchoires, de dilatation pour les divers trismus, les atrésies labiales et buccales. La séance solennelle est présidée par le Sous-secrétaire d'État du Service de Santé des Armées, Justin Godart. L'organisateur est Georges Villain. Les actes du congrès sont publiés par Georges Villain en 1917. Ils représentent deux tomes, 1 600 pages et 1 100 figures. Villain les publie en moins d'un an sans négliger un instant ses multiples responsabilités. À l'issue du colloque, Villain est unanimement applaudi. Ce congrès connaît un succès considérable, mais est la cause d'un ralentissement certain des thérapeutiques maxillo-faciales, les praticiens ayant déserté leurs postes pour y assister[206].

Autres évolutions
Le 1er décembre 1916, Lacaze sollicite à nouveau Raymond Poincaré pour qu'il accorde des possibilités d'avancement aux dentistes de la Marine. Le Président signe un nouveau décret en ce sens dès le 2 décembre. Les dentistes peuvent ainsi être nommés médecins de 3e classe et de 2e classe, mais leur nombre est limité au tiers de l'effectif total du personnel de cette spécialité[207]. Le 6 décembre 1916, Lacaze prie les vice-amiraux commandants en chef, les préfets maritimes, les officiers généraux et autres officiers, de lui envoyer une liste de dentistes susceptibles de recevoir une promotion à un grade supérieur dans le respect des consignes du président de la République.
À partir de 1917, les écoles dentaires organisent des centres d'appareillage pour les malades ambulatoires, en liaison avec les hôpitaux militaires et les centres de stomatologie. Le 23 février 1917, la limitation des dentistes recevant un

---

205 Cf. Riaud Xavier, *Première Guerre mondiale et stomatologie : des praticiens d'exception*, Paris, L'Harmattan (éd.), Collection Médecine à travers les siècles, 2008.
206 Cf. Augier Sylvie, *Les chirurgiens-dentistes français aux armées pendant la Première Guerre mondiale (1914-1918) : Organisation d'un service dentaire et stomatologique*, Lyon I, Thèse Doct. Chir. Dent., 1986 ; cf. Caliot Vincent, *Rôle des chirurgiens-dentistes français aux Armées durant la Première Guerre mondiale (1914-1918)*, Thèse Doct. Chir. Dent., Bordeaux II, 1993.
207 Cf. Benmansour Alain, « Cent ans d'histoire des chirurgiens-dentistes militaires français », Revue historique des Armées, 2003 ; 231 : 106-119 ; cf. Lecomte Olivier & Tristan D., « Les praticiens des armées dans l'histoire de l'art dentaire », Médecine et armées, 2010 ; 38 (5) : 469-476.

avancement dans la Marine est abrogée par un nouveau décret. Le 10 mars, Godart décrète la gratuité des appareils dentaires pour les soldats et les sous-officiers. Le 7 avril, le dentiste militaire régimentaire voit le jour. À la fin 1917, 50 dentistes militaires sont recensés. Le 3 juillet, une circulaire informe les dentistes qu'ils recevront tout le matériel nécessaire à leur exercice à compter du 1er septembre[208].

Les lois du 18 octobre 1918 et du 11 janvier 1919

Le 8 février 1918, Godart quitte ses fonctions, salué par la FDN. Louis Mourier (1873-1960) le remplace. Le 25 mars, un projet de loi est déposé en vue de la création d'officiers dentistes et est déposé à la Chambre des députés, au nom du ministre de la Guerre et du ministre des Finances. Le 20 octobre 1918, la loi du 18 octobre 1918 visant à la création d'officiers dentistes au sein du service de santé paraît au Journal officiel. Les dentistes peuvent prétendre au grade de dentiste de 2e classe (sous-lieutenant) et de 1re classe (lieutenant). Un corps d'officiers dentistes est définitivement constitué sans limitation de durée[209]. Le décret du 11 janvier 1919 précise qu'un dentiste auxiliaire a le grade d'adjudant et ne peut devenir dentiste de 2e classe que s'il a un an d'exercice en active en période de guerre. De même, pour un 2e classe pouvant être promu dentiste de 1re classe. Le nombre de dentistes auxiliaires ne doit pas dépasser 1 000, celui de 2e classe, 100 et celui de 1re classe, 25. Le même jour, Louis Mourier promulgue une instruction qui accompagne le décret précédent. Celle-ci stipule que les dentistes officiers sont nommés par le ministre lui-même[210]. Pour cette promotion, il faut faire état de ses diplômes dans le domaine des compétences considérées, des travaux scientifiques, du temps de présence aux armées ainsi que des citations. L'uniforme des dentistes auxiliaires est celui des médecins auxiliaires et celui des 2e, et des 1res classes est celui des médecins aides-majors avec le bandeau du képi. Les insignes du collet sont en velours de couleur violette, dite « prune »[211]. Un dentiste est affecté à chaque formation militaire ou médicale de l'avant (excepté deux qui sont responsables d'une unité mobile), et également dans la zone des étapes. À l'intérieur, un praticien rejoint les petites structures et leur nombre varie en fonction de l'importance des organismes

---

208 Cf. Augier Sylvie, *Les chirurgiens-dentistes français aux armées pendant la Première Guerre mondiale (1914-1918) : Organisation d'un service dentaire et stomatologique*, Lyon I, Thèse Doct. Chir. Dent., 1986 ; cf. Caliot Vincent, *Rôle des chirurgiens-dentistes français aux Armées durant la Première Guerre mondiale (1914-1918)*, Thèse Doct. Chir. Dent., Bordeaux II, 1993.

209 Cf. Riaud Xavier, *Première Guerre mondiale et stomatologie : des praticiens d'exception*, Paris, L'Harmattan (éd.), Collection Médecine à travers les siècles, 2008.

210 Cf. Augier Sylvie, *Les chirurgiens-dentistes français aux armées pendant la Première Guerre mondiale (1914-1918) : Organisation d'un service dentaire et stomatologique*, Lyon I, Thèse Doct. Chir. Dent., 1986.

211 Cf. Benmansour Alain, « Cent ans d'histoire des chirurgiens-dentistes militaires français », Revue historique des Armées, 2003 ; 231 : 106-119.

hospitaliers[212]. L'Odontologie du 30 mars 1919 annonce la nomination d'une première série d'officiers dentistes d'après la loi du 18 octobre 1918. Le Journal officiel n'annonce la nomination de 50 dentistes auxiliaires au grade de dentiste de 2e classe de réserve que le 8 juin 1919.

Quelques citations...
De 1914 à 1918, 88 dentistes sont morts sur le front. 156 citations leur ont été délivrées[213].
- Brille (Marcel Jacob), dentiste de 2e classe. Gouvernement militaire de Paris. Fait chevalier de la Légion d'honneur le 16 juin 1920. Deux citations. *« Dentiste militaire de grand mérite qui, dans un régiment d'infanterie, a été pour son médecin-chef, un collaborateur des plus précieux, faisant à l'occasion fonction de médecin auxiliaire, et coopérant aux évacuations des blessés, avec un dévouement sans limites et un mépris absolu du danger. Trois blessures par éclats d'obus[214]. »*
- Budin (Pierre), dentiste de 2e classe, 2e corps d'armée. Fait chevalier de la Légion d'honneur le 16 juin 1920. Une blessure. Une citation. *« Blessé grièvement en 1914, fait prisonnier, a pu, grâce à son énergie et son mépris du danger, s'évader en 1915, du camp de Nuremberg. À eu pendant sa captivité une attitude très noble[215]. »*
- Dalliès (Jean-Jules), dentiste auxiliaire de réserve au 18e corps d'armée. Une blessure (intoxication). Deux citations. Médaille militaire accordée par arrêté du 17 octobre 1921. *« N'a cessé de montrer le plus grand dévouement en soignant les blessés sous le feu particulièrement violent lors de l'attaque du 15 juillet où il a pansé une centaine de blessés et a assuré leur évacuation sur le poste de secours. Déjà cité[216]. »*
- Filderman (Jacques), dentiste de 2e classe. Gouvernement militaire de Paris. Fait chevalier de la Légion d'honneur le 16 juin 1920. Une blessure. Trois citations. *« A fait preuve, en toutes circonstances, du plus grand sang-froid ; au*

---

212 Cf. Riaud Xavier, *Première Guerre mondiale et stomatologie : des praticiens d'exception*, Paris, L'Harmattan (éd.), Collection Médecine à travers les siècles, 2008.

213 Cf. Augier Sylvie, *Les chirurgiens-dentistes français aux armées pendant la Première Guerre mondiale (1914-1918) : Organisation d'un service dentaire et stomatologique*, Lyon I, Thèse Doct. Chir. Dent., 1986 ; cf. Caliot Vincent, *Rôle des chirurgiens-dentistes français aux Armées durant la Première Guerre mondiale (1914-1918)*, Thèse Doct. Chir. Dent., Bordeaux II, 1993.

214 Cf. Œuvre collective, *Science et dévouement. Le service de santé – La Croix-Rouge – Les œuvres de solidarité de guerre et d'après-guerre*, Paris, Quillet (éd.), 1918.

215 Cf. Œuvre collective, *Science et dévouement. Le service de santé – La Croix-Rouge – Les œuvres de solidarité de guerre et d'après-guerre*, Paris, Quillet (éd.), 1918.

216 Cf. Œuvre collective, *Science et dévouement. Le service de santé – La Croix-Rouge – Les œuvres de solidarité de guerre et d'après-guerre*, Paris, Quillet (éd.), 1918.

début de la guerre s'est montré dans un corps de troupe, gradé plein de courage et d'ardeur, toujours volontaire pour les missions périlleuses[217]*.* »
- Petit (Henri), dentiste 1re classe, lieutenant en 1918. Croix de guerre décernée le 11 septembre 1917 par ordre n° 234 du 74e R.I. Légion d'honneur en novembre 1930 à titre militaire pour sa conduite exemplaire. Citation accompagnant la remise de la Groix de guerre : « *Dentiste régimentaire qui, au cours des opérations offensives de 1918, a secondé en toutes circonstances le médecin-chef, se prodiguant sans compter dans le service qui lui avait été confié*[218]*.* »

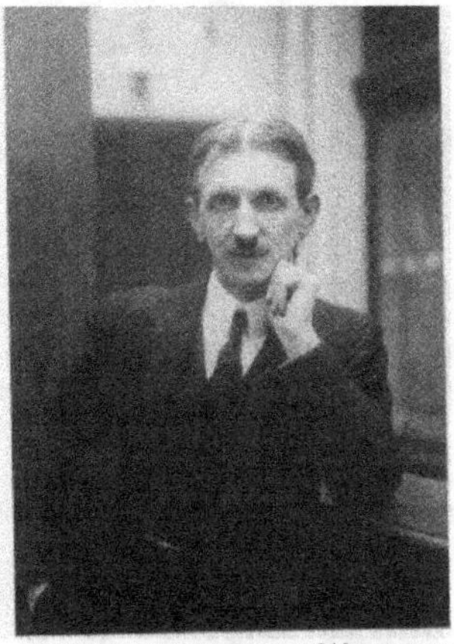

Pr Georges Villain (1881-1938)[219], © BIUS, 2008.

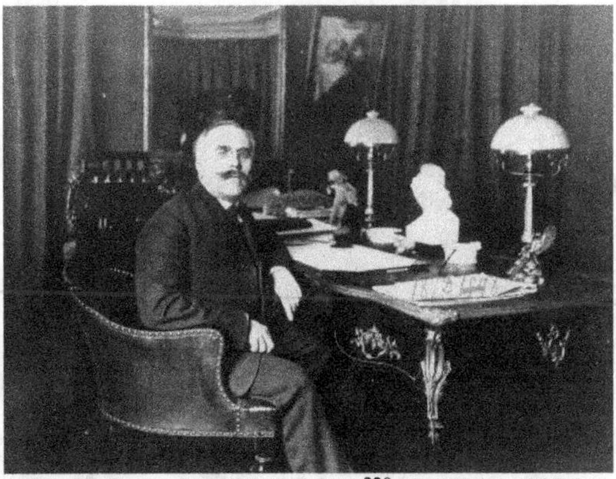

M. Justin Godart (1871-1956)[220], © MSSA, 2006.

[217] Cf. Œuvre collective, *Science et dévouement. Le service de santé – La Croix-Rouge – Les œuvres de solidarité de guerre et d'après-guerre*, Paris, Quillet (éd.), 1918.
[218] Cf. Riaud Xavier, *Pionniers de la chirurgie maxillo-faciale (1914-1918)*, Paris, L'Harmattan (éd.), Collection Médecine à travers les siècles, 2010.
[219] Cf. Bibliothèque interuniversitaire de Santé, communication personnelle, Paris, 2008 ; cf. Mme Villain Georges, *Georges Villain (1881-1938), In Memoriam*, Paris, n°864/1000, 1947.
[220] Cf. Musée du service de santé des armées au Val-de-Grâce, communication personnelle, Paris, 2006.

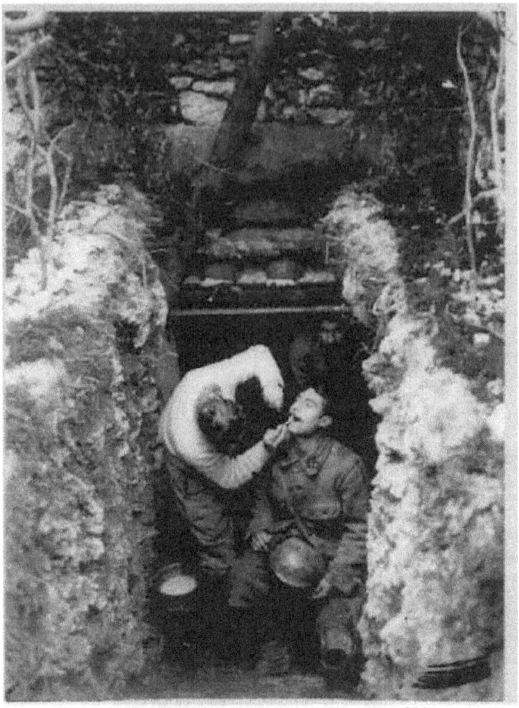

Un dentiste opère sur le seuil d'un poste de secours[221], © MSSA, 2006.

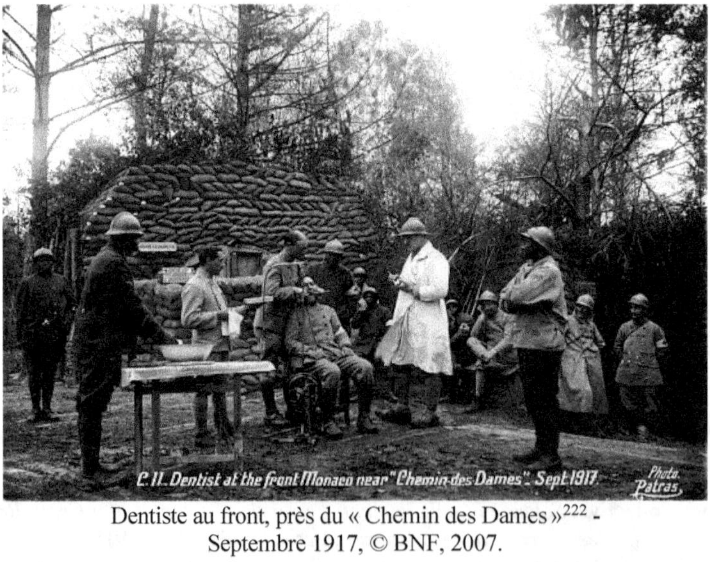

Dentiste au front, près du « Chemin des Dames »[222] -
Septembre 1917, © BNF, 2007.

---

[221] Cf. Musée du service de santé des armées au Val-de-Grâce, communication personnelle, Paris, 2006.
[222] Cf. Bibliothèque nationale de France, communication personnelle, Paris, 2007.

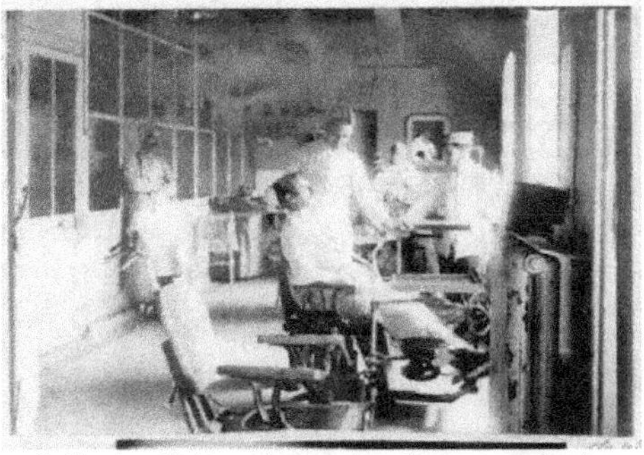

Salle de clinique du service de stomatologie.
Hôpital du Val-de-Grâce, Paris[223], © MSSA, 2006.

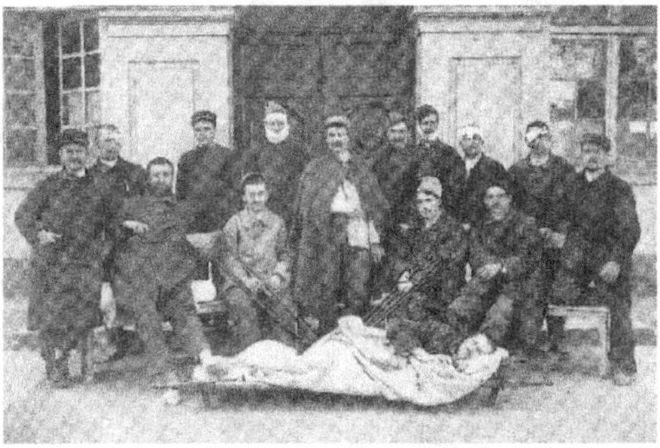

Ve division des blessés de la face.
Hôpital du Val-de-Grâce, Paris[224], © MSSA, 2006.

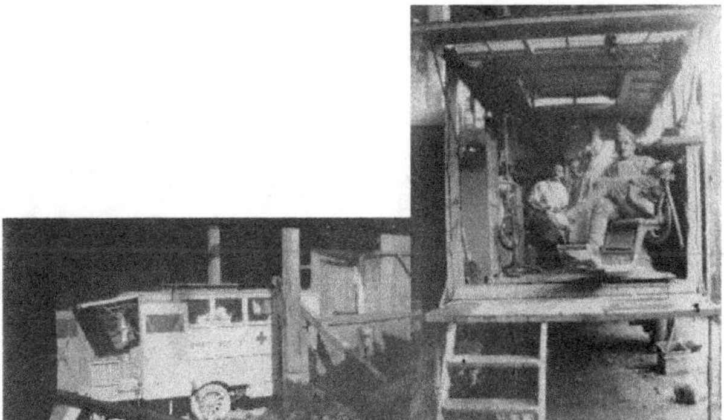

Automobile dentaire française et son intérieur
pendant la Grande Guerre, © Daniel Petit[225].

223 Cf. Musée du service de santé des armées au Val-de-Grâce, communication personnelle, Paris, 2006.

224 Cf. Musée du service de santé des armées au Val-de-Grâce, communication personnelle, Paris, 2006.

225 Cf. Petit Daniel, collection privée de Petit Henri, communication personnelle, Nancy, 2006.

LE PRÉSIDENT DE LA RÉPUBLIQUE FRANÇAISE.

Sur le rapport du Ministre de la Guerre,
Vu l'article 3 de la loi du 25 février 1875 relative à l'organisation des pouvoirs publics;
Vu la loi du 14 avril 1832 sur l'avancement dans l'armée;
Vu l'article 2 de l'ordonnance du 16 mars 1838;
Vu la loi du 21 mars 1905 sur le recrutement de l'armée:
Vu la loi du 7 août 1913, modifiant les lois des cadres de l'infanterie, de la cavalerie, de l'artillerie et du génie, en ce qui concerne l'effectif des unités et fixant les conditions de recrutement de l'armée active et de la durée du service dans l'armée active et sa réserve,

DÉCRÈTE :

ARTICLE PREMIER. — Les militaires pourvus du diplôme de chirurgien-dentiste, soit dans la réserve de l'armée active, soit dans l'armée territoriale ou la réserve de l'armée territoriale, peuvent être, pendant la durée de la guerre et dans la limite des besoins, désignés pour remplir les fonctions de « dentiste militaire », tant dans les corps de troupes que dans les formations sanitaires de campagne ou les établissements hospitaliers du territoire.

Les titulaires de ces fonctions secondent dans l'exécution du service technique les médecins de l'armée, sous les ordres desquels ils sont placés.

ART. 2. — La position dans la hiérarchie militaire des dentistes militaires est celle d'adjudants sous-officiers.

La solde est la même que celle de ces adjudants.

Leur uniforme est déterminé par le Ministre de la Guerre.

ART. 3. — Une instruction ministérielle spéciale déterminera les dispositions de détail nécessaires pour assurer l'exécution du présent décret et fixera, notamment, l'effectif des dentistes militaires.

ART. 4. — Le Ministre de la Guerre est chargé de l'exécution du présent décret, qui sera inséré au *Journal officiel* de la République française.

Fait à Paris, le 26 février 1916.

R. POINCARÉ.

PAR LE PRÉSIDENT DE LA RÉPUBLIQUE :

Le Ministre de la Guerre,
GALLIENI.

Le Ministre des Finances,
A. RIBOT.

Décret du 26 février 1916 signé par Raymond Poincaré, président de la République, ordonnant la création d'un dentiste militaire au sein des armées françaises[226].

[226] Cf. Augier Sylvie, *Les chirurgiens-dentistes français aux armées pendant la Première Guerre mondiale (1914-1918) : Organisation d'un service dentaire et stomatologique*, Lyon I, Thèse Doct. Chir. Dent., 1986 ; cf. Caliot Vincent, *Rôle des chirurgiens-dentistes français aux*

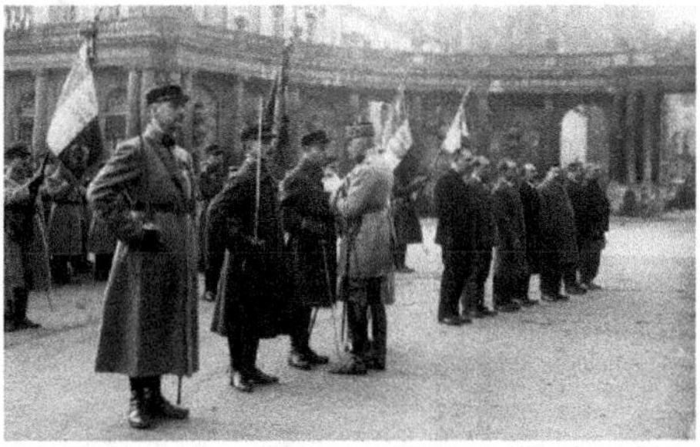

Remise de la Légion d'honneur à Henri Petit (1885 - ?), dentiste, à Nancy (1930), © Daniel Petit[227].

LE PRÉSIDENT DE LA RÉPUBLIQUE FRANÇAISE,

Vu les lois des 21 mars 1905 et 7 août 1913 sur le recrutement de l'armée ;
Vu la loi du 8 août 1913 sur les engagements et rengagements dans l'armée de mer ;
Vu les décrets des 28 octobre 1914, 7 janvier et 20 mai 1915, concernant les médecins auxiliaires de la marine ;
Sur le rapport du Ministre de la Marine,

DÉCRÈTE :

ARTICLE PREMIER. — Le Ministre de la Marine est autorisé, pendant la durée des hostilités, à recruter, pour les besoins de l'armée de mer, un personnel de chirurgiens-dentistes pour seconder, dans l'exécution du service technique, les médecins de la marine sous les ordres desquels ils sont placés.

ART. 2. — Les chirurgiens-dentistes de la marine sont assimilés, à tous les points de vue, aux médecins auxiliaires dont ils portent la tenue et les insignes.

ART. 3. — Ce personnel est recruté :

1° Parmi les marins des équipages de la flotte titulaires du diplôme de chirurgien-dentiste, des Facultés de Médecine françaises ;

2° Parmi les chirurgiens-dentistes reconnus aptes à contracter un engagement dans la marine pour la durée de la guerre ;

3° Parmi les militaires de l'armée de terre, pourvus du même diplôme et autorisés à passer dans la marine par voie de changement de corps.

ART. 4. — Des nominations à l'emploi du chirurgien-dentiste de la marine ont lieu au fur et à mesure des besoins du service.

ART. 5. — Le Ministre de la Marine est chargé de l'exécution du présent décret.

Fait à Paris, le 1er mars 1916.

R. POINCARÉ.

PAR LE PRÉSIDENT DE LA RÉPUBLIQUE :

Le Ministre de la Marine,

LACAZE.

Décret du 1er mars 1916 signé par Raymond Poincaré, président de la République, ordonnant la création d'un dentiste militaire au sein de la Marine française[228].

Armées durant la Première Guerre mondiale (1914-1918), Thèse Doct. Chir. Dent., Bordeaux II, 1993.

[227] Cf. Petit Daniel, collection privée de Petit Henri, communication personnelle, Nancy, 2006.

[228] Cf. Augier Sylvie, *Les chirurgiens-dentistes français aux armées pendant la Première Guerre mondiale (1914-1918) : Organisation d'un service dentaire et stomatologique*, Lyon I, Thèse Doct. Chir. Dent., 1986 ; cf. Caliot Vincent, *Rôle des chirurgiens-dentistes français aux Armées durant la Première Guerre mondiale (1914-1918)*, Thèse Doct. Chir. Dent., Bordeaux II, 1993.

Les « Gueules cassées » en France[229]

Les « Gueules cassées » sont une institution en France. Ce travail a pour vocation d'étudier succinctement leur récupération sur le front pendant la Guerre 14-18 au milieu des combats, leur évacuation vers les hôpitaux de l'arrière et les traitements chirurgicaux appliqués visant à leur guérison si possible, leur réhabilitation au minimum. Reposant sur divers témoignages et sur des faits établis, cette étude ne s'intéressera *qu'au seul système français* et ne concernera pas les autres pays engagés dans le conflit. Elle se posera bien évidemment la question du devenir de ces grands blessés de la face après la guerre et des infrastructures aménagées dans le but de leur permettre de retrouver un semblant de dignité humaine.

L'aspirant Lucien Laby, un médecin français dans les tranchées, décrit parfaitement l'horreur de la prise en charge des blessés de la face[230]. Il fait part de son émoi et de son impuissance face aux défigurations de ses camarades. Ses journées s'écoulent les unes après les autres à faire des pansements sur des plaies sanguinolentes.
C'est le médecin-chef Kazanjian, dentiste et chirurgien maxillo-facial américain d'origine arménienne, qui propose, au Congrès dentaire interallié de 1916 consacré aux divers moyens de réhabilitation des blessés de la face, qui se tient à Paris, que le blessé de la face soit mis *« en position semi-assise pour aider l'irrigation de la bouche, empêcher l'écoulement du sang dans la gorge et diminuer la pression du sang dans la tête. »* Cette position sur le brancard évite l'asphyxie par inhalation de sang et de tissus, et les accidents syncopaux engendrés par l'anémie cérébrale d'une position assise chez celui qui saigne[231]. Il préconise aussi une position latérale. La même année, divers brancards sont inventés dans le respect de ces directives. Ainsi, en sera-t-il, en France, des brancards de Nimier et de Miorcec-Elbert.
Des boyaux d'évacuation des blessés sont aménagés pour en faciliter le transport. Ils sont parfois longs de 400 à 500 m. De nombreuses vies humaines ont pu être ainsi sauvées. Le soldat blessé ramené au poste de secours de bataillon a son pansement imbibé de sang, de salive et qui colle à la peau. Les premiers soins effectués sont extrêmement rudimentaires. Ils sont faits dans des abris de fortune par du personnel infirmier souvent dépassé par ces blessures. L'objectif est

229 Vient en complément du chapitre « Première Guerre mondiale » de la thèse d'Ava Bismuth, pp. 43-59.
230 Cf. Delaporte Sophie & Audouin-Rouzeau Stéphane, *Les carnets de l'aspirant Laby, médecin dans les tranchées*, Bayard (éd.), Paris, 2001, pp. 128, 176, 178.
231 Cf. Long François-Xavier, « Les blessés de la face durant la Grande Guerre : les origines de la chirurgie maxillo-faciale », *Histoire des Sciences médicales*, avril-mai-juin 2002, 36 (2) : 178-183.

d'arrêter tous les écoulements de sang, d'immobiliser les fractures et d'appliquer un premier pansement dont chaque soldat est équipé.

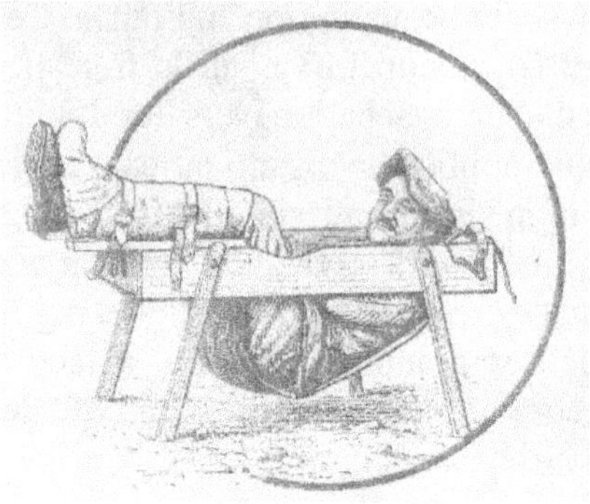

Brancard de Nimier[232].

Si la mutilation est trop importante, le soldat est évacué vers l'arrière. Toutefois, les blessés de la face sont rarement considérés comme prioritaires dans leurs évacuations qui sont jugées le plus souvent inutiles. Ils sont souvent perçus comme des cas désespérés. Au poste de secours central, plus en arrière, les premiers pansements propres sont posés et les premiers soins médicaux dignes de ce nom sont délivrés. L'infection n'y est pas jugulée. Elle est exclusivement de surface. Des injections antitétaniques sont systématiquement effectuées. Pour les blessés de la face présentant un état de déficit nerveux (commotion ou contusion), dits « shockés », il convient de les coucher tête basse, de pratiquer des injections de sérum artificiel et de les réchauffer à l'aide d'un poêle[233]. Pour être évacué, le médecin doit remplir une fiche d'évacuation qui mentionne l'état civil du blessé, le diagnostic de la blessure, le nom du médecin qui est intervenu en premier lieu.

L'ambulance constitue l'élément intermédiaire entre le poste de secours et la gare sanitaire. Son objectif majeur est de donner les soins suffisants pour permettre une évacuation rapide. C'est là que sont déployées les premières mesures d'antisepsie. Une équipe maxillo-faciale n'y est ajoutée qu'en 1918.

Toutefois, les délais d'acheminement sont particulièrement longs. Ainsi, en 1915, suite à une étude sur vingt blessés de la face, le Dr Tuffier écrit un rapport dans lequel il donne 42 jours (durée moyenne) à un blessé entre la date effective de sa blessure et son arrivée réelle à l'ambulance. La moitié arrive cinq semaines

232 Cf. Domeck François-Éric, *Les « Gueules cassées » de la Grande Guerre. Réhabilitation prothétique et chirurgicale : vers une identité retrouvée*, Thèse Doct. Chir. Dent., Lille 2, 2006, pp. 42-51.

233 Cf. Domeck François-Éric, *Les « Gueules cassées » de la Grande Guerre. Réhabilitation prothétique et chirurgicale : vers une identité retrouvée*, Thèse Doct. Chir. Dent., Lille 2, 2006, pp. 53-56.

après et un seul, le jour même. De tels retards génèrent un nombre accru d'interventions réparatrices et une durée d'hospitalisation majorée dans les centres de l'arrière, le problème infectieux étant difficile à enrayer.

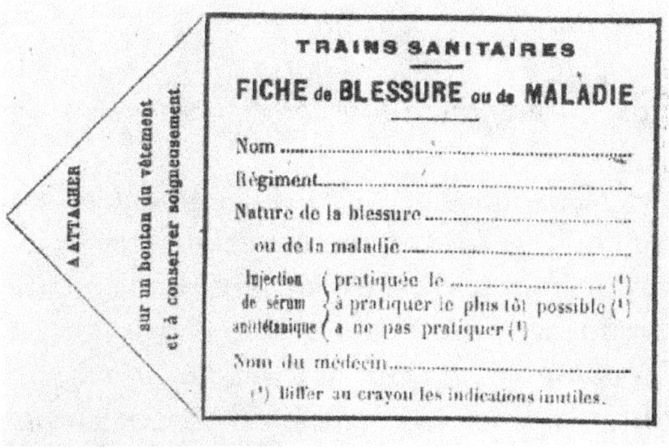
A ATTACHER sur un bouton du vêtement et à conserver soigneusement.

TRAINS SANITAIRES

FICHE de BLESSURE ou de MALADIE

Nom ....

Régiment ....

Nature de la blessure ....

ou de la maladie ....

Injection de sérum antitétanique { pratiquée le .... (1) / à pratiquer le plus tôt possible (1) / à ne pas pratiquer (1)

Nom du médecin ....

(1) Biffer au crayon les indications inutiles.

Fiche française d'évacuation des blessés du poste de secours[234].

Avant leur évacuation de l'ambulance vers un hôpital de l'arrière, les blessés sont triés[235]. La fiche de diagnostic souvent imbibée de sang est inutilisable et donne lieu à un autre examen-diagnostic du médecin en place, d'où une perte de temps supplémentaire. À l'issue de ce tri, les blessés de la face portent une fiche jaune où est écrite cette notification « C24 » qui désigne la chirurgie maxillo-faciale.
Aussitôt arrivé, le blessé est déshabillé, nettoyé, lavé et rasé. Il est radiographié et est orienté pour des lésions aseptiques ou de septicité moyenne vers une des deux salles chirurgicales. Pour des lésions septiques fortes, il est mis à l'isolement.
La chirurgie immédiate est réduite pour les gueules cassées, car leur état général est assez bon. Il convient toutefois de désinfecter rapidement les plaies[236].
Le blessé est acheminé vers les centres spécialisés après plusieurs jours de transport par voie ferroviaire, fluviale ou par la route.
Arrivées à l'arrière, les plaies du visage doivent être examinées[237]. Celles qui n'ont pu être désinfectées antérieurement le sont par traitement opératoire. Après avoir été réconfortés et avoir reçu une alimentation satisfaisante, les malades sont acheminés vers les centres spécialisés de restauration maxillo-faciale. D'ailleurs,

---

234 Cf. Domeck François-Éric, *Les « Gueules cassées » de la Grande Guerre. Réhabilitation prothétique et chirurgicale : vers une identité retrouvée*, Thèse Doct. Chir. Dent., Lille 2, 2006, pp. 42-51.

235 Cf. Domeck François-Éric, *Les « Gueules cassées » de la Grande Guerre. Réhabilitation prothétique et chirurgicale : vers une identité retrouvée*, Thèse Doct. Chir. Dent., Lille 2, 2006, pp. 57-60.

236 Cf. Long François-Xavier, « Les blessés de la face durant la Grande Guerre : les origines de la chirurgie maxillo-faciale », *Histoire des Sciences médicales*, avril-mai-juin 2002, 36(2) : 178-183.

237 Cf. Domeck François-Éric, *Les « Gueules cassées » de la Grande Guerre. Réhabilitation prothétique et chirurgicale : vers une identité retrouvée*, Thèse Doct. Chir. Dent., Lille 2, 2006, p. 60.

le médecin inspecteur général Paul Chavasse, directeur général du service de santé en opérations (1914-1917), dans ses instructions du 13 novembre 1914, affirme : *« Il y a grand intérêt à évacuer très rapidement sur les centres hospitaliers désignés par le ministre, les blessés atteints de fractures du maxillaire inférieur, car l'application précoce d'un appareil spécial, fait par un dentiste expérimenté, permet seule d'éviter des déformations irréparables et de pratiquer les autoplasties nécessaires pour réparer les pertes de substance des parties molles. »*

À partir de 1917, les statistiques de guérison augmentent de façon très significative. Les chirurgiens s'accordent pour reconnaître une amélioration très sensible des résultats opératoires, qui est attribuée aux conditions de transport et aux délais de rapatriements vers les centres de chirurgie[238]. Certains médecins affirment que : *« La cause essentielle de l'amélioration dans nos résultats est incontestablement la précocité plus grande de nos interventions. (...) Il y a un progrès dans l'évacuation de nos blessés ; ceux-ci nous arrivent en moyenne quatre heures et demie après la blessure. »*

Vers l'intérieur, un classement par ordre de gravité est mis en place : les fiches rouges désignent les blessés graves relevant de la chirurgie générale (les plaies du crâne sont concernées) ; les fiches blanches, les blessés relevant d'une spécialité (cavités de la face), etc[239].

Les centres de chirurgie réparatrice maxillo-faciale reçoivent en dernier lieu les blessés du visage. Ces derniers sont cicatrisés ou en voie de cicatrisation. Ces centres ont souvent été ouverts sous l'impulsion des chefs d'hôpitaux comme Morestin au Val-de-Grâce. Il n'y a pas de modèle type, pas de corrélation entre eux, pas de lien avec les infrastructures de l'avant.

Dans les hôpitaux, les blessés portent des bandages cachant les plaies difformes, dont la guérison n'est réalisée qu'au prix de nombreuses opérations et de longs mois de cicatrisation[240]. Mais, le poids moral de ces séquelles a été tout aussi important que les traces visibles sur les corps déchirés par les combats.

Au maxillaire inférieur, les pertes de substances de grande étendue posent le problème des complications liées à la conservation et à l'emploi de brides cicatricielles ou encore des difficultés inhérentes à la rééducation orthophonique des victimes de guerre[241]. Les greffes ostéopériostées connaissent un essor remarquable. Leur indication est de plus en plus fréquente. Les grands brûlés de

---

238 Cf. Delaporte Sophie, *Les médecins dans la Grande Guerre 1914-1918*, Bayard (éd.), Paris, 2003, p. 72.

239 Cf. Domeck François-Éric, *Les « Gueules cassées » de la Grande Guerre. Réhabilitation prothétique et chirurgicale : vers une identité retrouvée*, Thèse Doct. Chir. Dent., Lille 2, 2006, pp. 67-69.

240 Cf. Milleliri Jean-Marie, *La médecine militaire en cartes postales 1880-1930*, Bernard Giovanangeli (éd.), Paris, 2003, p. 36.

241 Cf. Zimmer Margueritte, « Petite Histoire de l'Art dentaire : des origines à nos jours - De 1910 à 1920 », in *Actes de la Société française d'histoire de l'art dentaire*, http://www.biusante.parisdescartes.fr, sans date (consulté : 28/03/2008).

la face sont traités en combinant les techniques de massage et d'électrothérapie aux séances de radiothérapie ou encore aux applications de radium.
Les revues professionnelles présentent les résultats favorables obtenus dans le domaine de la chirurgie plastique de la face et les succès enregistrés en matière de prothèse auriculaire.
Les cas soignés par le dentiste Albéric Pont, chef du centre de chirurgie maxillo-faciale de Lyon, sont tout à fait admirables[242]. Albéric Pont a créé ainsi le deuxième centre de chirurgie maxillo-faciale en France avec ses propres deniers, bien qu'une souscription de l'État soit venue l'appuyer, les soins étant délivrés aux soldats gratuitement et sur ordre du gouvernement.
Bien que ses prothèses n'aient pas eu la prétention d'être des prothèses de longue durée, Pont devient le spécialiste incontestable et incontournable des restaurations prothétiques plastiques réalisées à partir d'une pâte à base de gélatine.
L'esthétique des prothèses maxillo-faciales évolue favorablement avec l'apparition d'appareils en acétate de cellulose. En 1917, Bozo soumet ce matériau aux mêmes contraintes que le celluloïd et confectionne une oreille de remplacement esthétiquement fiable.

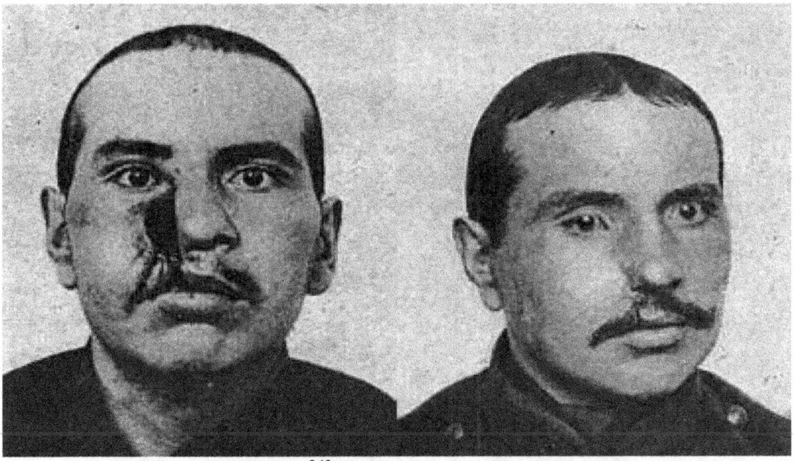

Traitement par greffe ostéopériostée[243]. Soldat français blessé à la face pendant les combats opéré à l'hôpital du Val-de-Grâce par le professeur Morestin.
Suivi photographique de l'évolution du traitement.

---

[242] Cf. Zimmer Margueritte, « Petite Histoire de l'Art dentaire : des origines à nos jours - De 1910 à 1920 », in *Actes de la Société française d'histoire de l'art dentaire*, http://www.biusante.parisdescartes.fr, sans date (consulté : 28/03/2008)..

[243] Cf. Musée du service de santé des armées au Val-de-Grâce, Paris, 2007. Du 22 février au 15 juin 1916, l'hôpital de Vadelaincourt à Verdun a accueilli 10 800 blessés dont 10 080 par éclat d'obus, 453 par balles et 247 par grenades. Parmi ces 10 800 blessés, il avait 2 670 plaies de la face. Cf. Sarazin Jacques, « Les médecins et la bataille de Verdun 21 février-16 décembre 1916 », in *Histoire des Sciences médicales*, avril-mai-juin 2002, 36(2) : 142.

Sur 8 000 000 de mobilisés, il y a 2 800 000 Français blessés[244]. 11 à 14 % l'ont été au visage et parmi eux, 10 à 15 000 sont des grands blessés de la face. L'Armistice est signé le 11 novembre 1918. Mais, si la fin des combats est décrétée, cela ne signifie pas pour autant la fin de la guerre. Ce n'est que le 28 juin 1919 que les officiels se réunissent au château de Versailles pour approuver le Traité de la Paix. C'est Clemenceau lui-même qui décide d'associer des grands blessés à cette cérémonie à laquelle il souhaite apporter toute la solennité de rigueur[245]. Le Gouverneur de Paris est au préalable mandaté pour entrer en contact avec le professeur Hippolyte Morestin du service de chirurgie maxillo-faciale de l'hôpital du Val-de-Grâce de Paris afin de désigner une délégation de cinq blessés. Ce service a été affecté au début de la guerre aux grands blessés du visage. Il constitue le premier service de chirurgie maxillo-faciale de France. C'est la circulaire n° 14198 C/7 du 10 novembre 1914 intitulée *« Organisation de Services spéciaux de stomatologie de prothèse maxillo-faciale et de restauration de la face »* et rédigée à Bordeaux qui décrète l'ouverture de trois centres de stomatologie, et de prothèse maxillo-faciale à Paris, qui existait avant 1914, à Lyon et à Bordeaux.

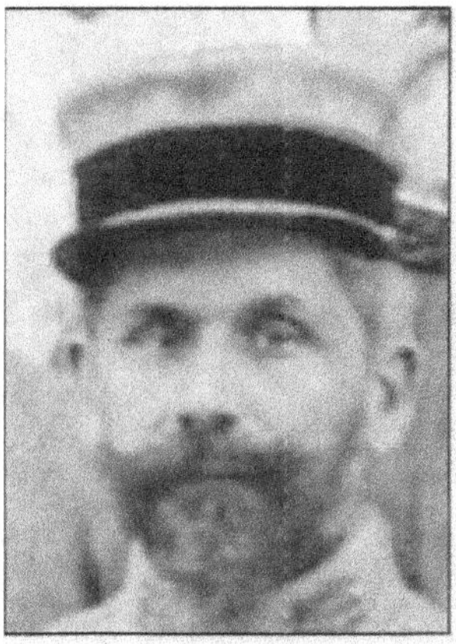

Professeur Hippolyte Morestin (1869-1919)[246].

[244] Cf. Long François-Xavier, « Les blessés de la face durant la Grande Guerre : les origines de la chirurgie maxillo-faciale », *Histoire des Sciences médicales*, avril-mai-juin 2002, 36(2) : 178-183.
À Brocourt près de Verdun, l'ambulance 6/13 dirigée par le Professeur Couvelaire a des statistiques aussi éloquentes. Du 16 mars au 1er avril 1916, son ambulance traite 797 blessures par éclat d'obus, 77 par balles et 11 par grenades. Parmi ces 885 blessés, il y a 157 plaies du crâne et 86 de la face et du cou. À Verdun, 140 000 hommes sont blessés lors des 130 premiers jours. 28 % des blessures sont à la tête. Cf. Ferrandis Jean-Jacques, « Le Service de santé durant la bataille de Verdun », in *Histoire des Sciences médicales*, avril-mai-juin 2002, 36(2) : 153, 156.

[245] Cf. Riaud Xavier, *Première Guerre mondiale et stomatologie : des praticiens d'exception…*, L'Harmattan (éd.), Collection Médecine à travers les siècles, Paris, 2008, pp. 107-116.

[246] Cf. Musée du Service de santé des armées, 2007.

Grand ponte de la chirurgie maxillo-faciale en France, Morestin fonde le premier hôpital, en France, de chirurgie maxillo-faciale au Val-de-Grâce. Auteur de nombreuses publications, inventeur de nombreuses techniques chirurgicales, son abnégation au service de ses blessés est légende. Il meurt, après la guerre, emporté par la grippe espagnole.

Le médecin-chef Morestin (1869-1919) porte aussitôt son choix sur l'un des plus anciens blessés de son service : le dénommé Albert Jugon qui est hospitalisé depuis plus de quatre ans et qui a été un des premiers admis au Val-de-Grâce[247]. La solidarité entre malades étant de mise, Jugon a connu tous ses compagnons d'infortune depuis l'ouverture du service. Après celui-ci, le médecin désigne quatre autres mutilés : Eugène Hébert du 315e régiment d'infanterie qui est décédé en 1957, Henri Agogué du 4e bataillon de chasseurs à pied qui est mort en 1935, Pierre Richard du 102e bataillon de chasseurs à pied qui est disparu en 1965 et André Cavalier du 2e zouave, blessé à Dixmude en 1915 et décédé en 1976.

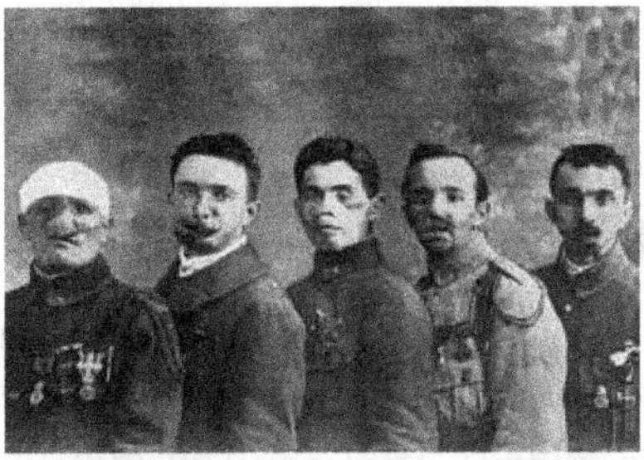

De gauche à droite : Eugène Hébert, Henri Agogué, Pierre Richard, Albert Jugon, André Cavalier[248].

Chaque plénipotentiaire a dû défiler devant eux avant de signer le Traité.

De retour dans sa famille, le blessé de la face se retrouve laissé pour compte et souvent mis à l'écart. Quelquefois, des difficultés matérielles surgissent. En juin 1921, Bienaimé Jourdain et Albert Jugon convient, à la salle des fêtes du *Journal de Paris*, leurs anciens camarades[249]. L'Union des Blessés de la Face (UBF) vient de naître. Leur président sera l'un d'entre eux. Il s'agit du colonel Picot. Le vice-président est Bienaimé Jourdain. Albert Jugon en assume le secrétariat.
Leur premier combat est bien évidemment l'attribution de pensions d'invalidité pour les mutilés de la face. Le préjudice de défiguration n'est hélas reconnu par

---

[247] Cf. Riaud Xavier, *Pionniers de la chirurgie maxillo-faciale (1914-1918)*, L'Harmattan (éd.), Collection Médecine à travers les siècles, Paris, 2010, pp. 35-42.

[248] Cf. Union des Blessés de la Face et de la Tête (U.B.F.), communication personnelle, Paris, 2006.

[249] Cf. Delaporte Sophie, *Gueules cassées de la Grande Guerre*, Agnès Viénot (éd.), Paris, 2004, pp. 189-238.

le gouvernement français qu'en 1925. Il concerne tous les blessés de la face du conflit et est attribué systématiquement, peu importe le délai après la guerre où la démarche d'obtention est faite. En 1927, l'association achète un domaine grâce à une souscription ouverte en 1925. C'est un château situé à quarante kilomètres de Paris, dans le village de Moussy-le-Vieux en Seine-et-Marne. L'inauguration a lieu le 20 juin 1927, en présence du président de la République Paul Doumergue.

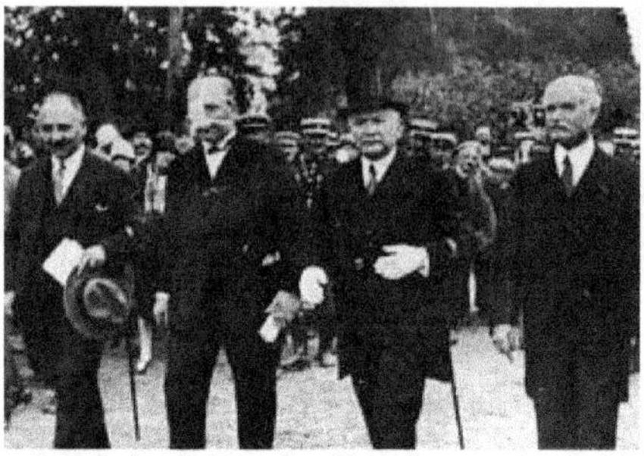

L'inauguration de la maison des Gueules cassées le 20 juin 1927
(de droite à gauche : colonel Picot, Président Doumergue, Bienaimé Jourdain)[250].

Cette maison est ouverte définitivement aux plus atteints et à leurs familles, et temporairement aux convalescents. La vie quotidienne est axée sur l'exploitation agricole du domaine. Les enfants des « Gueules cassées » ont pu aussi profiter de la maison par le biais des colonies de vacances mises en place par l'U. B. F. Sous l'impulsion du colonel Brunschwig, autre blessé de la face, l'association se donne une indépendance financière en organisant des bals, des galas de charité et des mécénats divers, comme celui particulièrement marquant d'une riche Américaine[251].

En 1933, le dixième des sommes recueillies par la Loterie nationale est remis à l'U. B. F.

En 1934, cette dernière acquiert une deuxième maison à Coudon dans le Var.

Quid de l'étymologie des mots « Gueules cassées » ?

Une fête patriotique est donnée à la Sorbonne. Le colonel Picot, la tête encore emmaillotée, désire s'y rendre. Hospitalisé au Val-de-Grâce, il n'y a qu'un pas jusqu'au boulevard Saint-Michel. Picot, tout joyeux de cette cérémonie, se présente au guichet. Un garde l'arrête :

– Avez-vous, monsieur, une invitation ?

– Non, mais je suis mutilé de guerre, colonel en service, et actuellement au Val-de-Grâce.

---

[250] Cf. Union des Blessés de la Face et de la Tête, 2006.

[251] Cf. Delaporte Sophie, *Gueules cassées de la Grande Guerre*, Agnès Viénot (éd.), Paris, 2004, pp. 9-10, 189-238.

– Impossible, monsieur, de vous laisser passer si vous n'avez pas une convocation.
– Mais, enfin… tout de même !
– Je vous demande pardon, monsieur.
À ce moment, Picot est légèrement bousculé par un homme qui, sortant rapidement une vague carte de sa poche, dit entre ses dents : « Député ! » et passe, salué respectueusement par le garde. Picot n'insiste pas, serre les poings, va sur la place de la Sorbonne, en fait le tour deux ou trois fois et s'aperçoit brusquement du départ du garde. Aussitôt, il bondit, passe le tourniquet, sort une vague carte de sa poche, comme le député, et comme lui grommelle : « Gueule cassée ! » On s'efface et Picot entre fièrement dans la place. C'est ce nom qui désignera désormais les blessés de la face[252]…

Aujourd'hui, l'UBF est une association toujours pérenne. Cette association a ouvert ses portes aux blessés de la face des autres conflits du XXe siècle[253]. Aujourd'hui, l'association détient 9,2 % des actions de la Française des jeux. Avec l'argent ainsi obtenu, elle aide ses membres, réhabilite les maisons de retraite et sauvegarde la mémoire en participant au mémorial de Verdun. Elle apporte aussi son soutien à la recherche médicale, à la chirurgie réparatrice notamment et apporte sa contribution à l'humanitaire en appuyant les démarches des Médecins du Monde. De 10 000 à l'origine, les effectifs des blessés rattachés à l'UBF sont passés à 3 000 en 1996.

---

[252] Cf. Anonyme, « Un Président pour les « Gueules cassées » », in *www.curieuseshistoires.net*, 2017 & cf. Union des Blessés de la Face et de la Tête, « Colonel Picot (1862-1938), président fondateur des « Gueules cassées » », in *www.gueules-cassées.asso.fr*, 2019.
[253] Cf. Delaporte Sophie, *Gueules cassées de la Grande Guerre*, Agnès Viénot (éd.), Paris, 2004, pp. 9-10, 189-238.

Le monument aux morts de Garancière

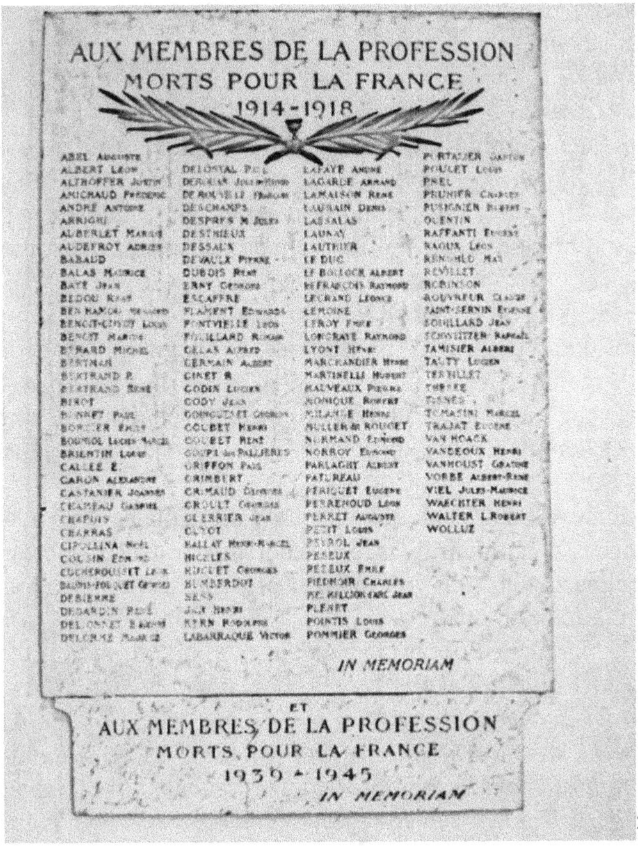

[254]

1914 : la guerre éclate. Le monde s'embrase. L'École odontotechnique vient de naître (1884). La chirurgie dentaire française vient d'acquérir ses lettres de noblesse (1892)[255].

L'institution est aussitôt marquée par le conflit. Ces registres de délibérations du conseil d'administration cessent en août 1914. Pendant la guerre, la presque totalité des membres du corps enseignant a été mobilisée. Beaucoup ne sont pas revenus. L'enseignement est assuré malgré tout grâce à une petite équipe placée sous la direction du Dr Lebedinsky. L'Association présidée alors par M. Fontanel a offert une salle équipée au service de santé de l'armée[256]. Les assemblées

[254] Cf. Aupiais Grégory, communication personnelle, 2025.

[255] Cf. Aupiais Grégory, Benaphtali Sacha, David Sarah, Elshoubri Morgan, Huang Samuel & Miaci Amina, « Garancière 14-18 », in L'Information dentaire, 20/05/2015, 20 : 23.

[256] Cf. U.F.R. d'Odontologie de Garancière, *Centenaire (1882-1982)*, Paris, 1982.

générales ne reprennent que 5 ans plus tard. *« La mobilisation survenue en août 1914 fit partir immédiatement Monsieur Bastien, le trésorier de notre Association, et, avec lui, le comptable qui l'assistait dans la tenue des livres. Ces messieurs furent même surpris et, de ce fait, les livres furent laissés tels qu'ils étaient à la fin de juin. »* Un autre compte rendu stipule rapidement derrière : *« Le conseil a décidé qu'une plaque commémorative serait apposée dans la salle d'attente des malades*[257]*. »*

C'est une plaque de marbre de 191 x 140 cm. Elle est consultable dans le hall d'entrée de l'U.F.R. On y trouve 142 noms dont seulement 56 ont pu être retrouvés sur « Mémoire des Hommes ». Les manquements proviennent majoritairement d'homonymies et d'un manque de rigueur des initiateurs de ce projet.

Quelles leçons tirées de cette étude ? 20 % sont originaires de la région parisienne et 80 % du reste du pays. Les promotions de dentistes concernées par la mobilisation s'échelonnent des années 1889 à 1919. Tous sont partis combattre dans l'infanterie, à l'exception d'un matelot mécanicien dans une unité de sous-marins. Dans ces hommes, il y a 3 officiers, 5 sous-officiers et 40 sont des soldats de 1re ou 2e classe.

Il y a tout de même 4 d'entre eux qui exercent l'art dentaire et un a le grade et la fonction de médecin auxiliaire[258]. 25 % sont morts de leurs blessures, 5 de maladies infectieuses et tous les autres présentent les mentions « Tué à l'ennemi » ou « Tiré par l'ennemi ».

Les dentistes de Garancière ont brillé pendant cette guerre. Voici ce qu'en dit le secrétaire de séance du 8 juillet 1919 : *« Pendant ces cinq années, vous avez tous accompli merveilleusement votre devoir et vous avez fait connaître notre Association dans les centres militaires professionnels. À ce point de vue, notre Association fut largement représentée et permettez-moi, Monsieur, de vous remercier bien vivement d'avoir de ce fait augmenté son renom par vos travaux opiniâtres et éclairés dans tous les cas divers et si complexes où vous avez dû intervenir*[259]*. »*

---

[257] Cf. Aupiais Grégory, Benaphtali Sacha, David Sarah, Elshoubri Morgan, Huang Samuel & Miaci Amina, « Garancière 14-18 », in L'Information dentaire, 20/05/2015, 20 : 23.

[258] Cf. Aupiais Grégory, Benaphtali Sacha, David Sarah, Elshoubri Morgan, Huang Samuel & Miaci Amina, « Garancière 14-18 », in L'Information dentaire, 20/05/2015, 20 : 23.

[259] Cf. Aupiais Grégory, Benaphtali Sacha, David Sarah, Elshoubri Morgan, Huang Samuel & Miaci Amina, « Garancière 14-18 », in L'Information dentaire, 20/05/2015, 20 : 23.

Quelques dentistes résistants célèbres formés à Garancière[260]

Pendant la Seconde Guerre mondiale, l'École reste ouverte et fonctionne normalement. De même que pendant le conflit précédent, elle a offert une salle au service de santé de l'armée[261].

. *Danielle Casanova*

Danielle Casanova, est née Vincentella Périni, à Ajaccio, le 9 janvier 1909[262]. Elle fait ses études secondaires à Ajaccio en Corse et les termine à l'école du Luc dans le Var. Après un bref séjour à Marseille, dans le lycée de Longchamp pour lequel elle a obtenu une bourse, elle part à Paris pour suivre les cours de l'École dentaire, rue Garancière en novembre 1927. Elle rejoint son frère qui travaille comme journaliste dans la capitale. Elle a une petite chambre rue Monge[263]. En 1927, à 18 ans, elle s'inscrit à l'Union fédérale des étudiants. C'est là qu'elle rencontre Laurent Casanova qu'elle épouse en 1933. Ils vivent dans le VIIe arrondissement, puis déménagent au 32, rue du four (VIe arrondissement). Ce dernier est fait prisonnier en 1940. S'étant évadé, il assurera d'importantes responsabilités dans la Résistance[264].

Elle devient une des dirigeantes de l'Union fédérale des étudiants où elle dirige la section dentaire[265]. En 1928, elle adhère aux Jeunesses communistes et se fait appeler Danielle. Elle prend le secrétariat du groupe de la Faculté de médecine. Dans le même temps, elle poursuit ses études dentaires avec assiduité. En 1934, elle prend la direction du secrétariat de la nouvelle direction du mouvement. Elle fonde l'Union des jeunes filles de France en 1936.

En 1932, elle devient officiellement chirurgien-dentiste. Mais, le 2 juin 1933, elle est condamnée à 50 Frs d'amende pour exercice illégal par la 10e chambre correctionnelle. Ses études terminées, elle exerce à la clinique dentaire de la coopérative ouvrière « La Bellevilloise » et au dispensaire de Villejuif. C'est sa grand-mère qui lui paie son matériel et l'aide à s'installer. Elle loue un local avec un masseur. Elle y travaille 3 jours par semaine[266]. Le reste du temps, elle officie à la clinique.

---

260 Vient en complément du chapitre « Après la Guerre… » de la thèse d'Ava Bismuth, pp. 61-79. La Seconde Guerre mondiale est évoquée p. 63.

261 Cf. U.F.R. d'Odontologie de Garancière, *Centenaire (1882-1982)*, Paris, 1982.

262 Cf. Lamendin Henri, *Praticiens de l'art dentaire du XIVe au XXe siècle*, L'Harmattan (éd.), Collection Médecine à travers les siècles, Paris, 2007.

263 Cf. http://www.curagiu.com (a), *Danielle Casanova – Danielle déportée le 21 janvier 1943 à Auschwitz sous le matricule 31655*, sans date, pp. 1-13.

264 Cf. Riaud, Xavier, *Étude de la pratique odontologique et de ses déviances dans les camps de l'Allemagne nazie*, Thèse Doct. Épistémologie, Hist. Sciences & Techniques, Nantes, 2007.

265 Cf. Riaud Xavier, *La pratique dentaire dans les camps du IIIe Reich*, L'Harmattan (éd.), Collection Allemagne d'hier et d'aujourd'hui, Paris, 2002.

266 Cf. http://fusilles-40-44.maitron.fr, « Casanova Danielle », 2007-2020. Avec l'aimable autorisation des responsables du site, Mrs Claude Pennetier et Dominique Tantin.

En 1938, elle condamne le régime d'Hitler au Congrès de New York[267].
En 1939, le parti communiste est interdit. Sous l'Occupation, elle participe à la reconstruction du parti communiste clandestin et quand celui-ci s'engage dans la Résistance, c'est en tant que rédactrice de La Voix des femmes qu'elle mène des actions[268]. Le 15 février 1942, surveillée depuis longtemps, elle est arrêtée chez des amis à elle, les Politzer, qui vivent rue de Grenelle, par la police française. Elle refuse de parler. Elle est photographiée, examinée des pieds à la tête et emprisonnée au Dépôt jusqu'au 23 mars. Ce jour-là, elle rejoint la prison de la Santé où elle est isolée. Elle y reste pendant 5 mois et demi. Le 9 juin 1942, elle est interrogée par la Gestapo. Le 24 août 1942, elle arrive au Fort de Romainville où elle fait preuve d'une dévotion et d'une affection à l'encontre de ses compagnes de détention sans égal. À l'aide du seul livre qu'elle possède, Danielle donne des cours d'histoire. Le 11 novembre, elle organise une Marseillaise avec tous les détenus de la prison qui l'entonnent à 12h00. Elle met en place un petit carnet qui servira de petit journal clandestin. Elle organise des distributions de nourriture aux plus démunis[269].
La jeune Corse fait partie du convoi du 24 janvier 1943 pour Auschwitz. 230 femmes, dont Marie-Claude Vaillant-Couturier, l'accompagnent[270]. Le 27 janvier, elles entrent dans le camp pour femmes de Birkenau, en chantant la Marseillaise. Une gardienne SS demande s'il y a une dentiste parmi elles. Danielle quitte le groupe et rejoint le Revier (= Infirmerie) où elle travaille à la baraque réservée aux soins dentaires qui est divisée en trois pièces (une salle d'attente, une chambre meublée de trois lits pour le dentiste et ses deux assistantes, et le cabinet dentaire très bien aménagé aux dires de Danielle Casanova). Devenue une personnalité du camp (= Prominent), elle conserve ses cheveux[271]. Elle a le numéro de matricule 31655 tatoué sur son bras gauche. Son nom apparaît pour la première fois dans les registres du camp en date du 29 avril 1943 et il y est fait mention de sa fonction de dentiste au camp de femmes de Birkenau.
La Dr Adélaïde Hautval, médecin, arrive au camp dans le même convoi qu'elle. « Je la trouve toute changée, pâle, gonflée et je saurai que toute la nuit elle a pleuré, consciente du sort qui attendait les camarades. Comment y parer ? Avec une vision claire de l'avenir et des données possibles, elle se fixe tout un programme : leur procurer des « emplois », voler pour elles des médicaments, détourner les victuailles, prendre sur sa ration propre et surtout leur apporter jour après jour un soutien moral sûr et constant. Jusqu'au bout, Danielle restera fidèle

---

267 Cf. Riaud, Xavier, 2007.
268 Cf. Riaud Xavier, 2002.
269 Cf. Durand Pierre, *Danielle Casanova, l'indomptable*, Messidor (éd.), Paris, 1990.
270 Cf. Paris-Musées, *Destination Auschwitz des déportés tatoués*, Musées de la ville de Paris (éd.), Paris, 2002.
271 Cf. Riaud, Xavier, 2007.

à ce programme – toujours. Et cette fidélité sera la cause de sa mort, car de nous toutes, c'est elle qui se trouvait dans les conditions de vie les plus favorables[272]. »
Aussitôt arrivée, elle entre en contact avec l'organisation clandestine du camp. Elle parvient à faire sortir des informations du camp au péril de sa vie sur les horreurs s'y produisant[273]. Malgré des conditions de vie déplorables, elle a fait tout ce qu'elle pouvait afin d'aider ses compagnes malades[274]. Le 1er mai 1943, elle est prise d'une fièvre violente. Le médecin-chef SS Dr Röder, qui tenait à sa dentiste si efficace, la fait vacciner, mais trop tard. Elle meurt du typhus à Auschwitz, dans la nuit du 9 au 10 mai 1943. Son décès est annoncé dans les documents officiels du camp en date du 17 juin 1943. Ce jour-là, toutes les déportées pleurent leur amie disparue.
De nombreux tracts communistes annoncent sa mort et l'intention de représailles. Aujourd'hui, Danielle Casanova reste un exemple de dévotion et d'abnégation remarquable dans le monde de la Déportation. Elle est aussi une figure légendaire de la Résistance française. Elle a été élevée au rang d'héroïne nationale en 2009 et a reçu à titre posthume la croix de la Légion d'honneur.

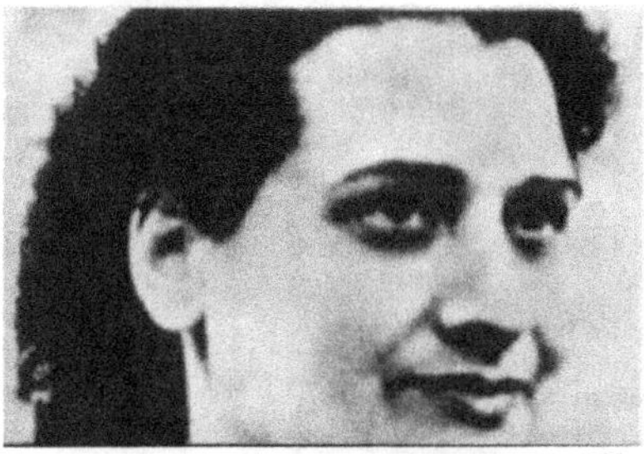

Mme Danielle Casanova (1909-1943)[275].

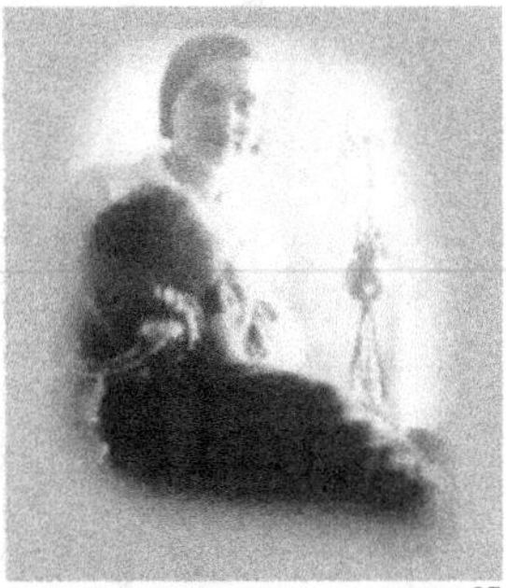

Danielle, chirurgien-dentiste[276].

---

[272] Cf. Hautval Adélaïde, *Médecine et crimes contre l'Humanité*, Actes Sud (éd.), Arles, 1991.
[273] Cf. http://www.curagiu.com (b), *Danielle Casanova – De Vincentella à Danielle*, sans date, pp. 1-13.
[274] Cf. Riaud Xavier, 2002.
[275] Cf. F. N. D. I. R. P., communication personnelle, Paris, 2003.
[276] Cf. http://www.curagiu.com (a), *Danielle Casanova – Danielle déportée le 21 janvier 1943 à Auschwitz sous le matricule 31 655*, sans date, pp. 1-13.

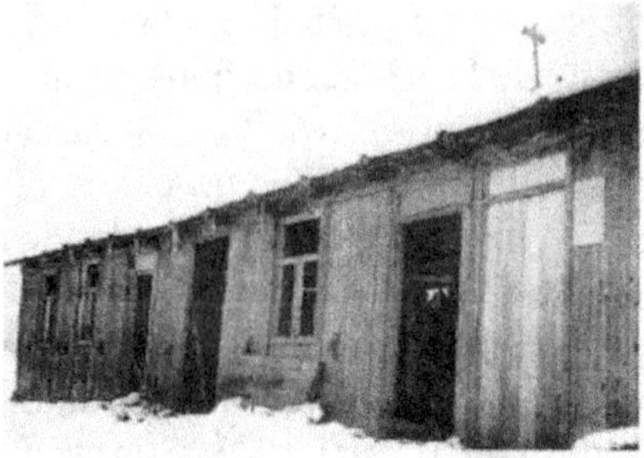

Cabinet dentaire d'Auschwitz-Birkenau[277].

K. L. Auschwitz
K. L. Zahnstation

Auschwitz, den 29. April 1943.

Verzeichnis der in den Kdtr. und KL. Zahnstationen eingesetzten Häftlinge.

A. Kommandantur Zahnstation:

Behandlungsraum: als Helfer

Bohusiewicz	Miecislaus	geb. 4.12.96	Nr. 28791	Dentist	Pole
Krebs	Berthold	4. 6.13	103605	Zahntechn.	Jude
Kaliniewicz	Stanislaus	28. 1.88	12314	Schreiber	Pole

Laboratorium: als Zahntechniker

Vojtek	Felix	10.10.03	73025	Dentist	RD.
Szczesnowicz	Stanislaus	14. 7.00	9265	"	Pole
Olekay	Stanislaus	11. 2.12	25082	"	Pole
Mikolajski	Zdzislaus	28. 9.93	9240	Zahntechn.	Pole
Januszewski	Edmund	11.11.07	3839	"	Pole
Nowacki	Josef	13. 3.13	18536	"	Pole

Sonderraum:

Kratz	Manne	16. 9.14	85908	Zahntechn.	Jude
Katz	Pinkus	15. 3.07	42173	"	Jude
Feldmann	Franz	10.12.10	36661	"	Jude

B. K. L. Zahnstation Stammlager Auschwitz:

Behandlungsraum :

Szuszkiewicz	Roman	24. 5.07	25122	Arzt u.Zahnarzt	Po
Krzywicki	Janusz	15. 9.07	74593	" "	Po
Glebowicz	Boleslaus	7. 3.20	57317	Schreiber	Po

Laboratorium:

Duzel	Ceslaus	23.12.20	3702	Zahntechniker	Po
Napierala	Thomas	14.12.11	84494	"	Po

Zweiglaboratorium:

Kordakiewicz	Stefanie	wbl.Hftl.24.8.11.	32270	Zahntechn.	Po
Hermann	Fanny	" " 9.8.04	38434	"	Ju
Koczynska	Hedwig	" " 11.9.15	33318	"	J.

C. Zweigzahnstation Lager " B u n a :

Hermann	Willy	26. 2.08	89075	Dentist	VD
Happ	Hans	13. 3.01	81314	Zahnarzt	Ju

D. Zweigzahnstation Lager Jawischowitz :

Schweikert	Rudolf	9. 5.02	62890	Dentist	RD
Mosbach	Walter	27.12.99	85037	Zahnarzt	Ju
Alexander	Josef	20. 4.97	70038	"	Ju

E. Zweigzahnstation M.K.L. Birkenau:

Baranek	Beniamin	26. 3.14	42810	Zahnarzt	Ju
Rosenstock	Zandel	18. 8.18	32194	Zahntechniker	Ju

[277] Cf. http://www.curagiu.com (a), *Danielle Casanova – Danielle déportée le 21 janvier 1943 à Auschwitz sous le matricule 31 655*, sans date, pp. 1-13 ; cf. Panstwowe Muzeum Auschwitz, communication personnelle, Oswiecim, Pologne, 2002, 2003 et 2009.

- 2 -

F. Zweigzahnstation Lager Golleschau:

Garbaciak	Josef	geb. 23. 7.09	Nr. 76882	Dentist	Pole
Blunka	Alfred	8. 2.99	99660	Zahnarzt	Jude

G. Zigeunerlager Birkenau B.A. II. Zweigzahnstation:

Budny	Georg	30. 4.14	76897	Zahnarzt	Pole
Jablonowski	Anton	18. 5.98	4708	Stud.Dent.Inst.	Pole
[illegible]	Hadwig	wb.Hft. 28.11.27	Z. 562	Helferin	Zigeune
Friedrich	Ewa	" " 18.10.21	Z. 1589	"	Zigeune
Florian	Hilde	" " 9. 7.19	Z. 1797	"	Zigeune
[redacted]	Marie	" " 26. 3.25	Z. 2498	"	Zigeune

H. Zweigzahnstation F. L. Birkenau :

Casanova	Danielle	wb.Hftl. 9.1.09	31655	Zahnärztin	Französ
Hanel	Maria	" " 20.2.10	38996	"	Jüdin
Baumatz	Irene	" " 1.12.17	27594	Zahntechnik.	Jüdin
Cajtak	Felina	" " 2. 4.19	26801	Dolmetscherin	Jüdin
Fischmann	Sonja	" " 25.11.21	24253	Schreiberin	RD.
Wahrburg	Ellen	" " 4.11.18	26661	Helferin	Jüdin
Silberstein	Hansi	" " 20.12.24	37215	Helferin	Jüdin

Der leitende Zahnarzt
beim K.L. Auschwitz

SS-Obersturmführer.

Kopiowanie i rozpowszechnianie
bez pisemnej zgody Państwowego
Muzeum Auschwitz-Birkenau w
Oświęcimiu ZABRONIONE

[278]

Camp de concentration d'Auschwitz — Auschwitz, le 29.04.1943

Station dentaire du camp[279]

<u>Liste des détenus employés dans les stations dentaires du poste de commandement et du camp.</u>

A- <u>Station du poste de commandement :</u>

<u>Cabinet de soins</u> :	assistants		
Brohusiwicz	4.12.1896	dentiste non diplômé	Polonais
Krels	4.6.13	mécanicien dentaire	Juif
Kaliniewicz	28.1.88	secrétaire	Polonais
<u>Laboratoire</u> :		mécaniciens dentaires	
Vojtek	10.10.03	dentiste non diplômé	Allemand
Szczesmowicz	14.7.00	dentiste non diplômé	Polonais
Olekay	11.2.12	dentiste non diplômé	Polonais
Mikolajski	28.9.93	dentiste non diplômé	Polonais
Januszewski	11.11.07	mécanicien dentaire	Polonais
Nowacki	13.3.13	mécanicien dentaire	Polonais

---

278 Cf. Panstwowe Muzeum Auschwitz, communication personnelle, Oswiecim, Pologne, 2002, 2003 et 2009.

279 Cf. Panstwowe Muzeum Auschwitz, communication personnelle, Oswiecim, Pologne, 2002, 2003 et 2009.

B- Station dentaire du camp d'Auschwitz :

Cabinet de soins :

Szuskiewicz	24.5.07	médecin et dentiste	Polonais
Krzywicki	15.9.07	médecin et dentiste	Polonais
Glebowicz	7.3.20	secrétaire	Polonais

Laboratoire :

Duzel	23.12.20	mécanicien dentaire	Polonais
Napierala	14.12.11	mécanicien dentaire	Polonais

Filiale du Laboratoire :

Kordakiewicz	(détenue féminine)	mécanicienne dentaire	Juive
Hermann	(détenue féminine)	mécanicienne dentaire	Juive
Koezynska	(détenue féminine)	mécanicienne dentaire	Juive

C- Station dentaire affiliée – Camp de Buna :

Hermann	26.2.08	dentiste non diplômé	
Happ	13.03.01	dentiste	Juif

D- Station dentaire affiliée – Camp Jawischowitz :

Schweikert	9.5.02	dentiste non diplômé	Allemand
Mosbach	27.12.99	dentiste	Juif
Alexander	20.4.97	dentiste	Juif

E- Station dentaire affiliée – Camp pour hommes de Birkenau :

Baraneck	26.3.14	dentiste	Juif
Rosenstock	18.8.18	mécanicien dentaire	Juif

F- Station dentaire affiliée – Camp Golleschau :

Garbaciak	23.7.09	dentiste non diplômé	Polonais
Blunka	8.2.99	dentiste	Juif

G- Station dentaire affiliée – Camp de Tziganes Birkenau B.A.II :

Budny	30.4.14	dentiste	Polonais
Jablonowski	15.8.98	étudiant dentaire	Polonais
____	(détenue féminine)	assistante	Tzigane
Friedrich	(détenue féminine)	assistante	Tzigane
Florian	(détenue féminine)	assistante	Tzigane
____	(détenue féminine)	assistante	Tzigane

H- Station dentaire affiliée – Camp pour femmes Birkenau :

Casanova Danielle (détenue féminine) 9.1.09 matricule 31655 dentiste Française

Hanel	(détenue féminine)	dentiste	Juive
Baumatz	(détenue féminine)	mécanicienne dentaire	Juive
Cajtak	(détenue féminine)	traductrice	Juive
Fischmann	(détenue féminine)	secrétaire	Allemande
Wahrburg	(détenue féminine)	assistante	Juive
Silberstein	(détenue féminine)	assistante	Juive

Le dentiste en chef du camp de concentration d'Auschwitz
SS-Obersturmführer[280]

[280] Cf. Panstwowe Muzeum Auschwitz, communication personnelle, Oswiecim, Pologne, 2002, 2003 et 2009.

K. L. Auschwitz — Auschwitz, den 17. Juni 1943.
K. L. Zahnstation
Lager B I a

V i e r t e l j a h r e s b e r i c h t für II/ 1943
der K. L. Zahnstation F.L. Birkenau B. I. a.

I. Vorhandene Arbeitsplätze:
a. Operativ : 1 1
b. Technik : 1 behelfsmässiger Arbeitsplatz.

II. Stellenbesetzung:
Ltd. Zahnarzt : Dr. Teuber Karl Heinz ϟϟ-Hauptsturmf. k.v. April 1943

III. Eingesetzte Häftlinge:

	Name	Vorname	Häftl.Nr.	
Häftl. Zahnarzt	Hanel	Maria	38996	Jüdin
Technikerin	Baumatz	Irene	27594	"
Helferin I.	Wahrburg	Ellen	26661	"
" II.	Silberstein	Hansi	37215	"
Schreiberin	Hellwig	Victoria	18263	Arierin
Aufsicht	Fischmann	Sonja	24253	"
Dolmetscherin	Zaydak	Felina	268o1	Jüdin

Veränderungen:
Zahnärztin : Casanova Danielle 31655 Arierin verstorben.

IV. Fallmäßig gegliederte Aufstellung der Leistungen:

Entfernung eines Zahnes oder einer Wurzel	62o
Örtliche Betäubung	393
Leitungsanästhesie	53
Füllung mir Vorbehandlung	238
" ohne "	674
Behandlung von Mundkrankheiten oder Zahnsteinentfernungen	636
Operative Eingriffe a) grössere	4
b) mittlere	1o
c) kleinere	25
d) Nachbehandlungen nach Operationen	67
Basisplatte aus Kautschuk oder Kunstharz	6
Daran befestigter Zahn	45
Klammern	8
Gummisauger	3
Narkosen	23
Gelöste Brücken oder Stiftzähne einzementiert	24
Auf Reichskosten	2834 Fälle

[281]

Camp de concentration d'Auschwitz — Auschwitz, le 17.06.1943
Station dentaire du camp[282]
Camp B.I. a

Rapport trimestriel pour II/1943 de la station dentaire du camp pour femmes de Birkenau B.I. a :

I. Postes disponibles :
chirurgical 2
technique 1 poste conformément aux directives

II. Répartition des postes :
dentiste en chef : Dr. Karl-Heinz Tauber, SS-Hauptsturmführer, depuis avril 1943

III. Détenus employés :

dentiste	Hanel	Juive
mécanicienne dentaire	Baumatz	Juive

[281] Cf. Panstwowe Muzeum Auschwitz, communication personnelle, Oswiecim, Pologne, 2002, 2003 et 2009.

[282] Cf. Panstwowe Muzeum Auschwitz, communication personnelle, Oswiecim, Pologne, 2002, 2003 et 2009.

assistante I	Wahrburg		Juive
assistante II	Silberstein		Juive
secrétaire	Hellwig		Arienne
surveillante	Fischmann		Arienne
traductrice	Zaydak		Juive
Modifications :			
dentiste	***Casanova Danielle***	***31655***	***Arienne décédée***

IV. Liste des prestations réparties selon les cas :

Enlèvement d'une dent ou d'une racine	620
Anesthésie locale	393
Anesthésie générale	53
Plombage avec soins préliminaires	298
Plombage sans soin préliminaire	674
Soins de maladies buccales ou détartrage	636
Opérations a- grosses	4
b- moyennes	10
c- petites	25
d- soins postopératoires	67
Supports en caoutchouc ou en résine artificielle	6
Dents fixées sur ces supports	45
Crochets	8
Ventouses	8
Anesthésies	23
Rescellement de bridges ou de dents sur pivot descellées	24
Aux frais du Reich	2834 cas[283]

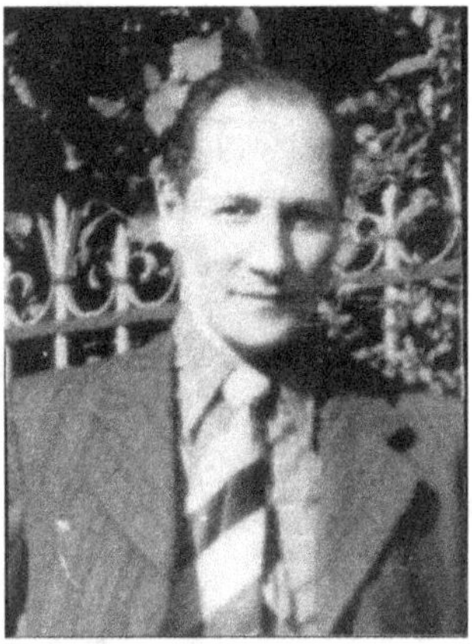

Georges Paulin[285]

. *Georges Paulin*

Georges Paulin naît à Paris en 1902. De famille modeste, il est surdoué et s'ennuie très vite à l'école. Très tôt, il présente des aptitudes exceptionnelles pour le dessin. En 1918, sa mère est tuée dans les bombardements de la capitale. Il ne s'en remettra jamais[284].

[283] Cf. Panstwowe Muzeum Auschwitz, communication personnelle, Oswiecim, Pologne, 2002, 2003 et 2009.
[284] Cf. Riaud Xavier, *Dentistes héroïques de la Seconde Guerre mondiale*, L'Harmattan (éd.), Collection Médecine à travers les siècles, Paris, 2011.
[285] Cf. Paulin Michel-Georges, communication personnelle, 2008.

Dès l'âge de 14 ans, il devient prothésiste dentaire et est très vite reconnu pour ses talents. Il s'installe à son compte et reprend ses études pour devenir chirurgien-dentiste. De même que son frère, il est diplômé de Garancière. Cette activité professionnelle ne lui sert qu'à financer sa passion[286].
« C'est en 1927 qu'ont débuté ses recherches. Il était accoudé à la fenêtre de son laboratoire de prothèse dentaire à Nice, quand est survenue une averse orageuse très brutale. Sur le trottoir opposé, un magnifique cabriolet Delage était arrêté, décapoté, et, malgré tous ses efforts, le propriétaire n'est pas parvenu à fermer la capote avant que l'intérieur en cuir et velours ait été inondé. Pour Georges Paulin, cela a été le déclic[287]*. »*
C'est en 1931 que Georges Paulin se fait connaître pour son invention du coupé-cabriolet avec l'aide du carrossier Marcel Pourtout dont il devient le styliste attitré. Il abandonne son cabinet dentaire à cette époque. Paulin invente le système *Éclipse* de motorisation du toit pour lequel il dépose son premier brevet. Il réalise une maquette au dixième d'une Citroën Rosalie qui fonctionne à l'électricité. En pleine construction de la traction avant et bien qu'admiratif, Citroën ne donne pas suite[288]. Associé à un financier, Pourtout construit sur les plans de Paulin, un Coach Hotchkiss 4 places pour le salon de 1933. En désaccord sur la répartition des gains, le projet avorte. Les deux hommes produisent une variété de marques (Renault, Delage, Bentley…) et de modèles, et un nombre de voitures carrossées assez exceptionnel.
Un parent lui prête de l'argent et Georges réalise un second prototype sur un châssis Peugeot fourni par le concessionnaire Darl'mat qui s'enthousiasme et lance la fabrication de 401 et de 601 modifiée par Pourtout. Paulin propose un nouveau système dans le cadre de la conception de la 302 et de la 402 Éclipse encore révolutionnaire aujourd'hui puisque le toit replié n'empiète que très peu sur le volume du coffre[289]. Sa notoriété se faisant plus grande chaque jour, il élabore des roadsters Peugeot Darl'mat, dont deux d'entre eux s'illustrent au Mans en 1937 et 1938.
« Le contrat signé entre Peugeot et Georges Paulin atteignait la fin d'une première période lors du lancement de la 402. La nouvelle rémunération proposée par le constructeur était jugée trop faible par Paulin. Un procès les a opposés et la justice a donné raison au constructeur qui pouvait alors utiliser le

---

286 Cf. Paulin Jérôme & Paulin Michel, « Biographie express », in *http://www.georgespaulin-lesite.com*, 2006.
287 Cf. b/ Paulin Jérôme & Paulin Michel, « L'inventeur du coupé-cabriolet », in *http://www.georgespaulin-lesite.com*, 2006.
288 Cf. a/ Paulin Jérôme & Paulin Michel, « Le styliste automobile », in *http://www.georgespaulin-lesite.com*, 2006.
289 Cf. b/ Paulin Jérôme & Paulin Michel, « L'inventeur du coupé-cabriolet », in *http://www.georgespaulin-lesite.com*, 2006.

brevet à sa guise. Cela a été un coup terrible pour Georges Paulin qui était un homme passionné et peu enclin à transiger[290]*. »*
En 1937, André Embiricos, banquier et frère de Nicky Embiricos, coureur amateur sur Bugatti et sur Era, fait l'acquisition d'un châssis Bentley. Le représentant en France de cette marque lui recommande de le faire habiller par Paulin et Pourtout. Celui-ci en propose un tracé original en 1938. Sa conception en a fait un véhicule exceptionnel avec des performances défiant toutes les normes pour l'époque. Susceptible de battre Mercedes, cette voiture est montrée d'exposition en exposition, sur le sol français, puis allemand. En 1939, André Embiricos, las de ne pouvoir la posséder, la revend[291]. Elle ne réapparaît au Mans qu'en 1949 où elle participe à trois épreuves consécutives. En 2000, elle gagne un concours d'élégance en Californie[292]. La Delage 1937 a reçu en 2006, le Vuitton Award. D'une valeur de 3 millions d'euros, cette voiture a été exposée sur les Champs-Élysées. Paulin est considéré aujourd'hui, par les spécialistes américains et anglais, comme le plus grand styliste automobile de l'entre-deux-guerres.
Fin 1939, après des négociations difficiles et très marquées par le procès qui l'a opposé à Peugeot, il accepte de devenir ingénieur-conseil et aérodynamicien du groupe Roll's Royce/Bentley qui a été séduit par ses travaux. En 1940, les bombardements allemands mettent un terme à leur collaboration en détruisant partiellement le fruit de leur collaboration dans le port de Dieppe[293].
Georges Paulin tenait en grande estime ses concurrents allemands et n'aspirait qu'à la paix. Malgré tout, il n'oubliait pas la mort de sa mère. Le 18 juin 1940, alors ingénieur dans une usine d'aéronautique militaire, il s'engage dans une lettre à un de ses amis anglais à ne pas baisser les armes et à ne pas reconnaître le maréchal Pétain qu'il tient en partie responsable de la débâcle française. En juillet 1940, en zone non occupée, il rencontre Walter Sleator, un agent du MI6 ou Secret Intelligence Service. Sleator dirigera le réseau Phill qui vient de naître depuis Madrid et fournira le premier poste émetteur en relation avec Londres[294].
« Ce réseau comporte 14 personnes dont plusieurs franchissent régulièrement, en fraude, la zone interdite et relèvent les plans, les équipements, les effectifs des bases aériennes de la Luftwaffe. Toutes les données sont transmises à Londres guidant ainsi les interventions de la chasse et des bombardiers britanniques. Ce réseau est composé d'hommes et de femmes qui n'ont aucun secours à attendre sur place, qui exécutent leurs missions en dépensant leur propre argent. Ce n'est

---

290 Cf. b/ Paulin Jérôme & Paulin Michel, « L'inventeur du coupé-cabriolet », in *http://www.georgespaulin-lesite.com*, 2006.
291 Cf. Lamendin Henri, *De l'art dentaire à d'autres arts*, L'Harmattan (éd.), Collection Médecine à travers les siècles, Paris, 2007.
292 Cf. b/ Paulin Jérôme & Paulin Michel, « L'inventeur du coupé-cabriolet », in *http://www.georgespaulin-lesite.com*, 2006.
293 Cf. b/ Paulin Jérôme & Paulin Michel, « L'inventeur du coupé-cabriolet », in *http://www.georgespaulin-lesite.com*, 2006.
294 Cf. c/ Paulin Jérôme & Paulin Michel, « Le combattant de la liberté », in *http://www.georgespaulin-lesite.com*, 2006.

que vers la fin de 1941 qu'ils reçoivent pour la première fois des fonds venus d'Angleterre[295]*.* » Paulin sera l'agent Phill 703.
En l'absence de Louis Renault (1877-1944) parti pour les États-Unis afin d'accélérer la production de chars pour l'armée française, depuis l'armistice, les usines Renault ont été réquisitionnées par la Wehrmacht et à son retour, deux ateliers, détachés de l'usine, ont été contraints de réparer des chars de combat. Les usines Renault sont en effet passées sous administration allemande et sous la tutelle de Daimler-Benz. En mars 1942, les usines Renault de l'île Séguin à Boulogne-Billancourt sont les premières cibles prioritaires des bombardiers britanniques et alliés de la Royal Air Force qui les anéantissent entièrement. Ce sont Paulin et ses amis qui ont préparé avec Londres, la destruction de ces usines dans l'agglomération parisienne. Une fois planifiée, la RAF a bombardé le site et atteint son objectif, mais au prix de la vie de 367 civils morts et de 341 blessés[296]. Louis Renault, déjà malade, avant la guerre, ne s'en remettra pas. Ses usines seront nationalisées en 1945.
« En 1941 le réseau Phill, informe le MI6 de l'ampleur des recherches allemandes sur les moteurs à réaction et l'état d'avancement des plans des prototypes[297]*.* »
« Pour couvrir leurs activités d'espionnage, Georges Paulin et ses compagnons exercent, fictivement ou à mi-temps, une activité professionnelle. Ainsi, Georges, qui a été dentiste, entre en novembre 1940, au service de Durren-Berger, un dentiste français d'origine alsacienne qui parle couramment l'allemand et qui soigne des membres de l'Ambassade d'Allemagne déjà bien avant la guerre. Ce cabinet a maintenant une clientèle allemande exceptionnelle : l'ambassadeur Otto Abetz, le ministre Schleier, le ministre Rode, le général von Stülpnagel, commandant les troupes allemandes en France, Hermann Brandl dit Otto le chef de l'Abwehr en France, Daniel Dubois le n° 1 français de la Gestapo à Paris, le capitaine Otto Rahn envoyé de Himmler, les consuls Quiring et Studer,... Or, bien avant la guerre, Durren-Berger est déjà un agent du 2e bureau de l'armée française et, pendant l'occupation, il a continué jusqu'en 1942 son espionnage pour le 2e bureau de Vichy. Cette source de renseignements était d'une valeur inestimable. Une partie des informations recueillies par Durren-Berger sont transmises aux Anglais par le chef du SR de Vichy : le lieutenant-colonel Perruche. Durren-Berger ignore tout de l'activité d'espionnage de Georges Paulin et Georges Paulin ignore tout des activités de Durren-Berger.
Comble d'audace, Georges Paulin a soigné, de novembre 1940 à octobre 1941, le traître Dubois, l'homme qui le recherche sans le connaître. Ils ont de bons

---

295 Cf. c/ Paulin Jérôme & Paulin Michel, « Le combattant de la liberté », in *http://www.georgespaulin-lesite.com*, 2006.
296 Cf. c/ Paulin Jérôme & Paulin Michel, « Le combattant de la liberté », in *http://www.georgespaulin-lesite.com*, 2006.
297 Cf. c/ Paulin Jérôme & Paulin Michel, « Le combattant de la liberté », in *http://www.georgespaulin-lesite.com*, 2006.

rapports et Dubois a dit à sa secrétaire, mademoiselle Méry, avoir de l'estime pour Georges Paulin[298]*.* »

Les agents du réseau Phill se succèdent dans le cabinet dentaire de Paulin. Au hasard de leurs venues, ils croisent ces personnalités allemandes. C'est dans une statue creuse du cabinet de Georges que sont déposées les informations. Les Allemands n'ont jamais rien vu[299].

Sur dénonciation d'un « ami » suisse allemand, ils sont arrêtés sur ordre d'Otto et de Radecke de l'Abwehr le 31 octobre 1941. C'est Lafont, le chef de la Gestapo française de la rue Lauriston, et trois de ses acolytes, dont l'inspecteur Bonny, qui se chargent de cette mission. Duren-Berger, terrorisé, livre toutes les fiches dentaires des membres du réseau Phill qui sont tous arrêtés.

« Georges Paulin est livré à Otto. Dubois confiera à Durren-Berger que Paulin n'a pas dit un mot durant 8 jours d'interrogatoire. Ceux-ci se sont poursuivis plus de 4 mois et aucun des autres membres du réseau Phill inconnus ou connus du Suisse allemand ou de Durren-Berger n'a été inquiété. Aucun de ces Résistants arrêtés n'a dénoncé ses compagnons encore libres malgré les traitements inhumains qui leur ont été infligés[300]*.* »

Ils sont jugés à Paris, le 20 mars 1942 et condamnés à mort. Lors du jugement, le juge Eckard a rendu hommage à leur patriotisme *« affirmant qu'il était honorable pour un Français de désobéir au gouvernement français. »* Ce même juge a précisé que l'Abwehr, service de renseignement allemand, avait payé 400 000 francs par résistant capturé, au dénonciateur[301].

Pendant 4 mois, ils ont été torturés. Paulin doit être plâtré au cou et au torse pour être attaché au poteau d'exécution. À l'abbé Stock qui l'accompagne dans ses derniers moments, il affirme qu'il meurt dans la semaine anniversaire de la mort de sa mère et à ceux qui voudraient le venger, il laisse ses derniers mots : *« Ne me vengez pas, je vous aime. »* Ils sont fusillés au mont Valérien[302].

En 1945, Paulin reçoit la Croix de guerre avec étoile de vermeil et est cité à l'ordre de l'armée par le général de Gaulle. En 1964, l'administration déclare Georges Paulin « Mort pour la France ». En 1967, il reçoit le grade posthume de lieutenant de l'armée française et en 1969, il obtient la médaille de la Résistance[303].

---

298 Cf. c/ Paulin Jérôme & Paulin Michel, « Le combattant de la liberté », in *http://www.georgespaulin-lesite.com*, 2006.

299 Cf. c/ Paulin Jérôme & Paulin Michel, « Le combattant de la liberté », in *http://www.georgespaulin-lesite.com*, 2006.

300 Cf. c/ Paulin Jérôme & Paulin Michel, « Le combattant de la liberté », in *http://www.georgespaulin-lesite.com*, 2006.

301 Cf. c/ Paulin Jérôme & Paulin Michel, « Le combattant de la liberté », in *http://www.georgespaulin-lesite.com*, 2006.

302 Cf. c/ Paulin Jérôme & Paulin Michel, « Le combattant de la liberté », in *http://www.georgespaulin-lesite.com*, 2006.

303 Cf. c/ Paulin Jérôme & Paulin Michel, « Le combattant de la liberté », in *http://www.georgespaulin-lesite.com*, 2006.

En 2000, son nom et ceux de milliers d'autres sont gravés sur la cloche muette rendant hommage aux victimes du mont Valérien. En 2006, le maire Bertrand Delanoë a fait apposer une plaque à la mémoire de Georges Paulin au 3, place du 18 juin 1940. Y est écrit : *« Ici de novembre 1940 à novembre 1941 Georges Paulin anima le réseau de renseignements Phill et combattit la tyrannie et le fascisme. Fusillé au Mont-Valérien le 21 mars 1942. Qu'il vive dans notre mémoire*[304] *»*. En 2006, une demande de Légion d'honneur est déposée par la famille Paulin qui reçoit une fin de non-recevoir par le ministère de la Défense[305]. En 1945, le dénonciateur s'enfuit en Suisse où il n'a jamais été inquiété. Durren-Berger est condamné à mort 15 novembre 1945, gracié le 18 novembre, amnistié, puis libéré en 1951.

. René Maheu

René Maheu naît en 1899. Il est appelé dans le génie, spécialisé dans la transmission en 1918. Il a fait ses études dentaires à Garancière et sa femme également. Il est adjudant dans le service de santé des armées[306].
René Maheu obtient son D.D.S. (Doctor of Dental Surgery) en 1930, à Philadelphie, aux USA. Avant la guerre, il fait de nombreuses recherches sur l'usage du fluor, ce qui en fait un des précurseurs[307].
De par ce diplôme, il est automatiquement fiché par les Américains. De retour en France, lorsque la guerre éclate, il s'engage dans l'armée française. À la mobilisation, en 1940, il entre dans la réserve, dans le train, où il a le rang de capitaine. Il s'occupe de la Régulatrice routière 6 (RR6). Il est démobilisé en juillet 1940 et rentre à Tours où il reprend son exercice. Très vite, il est excédé de voir les Allemands en conquérants dans son pays. Il vend son cabinet et revient chez ses parents à Rennes. Il part s'installer en Ille-et-Vilaine, à La Guerche-de-Bretagne. En juillet 1943, un lieutenant de l'armée américaine le contacte et lui demande de diriger un réseau de résistance. Il accepte. Il vient d'entrer dans un groupe affilié au réseau Sacristan, lui-même appartenant au réseau Buckmaster. Il a pour mission de rechercher des terrains de parachutages auxquels il participe, d'entreposer et de cacher ce qui y est envoyé, de rechercher des maisons isolées pour abriter des soldats parachutés le jour J, de recruter des jeunes susceptibles de combattre, de constituer des stocks de vivres pour ces soldats et de recueillir des renseignements sur l'emplacement, et l'importance des effectifs ennemis. Une perquisition des agents de la Gestapo est faite à son

---

[304] Cf. http://fusilles-40-44.maitron.fr, « Paulin Georges », 2007-2020. Avec l'aimable autorisation des responsables du site, Mrs Claude Pennetier et Dominique Tantin.

[305] Cf. c/ Paulin Jérôme & Paulin Michel, « Le combattant de la liberté », in *http://www.georgespaulin-lesite.com*, 2006.

[306] Cf. Maheu Alain, manuscrit inédit de son père, le Dr René Maheu, communication personnelle, Saint-Malo, 1999, 2003 (photos) et 2010.

[307] Cf. Pauchard Jean-Michel, communication personnelle, Chartres, 2011.

cabinet dentaire de La Guerche. Celle-ci ne donne rien. Les informations qu'ils cherchent sont dissimulées dans les produits dentaires de son cabinet[308].
Pourtant, le 27 décembre 1943, il est arrêté par la Gestapo de Rennes et renvoyé devant celle d'Angers. C'est son radio qui l'a dénoncé sous la torture. Subissant les sévices de cette police, il ne parle pas. Il est déporté du 27 janvier 1944 au 1er mai 1945.
Le docteur René Maheu arrive en janvier 1944, à Buchenwald. Il se retrouve vite à Dora où il subit la souffrance du travail forcé[309].

« Vers la fin de notre séjour dit de quarantaine qui a duré 6 semaines environ, vers le 10 mars, l'administration du camp fait passer dans les blocks, une note demandant des dentistes. » Le docteur René Maheu, dentiste, se présente alors, espérant là, exercer sa profession et se soustraire aux exténuants travaux forcés, aux persécutions des sous-ordres, aux promiscuités déprimantes, et à la mort lente, et affreuse par sous-alimentation.
« Je suis alors convié à passer un examen et me présente au service dentaire du camp. C'est une grande salle très bien éclairée ; le parquet est si proprement tenu que nous avons été obligés de quitter nos sabots et de marcher sur les oripeaux qui nous servent de chaussettes. Je dis nous, car avec moi, sont deux autres candidats qui doivent s'essayer pour la première fois de leur vie, aux pratiques de la dentisterie, mais étant Polonais et Russe, tout leur est bon pour tenter leur chance à une vie meilleure. Une grande armoire aseptique contenant de nombreux instruments chromés en parfait état, un lavabo à eau courante qui ne se mésallie pas avec trois fauteuils et trois units équipement Ritter, et, dans un angle, un appareil de radiographie se complétant avec de gros appareils d'ionophorèse, constituent l'installation de ce somptueux cabinet dentaire. Deux personnages importants président aux destinées de notre examen : un jeune, mais magnifique capitaine-dentiste SS et un détenu allemand qui, du fait de son emploi, appartient à l'aristocratie du camp[310].
Après un lavage chirurgical de mes mains, je prends possession de mon fauteuil et examine la bouche de mon client, évidemment un codétenu. Il veut se faire extraire une deuxième prémolaire inférieure qui présente un petit orifice fistulien sur la face vestibulaire de ses gencives, par ailleurs parfaitement saines. Tout à coup, mon examinateur-forçat se précipite vers moi, en tenant une seringue de Luer de 2 cc remplie d'un liquide qui est un anesthésique, en vociférant : « Manipuler, manipuler ! », que, dans mon incompréhension des langues du camp, j'assimile au « Manipulare » latin. Hélas, trois fois hélas, c'est un autre mot latin « Mandibulae ! »

---

[308] Cf. Maheu Alain, manuscrit inédit de son père, le Dr René Maheu, communication personnelle, Saint-Malo, 1999, 2003 (photos) et 2010.
[309] Cf. Maheu Alain, manuscrit inédit de son père, le Dr René Maheu, communication personnelle, Saint-Malo, 1999, 2003 (photos) et 2010.
[310] Cf. Maheu Alain, manuscrit inédit de son père, le Dr René Maheu, communication personnelle, Saint-Malo, 1999, 2003 (photos) et 2010.

Mon examinateur veut que je fasse une tronculaire, ce qui est, d'ailleurs, parfaitement logique. Je fais donc ma tronculaire et mon extraction se déroule sans incident. De plus, je prends la place des deux autres candidats qui ne savent même pas choisir l'instrument approprié. Pendant ce temps, le capitaine-dentiste SS prodigue ses soins avec ses appareils électriques, à deux détenues.
Mes compétences professionnelles sont enfin reconnues, mais, ignorant la langue de Goebbels, ma candidature n'est pas retenue, pour cette raison. Le poste, en effet, est de choix ; il n'est rien moins que d'être le dentiste de nos gardiens SS. Je regagne donc mon block, pour m'apprêter à partir avec mes camarades, en transport.
Deux jours après, je suis au camp de Dora. Puis, en juillet, à Ellrich.
Ce n'est qu'au début de juillet que j'ai été appelé grâce à un camarade français, au revier, pour y faire un stage probatoire à la station dentaire. Stage couronné de succès, car, le 6 juillet, après avoir reçu un costume neuf de bagnard, rasé de frais, j'ai été dirigé sur un nouveau camp : Ellrich, pour y installer la zahnstation, ou station dentaire.
Je suis parti donc, ce matin-là, dans un camion, avec des caisses d'instruments et un tour à pied, vers mon nouveau destin... Après un court trajet, je suis arrivé à Ellrich, où j'ai dû passer huit longs mois[311].
Le plus grand des bâtiments, puisqu'il avait deux étages au-dessus du rez-de-chaussée, venait d'être aménagé pour y loger les détenus. C'est dans ce bâtiment, au deuxième étage auquel on accède par une sorte d'escalier-échelle extérieur en bois, que deux pièces, dont l'une sert de passage au block attenant, m'ont été dévolues pour mon installation de dentiste. Le couloir bientôt meublé de 10 tabourets est une salle d'attente acceptable, éclairée par une petite fenêtre. Le cabinet de consultation de 4 mètres sur 4 possède un fauteuil portatif, modèle de l'armée allemande, un crachoir-colonne, une tablette opaline sur bras extensible, un tour à pied, une grande table sur laquelle se trouvent à portée de ma main des boîtes à instruments dans lesquelles sont rangés mes dossiers, mes seringues, mes petits instruments : miroirs, sondes, excavateurs, ma pharmacie et même une imposante série d'instruments pour chirurgie maxillo-faciale. Rien ne manque : tous mes instruments chromés ou simplement nickelés sont neufs.
J'ai des ciments de Frey, Harward, Caulk, des ampoules anesthésiques en quantité suffisante. Seul l'amalgame est réservé au peuple des seigneurs, à nos gardiens SS. Dans le fond de la pièce, une autre grande table de bois blanc supporte, outre un stérilisateur électrique qui fait l'envie du personnel du revier qui lui en est totalement dépourvu, un fichier pour mes patients et, contraste saisissant, mon lavabo qui n'est qu'une grande gamelle que l'on remplit avec un broc d'eau.
Le plancher, composé de simples planches pas très bien jointes, est le sujet de toute notre attention lorsque, tous les matins, nous le lavons. Si, en effet, nous

---

[311] Cf. Maheu Alain, manuscrit inédit de son père, le Dr René Maheu, communication personnelle, Saint-Malo, 1999, 2003 (photos) et 2010.

avons le malheur de laisser tomber quelques gouttes d'eau à l'étage inférieur qui est le fief d'un chef de block, cela nous amène des réprimandes toujours désagréables, car, dans cette pièce, se passent les bastonnades. Et, j'ajoute que l'hiver, un petit poêle à charbon est venu nous donner le réconfort de sa chaleur et que le soir - car, nous travaillons surtout le soir -, une grosse ampoule électrique devant le fauteuil nous permet de travailler aisément.
C'est ainsi que mon cabinet, simple, mais où j'ai tous les instruments nécessaires et en parfait état, où je n'ai jamais manqué ni de coton, ni d'anesthésique, ni de ciment, ni de médicaments, où je fais une stérilisation rigoureuse qui me permet une asepsie qui n'a rien à envier à un très bon praticien civil, contraste douloureusement avec mon voisin, le revier (= infirmerie).
(...) Je suis alors un personnage important du camp. Je suis un Prominent, mon uniforme de bagnard est neuf et propre, et, sur mon bras gauche, j'ai un brassard blanc sur lequel est inscrit « zahnarzt », dentiste. Je peux ainsi me déplacer à peu près librement à l'intérieur du camp et j'en profite pour aller voir mes camarades moins fortunés. Je n'ai plus à craindre la schlague, la bastonnade et surtout les appels intermittents, et les brimades odieuses des codétenus qui ne sont pas Français. Souvent, lorsque j'ai à traverser une foule compacte, j'entends « Platz, platz » pour le « Herr Doktor », prononcé par les Russes et les Polonais[312].
Notre soupe est abondante et, chaque soir, nous en faisons profiter nos camarades des kommandos qui viennent nous voir. En effet, j'ai un personnel. D'abord, un autre confrère dentiste qui, par une chance inimaginable, est lui aussi Français, mais, pour rétablir l'équilibre de la diversité du mélange, le secrétaire est Tchèque, peut-être aussi parce qu'il annonce quelques langues en dehors de la sienne, dont le français. Son rôle est donc d'être interprète et de tenir mon fichier à jour. Son aide m'est en effet très nécessaire, car nos heures de travail s'étendent de 8h00 du matin, jusque vers les 10h00 et même 11h00 du soir, sauf deux jours par semaine, le mardi et le vendredi où un dentiste SS vient faire les consultations et les soins pour ses camarades qui sont nos gardiens. À ce moment, nous devenons ses aides. Pendant que l'un de nous actionne le tour à pied, l'autre prépare les seringues à injections ou s'efforce de deviner l'instrument dont il peut avoir besoin, car, évidemment, ni l'un ni l'autre ne comprend l'allemand, et il faut faire vite. Un véritable travail à la chaîne[313]*...*
Ce SS est donc seulement dentiste, sans diplôme, ce qui veut dire qu'il n'a fait aucune étude. Ce n'est pas le zahnarzt qui correspond à notre chirurgien-dentiste. Aussi, parfois, fait-il appel à mes lumières et souvent, j'ai eu la possibilité de donner des soins à des représentants du « peuple des seigneurs ». C'est ainsi qu'un jour, un sous-officier s'est trouvé mal sur le fauteuil et voyant

---

[312] Cf. Maheu Alain, manuscrit inédit de son père, le Dr René Maheu, communication personnelle, Saint-Malo, 1999, 2003 (photos) et 2010.
[313] Cf. Maheu Alain, manuscrit inédit de son père, le Dr René Maheu, communication personnelle, Saint-Malo, 1999, 2003 (photos) et 2010.

mon pauvre dentiste s'abstenir de le secourir, figé dans une attente anxieuse, je saisis une petite serviette, l'imprègne d'eau, et, exécutant les préceptes que l'on m'a enseignés, j'en gifle le patient pour le ranimer. Hélas ! Juste à ce moment, la porte s'ouvre et le médecin-chef du camp reçoit des éclaboussures d'eau sur son brillant uniforme. Peu, pour être juste, mais, tout de même, il en reçoit. Cela a provoqué une stupeur générale. Tout le monde est au garde-à-vous, même les SS de la salle d'attente, car la porte est restée ouverte. Et, après avoir reçu un coup de poing, je subis un torrent d'injures et de vociférations, mais je ne comprends pas l'allemand. Je ne pense qu'à conserver une attitude digne et regarde très droit dans les yeux, celui qui me hurle tant de choses méconnues[314]. *Quand l'orage est apaisé par le départ du brillant officier, chacun commente le scandale que je viens d'occasionner bien à mon insu. Tout le camp apprend instantanément l'horrible nouvelle et je m'attends à voir mon brassard enlevé, à retourner dans un très dur kommando ou même à recevoir d'autres punitions plus sévères.*

Le lendemain, le médecin-chef vient à mon cabinet, m'invective de nouveau, mais, constatant mon air détaché, il me demande si je comprends ce qu'il me dit. Je lui réponds que non et ça le désarme aussitôt. J'ai eu beaucoup de chance, l'incident en est resté là. En dehors de ces deux journées, je dirige librement la station dentaire, car les détenus n'ont aucune permission pour venir faire soigner leurs dents. Ils doivent prendre ce temps sur celui, bien maigre qui leur est accordé au soi-disant repos. Comme les kommandos, c'est-à-dire les équipes de travail, sont de jour et de nuit, nous recevons donc nos patients sans arrêt toute la journée jusque vers 10 ou 11h00 le soir, mais le plus gros travail se fait surtout le soir, avec les détenus ordinaires, car dans la journée, nous recevons plutôt l'aristocratie du camp : les schreibers ou secrétaires, les employés de différents services du camp, les chefs de blocks et surtout leurs mignons.

Pour ceux-là qui sont toujours d'accord avec le dentiste SS avec lequel ils ont fait des marchés très avantageux et pour lui, nous préparons les bouches pour faire des bridges acier et or, des appareils amovibles en paladon, des couronnes jackets, des couronnes acier, et or. Ils sont les notables du camp.

Par contre, aux autres bagnards, nous ne pouvons leur donner que des soins courants, mais il est à retenir que nos obturations sont faites avec des produits de première qualité, même avec de l'amalgame que nous prélevons sans scrupule, sur celui des SS, malgré leur défense, et toutes nos extractions sont faites sous anesthésie locale ou tronculaire.

Une forte proportion de nos patients, surtout en décembre et janvier, vient à la consultation pour des stomatites, évidemment avitaminosiques, que nous traitons localement par des badigeonnages d'acides spécifiques. Nous ne pouvons pas nous attaquer à la cause. Une chronicité s'installe, dont les Russes et les Polonais sont atteints le plus souvent.

---

314 Cf. Maheu Alain, manuscrit inédit de son père, le Dr René Maheu, communication personnelle, Saint-Malo, 1999, 2003 (photos) et 2010.

Par manque de souplesse de caractère, je suis renvoyé de ma zahnstation dans les premiers jours de février. Mon brassard protecteur m'est enlevé[315]*.*
Je reprends la dure vie de kommando jusqu'à l'évacuation d'Ellrich vers Bergen-Belsen. La liberté m'a été rendue par les Anglais, le 15 avril 1945. »
Après la guerre, il rempile dans l'armée et occupe le grade de commandant dans le train. Il fait partie des troupes d'occupation en Allemagne et travaille à Berlin, dans le quartier Napoléon, ancienne caserne Hermann Goering[316].
René Maheu revient brisé de sa déportation. À son grand regret, son dos meurtri ne lui permet plus l'exercice en cabinet dentaire[317]. Après la guerre, il devient dentiste-conseil à la Caisse régionale de l'assurance maladie de Paris. Il y finit sa carrière. Lorsque la thèse de doctorat devient obligatoire en 1972, il soutient la sienne sur Thomas Evans, dentiste personnel de Napoléon III[318]. Il meurt en 1980. René Maheu a été fait commandeur de la Légion d'honneur parce qu'il a dirigé un réseau de résistance pendant la guerre. Il a reçu aussi la Croix de guerre, la Croix du combattant volontaire et la médaille de la Résistance[319].

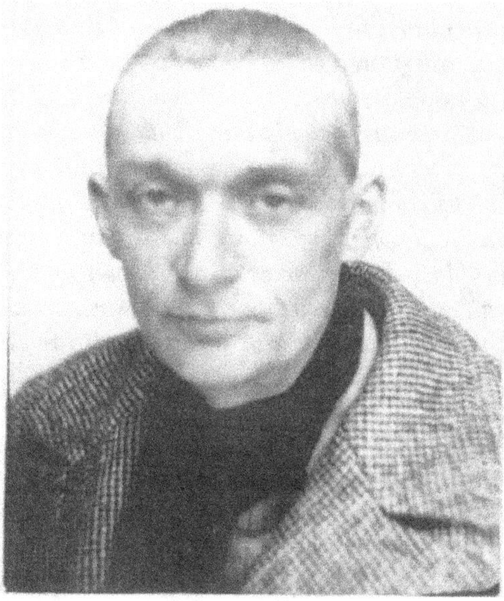

René Maheu à son retour de déportation en 1945. Il mesure 1,82 m et pèse 45 kg[320].

[315] Cf. Maheu Alain, manuscrit inédit de son père, le Dr René Maheu, communication personnelle, Saint-Malo, 1999, 2003 (photos) et 2010.
[316] Cf. Maheu Alain, manuscrit inédit de son père, le Dr René Maheu, communication personnelle, Saint-Malo, 1999, 2003 (photos) et 2010.
[317] Cf. Mainguy Henri, communication personnelle, 1995 (avec l'autorisation de M. Alain Maheu).
[318] Cf. Riaud Xavier, *Étude de la pratique odontologique et de ses déviances dans les camps de l'Allemagne nazie*, Thèse Doct. Epist. Sciences et Techniques, Nantes, 2007.
[319] Cf. Maheu Alain, manuscrit inédit de son père, le Dr René Maheu, communication personnelle, Saint-Malo, 1999, 2003 (photos) et 2010.
[320] Cf. Maheu Alain, manuscrit inédit de son père, le Dr René Maheu, communication personnelle, Saint-Malo, 1999, 2003 (photos) et 2010.

. Roger Puybouffat

Roger Puybouffat est né le 18 février 1909. À 11 ans, Roger passe son certificat d'études. Mais, sa famille est désargentée. Il doit travailler très jeune et multiplie à ce titre les petits métiers. Un oncle lui permet de suivre un apprentissage chez un mécanicien dentiste. Il montre très vite des dispositions pour cette profession. Son oncle le persuade de suivre les cours du soir. Après avoir obtenu son brevet élémentaire et supérieur, il entame des études de chirurgie dentaire à Garancière. Danielle Casanova fait ses études en même temps que Roger. En 1933, il est officiellement diplômé, mais épuisé. En effet, pour réussir, il a travaillé pour gagner sa vie en même temps que ses études et milité au parti communiste dont il fait partie depuis l'âge de 14 ans, suivant son père qui y a adhéré dès sa création en 1920. Pendant ses deux dernières années d'études, Adèle, sa compagne, renonce aux siennes pour subvenir aux besoins du couple[321].

Le 30 octobre 1934, il effectue son service militaire, mais est réformé pour maladie. C'est en octobre 1935 qu'il est incorporé. Il quitte l'armée sous-lieutenant de réserve des services de santé[322].

Lorsque la guerre éclate, Roger Puybouffat est mobilisé le 25 août 1939. Il rejoint son unité le 2 septembre. Il est présent à Dunkerque et parvient à sortir ses hommes de la nasse, et à les ramener sains et saufs à Pontivy déjà sous la coupe allemande. Cet exploit, d'avoir sauvé tous ses hommes, sera un de ses plus grands motifs de fierté pour le reste de ses jours[323].

De retour à Pontivy, il est arrêté par les Allemands, alors qu'il n'a pas été encore démobilisé. Considéré comme un prisonnier de guerre, il doit exercer ses talents à l'hôpital civil qui a été dressé dans l'enceinte du lycée. Il n'est libéré que le 19 février 1941. Le 1er mars, Roger rejoint Châteaubriant où il a trouvé un confrère, Pierre Bernou, qui l'accueille et lui offre la possibilité d'exercer son art[324].

Dans le même temps, le camp de Choisel ouvre de nouveau ses portes en mai 1941. Il a une vocation : celle de recevoir en détention des internés politiques comme les communistes notamment. En effet, depuis le 26 septembre 1939, le parti communiste est interdit. Tous ses membres sont fichés au carnet B. C'est le cas de Roger Puybouffat[325].

---

321 Cf. Puybouffat-Merrien Rose, communication personnelle, Paris, 2010.

322 Cf. Puybouffat-Merrien Rose, « Roger Puybouffat, dentiste au camp de Choisel en 1941 », in *Journal La Mée*, Châteaubriant, 2008.

323 Cf. Puybouffat-Merrien Rose, « Roger Puybouffat, dentiste au camp de Choisel en 1941 », in *Journal La Mée*, Châteaubriant, 2008.

324 Cf. Puybouffat-Merrien Rose, « Roger Puybouffat, dentiste au camp de Choisel en 1941 », in *Journal La Mée*, Châteaubriant, 2008.

325 Cf. Puybouffat-Merrien Rose, « Roger Puybouffat, dentiste au camp de Choisel en 1941 », in *Journal La Mée*, Châteaubriant, 2008.

À peine arrivé à Châteaubriant, le couple Puybouffat se met en contact avec les communistes locaux qui ne cachent pas leur volonté de faire évader les internés du camp de Choisel. Et Roger va les y aider[326]...

À la réouverture du camp, Roger est aussitôt sollicité pour venir y soigner les détenus. Ainsi, a-t-il essayé de convaincre notamment Guy Môquet de se faire enlever une dent alors qu'il souffrait terriblement, ce que le jeune homme a refusé sans l'autorisation de sa mère[327].

Les patients prisonniers avec des problèmes majeurs peuvent, moyennant escorte, être soignés au cabinet dentaire personnel de Puybouffat. Ce local présente deux sorties, dont une méconnue qui permet toutes sortes de rencontres furtives, d'échanges de renseignements et de consignes. Roger a de plus des cabinets également dans plusieurs villages voisins, qui facilitent aussi tous ces échanges[328].

Notable de la ville, il a aussi ses entrées au club de bridge où il rencontre, en quête d'informations, les représentants de l'administration du gouvernement de Vichy[329].

Au camp de Choisel, les évasions se multiplient. Son nouveau responsable, Touya, a décidé de renforcer les mesures de surveillance. Par exemple, le dentiste ne peut plus soigner les internés politiques. Il n'a le droit de traiter que des droits communs[330].

Le 20 octobre 1941, le lieutenant-colonel Hotz est tué à Nantes. En représailles, les Allemands veulent exécuter des otages. Ce sont les fameux 50 otages, dont Guy Môquet. Avant de mourir, ces hommes ont écrit leur dernier message d'adieu sur les planches du baraquement au camp. Roger Puybouffat les récupère, les évacue, les dissimule un temps dans son cabinet, puis un temps à son domicile, dans une pièce consacrée à ses activités de résistant où il reçoit aussi avec sa femme, les évadés en attente d'une prise en charge, et les remet à qui de droit pour qu'elles soient cachées[331].

Le 25 novembre 1941, notre dentiste participe à l'évasion de trois hommes internés dans le camp de Choisel. Touya fouille le cabinet dentaire en personne. Il n'y trouve rien[332].

---

[326] Cf. Puybouffat-Merrien Rose, « Roger Puybouffat, dentiste au camp de Choisel en 1941 », in *Journal La Mée*, Châteaubriant, 2008.

[327] Cf. Puybouffat-Merrien Rose, « Roger Puybouffat, dentiste au camp de Choisel en 1941 », in *Journal La Mée*, Châteaubriant, 2008.

[328] Cf. Puybouffat-Merrien Rose, « Roger Puybouffat, dentiste au camp de Choisel en 1941 », in *Journal La Mée*, Châteaubriant, 2008.

[329] Cf. Puybouffat-Merrien Rose, « Roger Puybouffat, dentiste au camp de Choisel en 1941 », in *Journal La Mée*, Châteaubriant, 2008.

[330] Cf. Puybouffat-Merrien Rose, « Roger Puybouffat, dentiste au camp de Choisel en 1941 », in *Journal La Mée*, Châteaubriant, 2008.

[331] Cf. Puybouffat-Merrien Rose, « Roger Puybouffat, dentiste au camp de Choisel en 1941 », in *Journal La Mée*, Châteaubriant, 2008.

[332] Cf. Puybouffat-Merrien Rose, « Roger Puybouffat, dentiste au camp de Choisel en 1941 », in *Journal La Mée*, Châteaubriant, 2008.

Le 13 décembre, Roger Puybouffat est arrêté par Touya, le sous-lieutenant du camp en question, qui le rend responsable des évasions du 25-26 novembre. Il est interrogé, reçoit des coups, mais ne parle pas. Subissant de nombreuses brimades, Roger ne cède pas. Il n'y a pas de preuve contre lui[333].
Son incarcération est officialisée le 15 décembre, par le préfet de Loire-Atlantique (Puybouffat-Merrien, 2008).
Le 7 mai 1942, le dentiste passe devant le Tribunal correctionnel de Châteaubriant. L'appartenance au carnet B de Roger Puybouffat, convaincu de militantisme communiste, est révélée au cours de la procédure. Pourtant, faute de preuve, il est acquitté, mais pas libéré. Sa femme est arrêtée deux jours avant avec son associé. Ils sont tous deux relâchés à la fin 1942.
Le 7 mai 1942, Roger est transféré à Voves en Eure-et-Loir. Il est enchaîné à deux autres co-détenus et à un gendarme. Alors que son père a tout organisé, Roger refuse de s'évader[334].
En juin 1943, le dentiste doit être présenté à la Cour d'appel de Rennes pour y être rejugé. Son deuxième procès n'a pas lieu. Le 12 octobre 1943, il est transféré vers Romainville. Le 25 octobre, Roger Puybouffat, résistant communiste, est déporté vers Sarrebruck, Neuengamme, puis Mauthausen et enfin Loibl-Pass, un des commandos du camp autrichien[335].
Lorsqu'il arrive à Mauthausen, cela fait 22 mois que Roger est en détention, qu'il ne mange pas correctement, qu'il est ballotté de wagons à bestiaux en wagons à bestiaux[336]. Dans ce camp, avec fermeté et ténacité, Roger résiste à la faim, au froid hivernal, au chaud estival, aux sévices de toutes sortes, au travail épuisant dans la célèbre carrière, aux appels interminables, peu importe le temps, etc.
À l'hiver 1943, Roger contracte une bronchopneumonie aux deux poumons. Le médecin de l'infirmerie tente l'impossible pour le guérir, mais sa convalescence est de courte durée. Pour éviter les sélections, Roger doit retourner au travail harassant de la carrière. Ses camarades le cachent, lui donnent des rations supplémentaires, protègent ses affaires et n'hésitent pas à voler pour qu'il reçoive davantage de nourriture[337].
Le 6 mai 1944, notre dentiste est transféré à Loibl-Pass, kommando de Mauthausen. C'est vraisemblablement dans le tunnel qu'il se brise le tibia gauche et se fait écraser le pied gauche. Si le médecin lui fabrique des attelles, la durée

---

[333] Cf. Puybouffat-Merrien Rose, « Roger Puybouffat, dentiste au camp de Choisel en 1941 », in *Journal La Mée*, Châteaubriant, 2008.
[334] Cf. Puybouffat-Merrien Rose, « Roger Puybouffat, dentiste au camp de Choisel en 1941 », in *Journal La Mée*, Châteaubriant, 2008.
[335] Cf. Puybouffat-Merrien Rose, « Roger Puybouffat, dentiste au camp de Choisel en 1941 », in *Journal La Mée*, Châteaubriant, 2008.
[336] Cf. Puybouffat-Merrien Rose, « Roger Puybouffat, dentiste au camp de Choisel en 1941 », in *Journal La Mée*, Châteaubriant, 2008.
[337] Cf. Puybouffat-Merrien Rose, « Roger Puybouffat, dentiste au camp de Choisel en 1941 », in *Journal La Mée*, Châteaubriant, 2008.

de son séjour à l'hôpital s'en trouve raccourci, le risque de sélection étant grand[338].
Pendant l'hiver 1944-1945, il fait une 2e bronchopneumonie, consécutive, semble-t-il, à deux nuits de station debout devant le baraquement des gardes, sous la pluie, après sa journée de travail, parce que Roger aurait perdu, d'après eux, une pince dentaire. En effet, démuni de tout, le dentiste français n'a pour seul recours, face au scorbut qui sévit depuis le printemps 1944, que d'enlever les dents malades de ses camarades afin de leur éviter toutes les complications liées à leur désagrégation. Après avoir donné sa contribution en cigarettes à la collectivité, le scientifique échange ce qui lui reste contre une gousse d'ail ou un petit oignon, ceci afin de se prémunir contre le scorbut[339].
Roger Puybouffat est présent lorsqu'une commission itinérante de dentistes s'est arrêtée au camp pour extraire les dents cariées, ou en or surtout. L'organisation clandestine du camp protège les infortunés qui sont concernés, moyennant cigarettes. Il témoigne aussi de la célèbre opération oignons qui a eu lieu un dimanche matin, à Loibl-Pass, où les Allemands ont fait manger un oignon aux détenus pour lutter contre le scorbut, après qu'ils furent restés debout très longtemps dans un froid très marqué. Cette opération coûte la vie à deux jeunes hommes.
Le 7 mai 1945, les nazis entament l'évacuation de leurs prisonniers. Roger décide de rester avec le médecin de l'infirmerie pour s'occuper des malades qui n'ont pas été évacués. Les deux hommes se barricadent et partent en excursion à la recherche de nourriture, ce qu'ils finissent par découvrir dans les cuisines. Dans les jours qui suivent, les combats font rage autour du camp. Malgré tout, le dentiste et le médecin décident de rester près des malades intransportables[340].
Ce n'est que le 21 mai que Roger Puybouffat rejoint la brigade Liberté stationnée à Rodovljica. Son pied gauche est toujours dans un sale état. Là, ces Français associés aux troupes yougoslaves défendent un pont et empêchent sa destruction. Le 3 juin, la brigade Liberté est à Trzic. Elle souhaite remercier ses habitants de leur accueil. Le 5 juin, elle arrive à Ljubljana. Le 6, les hommes qui la composent prennent le train pour Trieste. Ils arrivent à Paris, le 20 juin 1945. Roger y retrouve son Adèle[341].
Le dentiste arrive à Paris, dans un état médicalement catastrophique : un tympan a éclaté sous les coups ; il ne supporte plus aucune nourriture solide sans vomissement ; ses poumons sont perclus de nodules, conséquences de deux bronchopneumonies ; sa fracture au tibia n'est pas consolidée et est fistulisée,

---

338 Cf. Puybouffat-Merrien Rose, « Roger Puybouffat, dentiste au camp de Choisel en 1941 », in *Journal La Mée*, Châteaubriant, 2008.
339 Cf. Puybouffat-Merrien Rose, « Roger Puybouffat, dentiste au camp de Choisel en 1941 », in *Journal La Mée*, Châteaubriant, 2008.
340 Cf. Puybouffat-Merrien Rose, « Roger Puybouffat, dentiste au camp de Choisel en 1941 », in *Journal La Mée*, Châteaubriant, 2008.
341 Cf. Puybouffat-Merrien Rose, « Roger Puybouffat, dentiste au camp de Choisel en 1941 », in *Journal La Mée*, Châteaubriant, 2008.

rendant tout espoir de guérison vain ; ses vertèbres cervicales ont été fragilisées par les coups. Cet homme, ne l'oublions pas, a pris les armes pour combattre les nazis, aussitôt libre, dans cet état[342].

Si le pronostic des médecins est réservé, sa femme, elle, ne s'en laisse pas conter et décide de se battre pour son mari. Elle se procure les aliments requis à son état et commence une lente, et progressive réalimentation. Petit à petit, Roger parvient à recouvrer des forces et à se nourrir de mieux en mieux. Si bien qu'un beau jour, il peut reprendre sa profession d'avant-guerre. Toutefois, les séquelles sont présentes et il le fait dans une souffrance constante[343].

En 1954, le couple trouve enfin un appartement susceptible d'accueillir un cabinet dentaire.

En 1963, blessé par une vertèbre cervicale, Roger est quadriplégique en position fœtale. Personne ne veut prendre le risque d'opérer. Par le truchement des associations, un neurologue dont la famille a été exterminée pendant la guerre accepte d'intervenir. Il fait le voyage à ses frais. L'opération est un succès. Après des mois de rééducation, le cabinet dentaire rouvre ses portes[344].

Toutefois, ses blessures, surtout celles du côté gauche, rendent son exercice difficile et de moins en moins précis. La mort dans l'âme, Roger Puybouffat doit renoncer à sa profession.

En 1980, il est amputé à gauche, à mi-cuisse, mais sa jambe droite menace de suivre le même chemin. Ses journées se résument à la lecture du journal et à la télévision, ne pouvant plus se déplacer seul. Aussi, sa femme décide-t-elle d'inviter des amis, de la famille, organise des réunions, l'entraîne au restaurant, veille à sa bonne présentation en demandant à son coiffeur et à son tailleur de venir au domicile. Les nuits sont horribles. Dans son sommeil, Roger retourne constamment à Mauthausen et à Loibl-Pass[345].

Sa lésion au niveau cervical n'étant qu'en rémission voit sa luette et son arrière-gorge se paralyser, rendant tout repas extrêmement douloureux. Adèle le soigne jusqu'à l'épuisement et meurt en mars 1983, renversée par une voiture[346].

Roger sombre dans le coma et décède à son tour, en décembre 1983. Avec le soutien de son épouse, Roger considérait que les 38 ans de vie après les camps étaient des « années volées aux nazis. »

Roger Puybouffat a reçu la Croix de guerre avec palmes et la Légion d'honneur. Le 25 novembre 1948, un certificat d'appartenance à la Résistance intérieure

---

342 Cf. Puybouffat-Merrien Rose, « Roger Puybouffat, dentiste au camp de Choisel en 1941 », in *Journal La Mée*, Châteaubriant, 2008.

343 Cf. Puybouffat-Merrien Rose, « Roger Puybouffat, dentiste au camp de Choisel en 1941 », in *Journal La Mée*, Châteaubriant, 2008.

344 Cf. Puybouffat-Merrien Rose, « Roger Puybouffat, dentiste au camp de Choisel en 1941 », in *Journal La Mée*, Châteaubriant, 2008.

345 Cf. Puybouffat-Merrien Rose, « Roger Puybouffat, dentiste au camp de Choisel en 1941 », in *Journal La Mée*, Châteaubriant, 2008.

346 Cf ; Puybouffat-Merrien Rose, « Roger Puybouffat, dentiste au camp de Choisel en 1941 », in *Journal La Mée*, Châteaubriant, 2008.

française (n° 7983) lui a été délivré pour des services rendus de mai 1941 au 19 juin 1945, date de son rapatriement. Il était membre de l'organisation de Résistance : « Front national ». Sa femme, Adèle, a reçu également un certificat similaire[347].

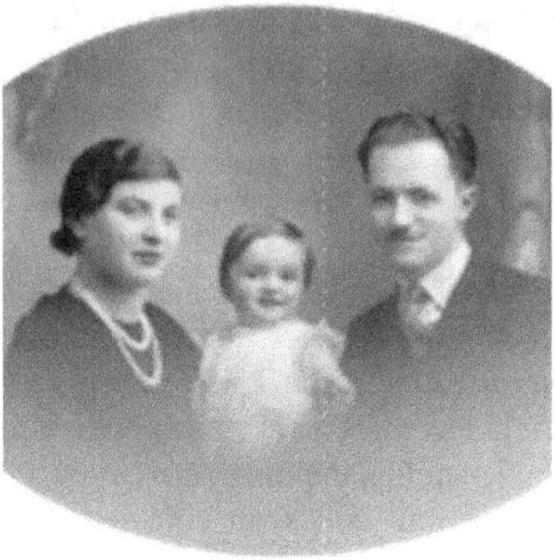

Adèle et Roger Puybouffat[348], et leur fille Rose en 1936.

. Pierre Henry

Le Dr Pierre Henry est un chirurgien-dentiste à la retraite né en 1914. Il achève sa formation à l'école dentaire de Rennes en 1936. Pour éviter le service militaire, Pierre Henry s'inscrit à Garancière, l'école dentaire de Paris, aussitôt après. N'étant pas obligé d'assister à tous les cours, il commence à travailler en cabinet à Rennes.

Le 3 septembre 1939, la France déclare la guerre à l'Allemagne. Il est mobilisé le 16 septembre 1939 comme infirmier. Le soir de Noël, il rejoint enfin l'armée à Ancemont. Là, il s'intègre à l'équipe médicale composée d'environ 300 personnes qui constituent ainsi un grand hôpital de campagne de 2 000 lits. Les dentistes travaillent au cabinet dentaire du camp, équipé d'un matériel très rustique. Le matin, ils assurent une permanence de soins, l'après-midi, ils jouent au football ou reçoivent une formation continue. Affecté au service d'un chirurgien du camp, Henry s'occupe d'anesthésier les blessés. En 1940, la France capitule[349].

---

347 Cf. Puybouffat-Merrien Rose, « Roger Puybouffat, dentiste au camp de Choisel en 1941 », in *Journal La Mée*, Châteaubriant, 2008 ; Amicale de Châteaubriant-Voves-Rouillé, « Puybouffat Roger », in *http://www.amicale-chateaubriant.fr*, sans date, pp. 1-2.

348 Cf. Puybouffat-Merrien Rose, communication personnelle, Paris, 2010.

349 Cf. Jamin Sophie, *Le dentiste français pendant la Seconde Guerre mondiale*, Thèse Doct. Chir. Dent., Rennes, 2011.

Capturé par les Allemands, il gagne la caserne de Chalon-sur-Saône où sont parqués 7 000 prisonniers de guerre. Il est envoyé pour dispenser des soins à l'hôpital militaire de la même ville.

Le Dr Henry commence son travail au cabinet dentaire qui est très rustique. Il occupe son temps à faire des extractions. Il ne commence le service qu'à 10 heures afin de faire attendre les soldats allemands qui accompagnent les 10 ou 12 prisonniers français venant se faire soigner chaque matin. Les sentinelles fatiguent et vont s'asseoir dans le parc autour de l'hôpital, laissant les Français seuls pendant le soin. Avec chacun d'eux, Henry a l'habitude de discuter de leur désir de s'évader de la prison. Suivant leur détermination, ce courageux dentiste les fait sortir par l'hôpital où il n'y a pas de garde allemand en faction. C'est ainsi que, par exemple, il fait sortir un instituteur portant l'uniforme de son collègue Ménand qui sort avec l'Ausweis de ce dernier, un laissez-passer ne comportant pas de photo. Sur le chemin de la sortie de l'hôpital, ils croisent l'aumônier de cet établissement médical. Bien qu'il ait vu que ce n'était pas Ménand, il se tait et ne fait rien pour les arrêter. L'évadé est pris en charge par d'anciens combattants qui l'emmènent jusqu'en zone libre, n'oubliant pas de renvoyer l'uniforme emprunté dans un paquet. Henry ne peut pas s'échapper, car pour rentrer chez lui en Bretagne, la route est longue, et les moyens de transport, très limités. De plus, à la moindre arrestation, son statut militaire peut être découvert et on l'emprisonnerait de nouveau. Il finit par être tout de même convoqué par les Allemands. Il doit expliquer la différence constatée entre le nombre de prisonniers qui partent pour l'hôpital et le nombre de ceux qui en reviennent. La défense du Dr Henry est solide. Ainsi, s'il était capable d'en faire évader ne serait-ce qu'un, il aurait commencé par lui bien évidemment. Le médecin allemand en charge de l'interrogatoire s'énerve, mais abdique. Il n'a rien contre lui, pas la moindre preuve. À l'avenir pourtant, un garde sera placé à l'entrée de l'hôpital pour surveiller les allées et venues[350].

À la fin de la guerre, il est libéré et revient à Rennes. Il reprend son exercice au 7, rue d'Orléans, à son cabinet. Il se déplace en petite moto sans difficulté grâce à son Ausweis. Les contrôles sont nombreux sur les routes et ce laissez-passer lui permet de circuler pendant six mois et d'obtenir quelques litres d'essence par mois. Plus tard, alors qu'il n'a plus d'Ausweis valable, il se déplace en train et récupère de l'essence en la volant aux Allemands ou en prenant celle qui est parachutée. L'exercice est assez éprouvant, il faut se lever très tôt. Au bout d'un an avec ce rythme soutenu, il arrête de travailler en cabinet de campagne. Il poursuit un exercice libéral dans deux cabinets dentaires jusqu'en 1946-1947,

[350] Cf. Jamin Sophie, *Le dentiste français pendant la Seconde Guerre mondiale*, Thèse Doct. Chir. Dent., Rennes, 2011.

année où il ferme son premier cabinet. Il reste dans son cabinet de Rennes jusqu'à son départ en retraite[351].

. *Daniel Chailleux*

Daniel Chailleux (1922-2008) a été un engagé volontaire à 18 ans comme agent de renseignements. Arrêté sur dénonciation en avril 1941, condamné à mort, puis gracié, déporté en forteresse et emprisonné en Allemagne. Rapatrié en France en août 1943 pour le Service de Travail obligatoire (STO), il rejoint à nouveau la Résistance et participe à la Libération de Paris. Diplômé en 1948, il enseigne à Paris VII et occupe d'importantes fonctions ordinales.

[351] Cf. Jamin Sophie, *Le dentiste français pendant la Seconde Guerre mondiale*, Thèse Doct. Chir. Dent., Rennes, 2011.

Création du Conseil de l'Ordre des chirurgiens-dentistes[352]

Trois textes de loi ont été signés par Charles de Gaulle en personne. Ils sont tous parus au Journal officiel. Le premier a rendu les Ordres médicaux fondés par Pétain illégaux et les a supprimés en mettant leurs biens sous séquestre entre les mains d'un procureur de la République (Décret du 18 octobre 1943 portant suppression de l'Ordre des médecins) ; le second a attribué les biens encore sous séquestre aux institutions recréées par le Conseil national de la Résistance et le Comité national de la Libération (Ordonnance du 16 octobre 1944 relative à la restitution par l'administration des domaines de certains biens mis sous séquestre) ; le troisième a rebâti des institutions pérennes avec une autre mission clairement édictée en confirmant l'illégalité des premières, celles du régime de Vichy (Ordonnance du 24 septembre 1945 relative à la création des Ordres médicaux). Autrement dit, l'argent que de Gaulle a attribué au nouveau Conseil de l'Ordre est un argent parfaitement légal qui appartient à son gouvernement au moment où il lui donne. En outre, ces trois textes démontrent de manière indiscutable qu'on ne peut ni confondre ni assimiler la section dentaire de Pétain au Conseil de l'Ordre fondé par Charles de Gaulle. Nous insistons fortement, il n'y a aucune erreur possible : la première n'a jamais été le laboratoire de l'autre ni son embryon. Ce sont bien deux institutions différentes : l'une, la section dentaire de Pétain, est morte définitivement et est réfutée dans tous ses principes et dans toutes ses valeurs ; l'autre, le Conseil de l'Ordre de De Gaulle, vient de naître et les valeurs qu'il se doit de porter sont bien différentes et présentées à tous dans le Journal officiel. Ce que nous nous étions limités à évoquer précédemment va prendre forme avec les textes officiels qui arrivent. Voici le détail des opérations juridiques mises en place, car il nous a fallu chercher longuement dans les Journaux officiels de l'époque pour en dénouer tous les rouages institués par le gouvernement de Libération.
1/ Décret du 18 octobre 1943 portant suppression de l'Ordre des médecins[353].

[352] Vient en complément du chapitre « Après la Guerre… » de la thèse d'Ava Bismuth, pp. 61-79. L'Ordre est évoqué p. 66.
[353] Cf. Journal officiel de la République française, publié à Alger, du 21/10/1943, p. 212 (avec l'aimable autorisation de la BNF).

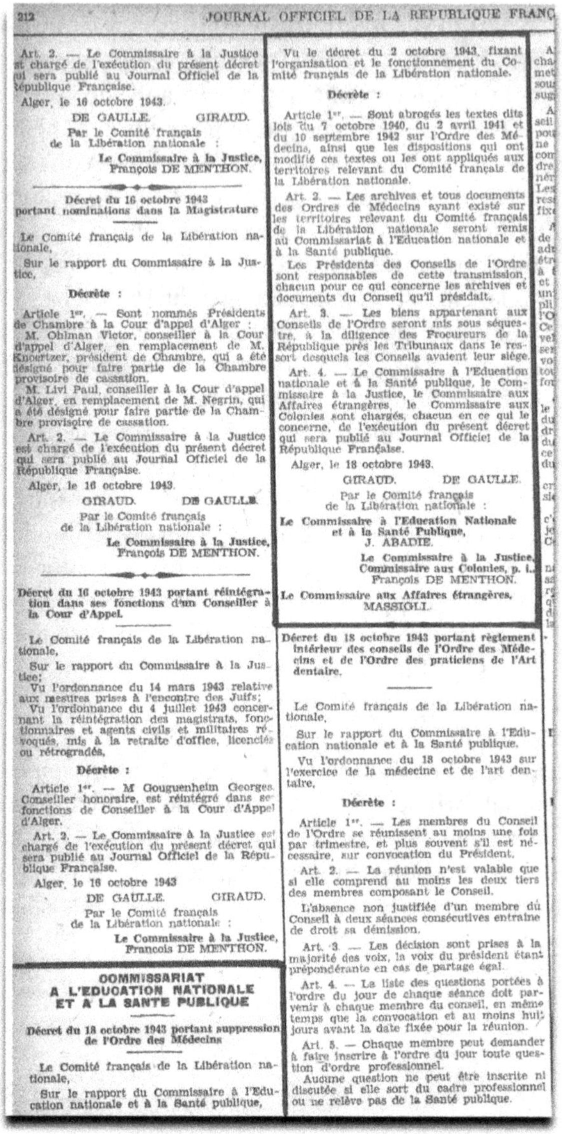

212 JOURNAL OFFICIEL DE LA REPUBLIQUE FRANÇ

Art. 2. — Le Commissaire à la Justice est chargé de l'exécution du présent décret qui sera publié au Journal Officiel de la République Française.

Alger, le 16 octobre 1943.

DE GAULLE. GIRAUD.

Par le Comité français de la Libération nationale :

Le Commissaire à la Justice,
François DE MENTHON.

Décret du 16 octobre 1943 portant nominations dans la Magistrature

Le Comité français de la Libération nationale,

Sur le rapport du Commissaire à la Justice,

Décrète :

Article 1er. — Sont nommés Présidents de Chambre à la Cour d'appel d'Alger :

M. Ohlman Victor, conseiller à la Cour d'appel d'Alger, en remplacement de M. Knoertzer, président de Chambre, qui a été désigné pour faire partie de la Chambre provisoire de cassation.

M. Livi Paul, conseiller à la Cour d'appel d'Alger, en remplacement de M. Negrin, qui a été désigné pour faire partie de la Chambre provisoire de cassation.

Art. 2. — Le Commissaire à la Justice est chargé de l'exécution du présent décret qui sera publié au Journal Officiel de la République Française.

Alger, le 16 octobre 1943.

GIRAUD. DE GAULLE.

Par le Comité français de la Libération nationale :

Le Commissaire à la Justice,
François DE MENTHON.

Décret du 16 octobre 1943 portant réintégration dans ses fonctions d'un Conseiller à la Cour d'Appel.

Le Comité français de la Libération nationale,

Sur le rapport du Commissaire à la Justice;

Vu l'ordonnance du 14 mars 1943 relative aux mesures prises à l'encontre des Juifs;

Vu l'ordonnance du 4 juillet 1943 concernant la réintégration des magistrats, fonctionnaires et agents civils et militaires révoqués, mis à la retraite d'office, licenciés ou rétrogradés,

Décrète :

Article 1er. — M Gouguenheim Georges, Conseiller honoraire, est réintégré dans ses fonctions de Conseiller à la Cour d'Appel d'Alger.

Art. 2. — Le Commissaire à la Justice est chargé de l'exécution du présent décret qui sera publié au Journal Officiel de la République Française.

Alger, le 16 octobre 1943

DE GAULLE. GIRAUD.

Par le Comité français de la Libération nationale :

Le Commissaire à la Justice,
Francois DE MENTHON.

COMMISSARIAT A L'EDUCATION NATIONALE ET A LA SANTE PUBLIQUE

Décret du 18 octobre 1943 portant suppression de l'Ordre des Médecins

Le Comité français de la Libération nationale,

Sur le rapport du Commissaire à l'Education nationale et à la Santé publique,

Vu le décret du 2 octobre 1943, fixant l'organisation et le fonctionnement du Comité français de la Libération nationale.

Décrète :

Article 1er. — Sont abrogés les textes dits lois du 7 octobre 1940, du 2 avril 1941 et du 10 septembre 1942 sur l'Ordre des Médecins, ainsi que les dispositions qui ont modifié ces textes ou les ont appliqués aux territoires relevant du Comité français de la Libération nationale.

Art. 2. — Les archives et tous documents des Ordres de Médecins ayant existé sur les territoires relevant du Comité français de la Libération nationale seront remis au Commissariat à l'Education nationale et à la Santé publique.

Les Présidents des Conseils de l'Ordre sont responsables de cette transmission, chacun pour ce qui concerne les archives et documents du Conseil qu'il présidait.

Art. 3. — Les biens appartenant aux Conseils de l'Ordre seront mis sous séquestre, à la diligence des Procureurs de la République près les Tribunaux dans le ressort desquels les Conseils avaient leur siège.

Art. 4. — Le Commissaire à l'Education nationale et à la Santé publique, le Commissaire à la Justice, le Commissaire aux Affaires étrangères, le Commissaire aux Colonies sont chargés, chacun en ce qui le concerne, de l'exécution du présent décret qui sera publié au Journal Officiel de la République Française.

Alger, le 18 octobre 1943.

GIRAUD. DE GAULLE.

Par le Comité français de la Libération nationale :

Le Commissaire à l'Education Nationale et à la Santé Publique,
J. ABADIE.

Le Commissaire à la Justice,
Commissaire aux Colonies, p. i.,
François DE MENTHON.

Le Commissaire aux Affaires étrangères,
MASSIGLI.

Décret du 18 octobre 1943 portant règlement intérieur des conseils de l'Ordre des Médecins et de l'Ordre des praticiens de l'Art dentaire.

Le Comité français de la Libération nationale,

Sur le rapport du Commissaire à l'Education nationale et à la Santé publique.

Vu l'ordonnance du 18 octobre 1943 sur l'exercice de la médecine et de l'art dentaire,

Décrète :

Article 1er. — Les membres du Conseil de l'Ordre se réunissent au moins une fois par trimestre, et plus souvent s'il est nécessaire, sur convocation du Président.

Art. 2. — La réunion n'est valable que si elle comprend au moins les deux tiers des membres composant le Conseil.

L'absence non justifiée d'un membre du Conseil à deux séances consécutives entraine de droit sa démission.

Art. 3. — Les décision sont prises à la majorité des voix, la voix du président étant prépondérante en cas de partage égal.

Art. 4. — La liste des questions portées à l'ordre du jour de chaque séance doit parvenir à chaque membre du conseil, en même temps que la convocation et au moins huit jours avant la date fixée pour la réunion.

Art. 5. — Chaque membre peut demander à faire inscrire à l'ordre du jour toute question d'ordre professionnel.

Aucune question ne peut être inscrite ni discutée si elle sort du cadre professionnel ou ne relève pas de la Santé publique.

Une précision historique essentielle s'impose. Nous sommes en 1943. Le régime de Vichy gouverne le territoire français et collabore activement avec l'occupant. L'Allemagne nazie domine encore l'Europe. Dès lors, comment le texte cité en page précédente a-t-il pu voir le jour ?

Le Comité français de Libération nationale (CFLN) résulte de la fusion du Comité national français de Londres dirigé par le général de Gaulle, chef de la France libre, avec le Commandement en chef français civil et militaire d'Alger dirigé par le général Giraud, ceci afin d'organiser et d'unifier toutes les forces françaises dans le but ultime de libérer le territoire français. Il succède à la France

libre à partir du 3 juin 1943. Les Allemands vont perdre la guerre. C'est une question de temps. L'histoire est en marche. Il convient d'offrir aux Alliés une autorité unifiée de libération, souveraine et représentative des intérêts du peuple français. Les négociations d'après-guerre n'en seront que plus aisées.
Le CFLN a considéré *« illégitime, nul et non avenu »* le régime de Vichy qui s'achève le 20 août 1944, par l'exil du maréchal Pétain pour l'Allemagne. Le CFLN gouverne pendant un an une partie du territoire de l'Empire colonial français jusqu'au 3 juin 1944, date où il prend un nouveau nom : le Gouvernement provisoire de la République française (GPRF). Son objectif est principalement d'affirmer, nous venons de le préciser, sa souveraineté sur l'ensemble du territoire français. Ce dernier sera progressivement libéré après le débarquement de Normandie du 6 juin 1944.
Le texte de loi du 18 octobre 1943, cité à la page précédente, est paru dans le Journal officiel de la République française, publié à Alger de 1943 (46 numéros) à 1944 (112 numéros). Le GPRF dirige l'ensemble du territoire pendant deux années et prend fin le 27 octobre 1946 avec l'avènement de la IVe République. *Il déclare nulles et non advenues toutes les décisions du régime de Vichy (ordonnance du 9 août 1944).* Le GRPF le considère comme une parenthèse illégale dans le fonctionnement de l'État. Cinq présidents dirigent le GRPF. De Gaulle est le premier, de janvier 1944 à janvier 1946. Il démissionne le 20 janvier 1946 en profond désaccord avec le projet de constitution proposé et avec ses ministres communistes. Gouin prend la suite de janvier à juin 1946, puis Bidault, de juin à novembre 1946. Vincent Auriol est élu le 16 janvier 1947 et devient par conséquent le premier président de la IVe République. Léon Blum assure la transition de juin 1946 à janvier 1947. Le CFLN instaure le droit de vote des femmes le 21 avril 1944, confirmé par l'ordonnance du 5 octobre 1944 édictée par le GRPF.
Ce dernier met en place la sécurité sociale qui voit le jour suite aux ordonnances des 4 et 19 octobre 1945, et les allocations familiales (loi du 22 août 1946). L'ordonnance du 2 février 1945 sur l'enfance délinquante est aussi ratifiée par le GRPF.
Ce décret du 18 octobre 1943 est essentiel. Il supprime le Conseil de l'Ordre des médecins fondé par Pétain, mais aussi, il place tous ses biens sous séquestre entre les mains des procureurs de la République. *La section dentaire est donc supprimée de fait et ses biens sont saisis par le gouvernement.*

2/ Ordonnance du 16 octobre 1944 relative à la restitution par l'administration des domaines de certains biens mis sous séquestre[354].

JOURNAL OFFICIEL DE LA REPUBLIQUE FRANÇAISE — 17 Octobre 1944

Ordonnance du 14 octobre 1944 portant dérogation aux articles 553 et 554 du code d'instruction criminelle et 5 de l'ordonnance du 26 juin 1944 relative à la répression des faits de collaboration.

Le Gouvernement provisoire de la République française,

Sur le rapport du garde des sceaux, ministre de la justice, et du ministre de la guerre,

Vu l'ordonnance du 3 juin 1943 portant institution du Comité français de la libération nationale, ensemble les ordonnances des 3 juin et 4 septembre 1944;

Vu l'ordonnance du 26 juin 1944 relative à la répression des faits de collaboration, ensemble l'ordonnance du 14 septembre 1944;

Vu les articles 553 et 554 du code d'instruction criminelle;

Le comité juridique entendu,

Ordonne:

Art. 1er. — Jusqu'à l'établissement des cours de justice instituées par l'ordonnance du 26 juin 1944, relative à la répression des faits de collaboration, les crimes et délits contre la sûreté extérieure de l'Etat pourront, par dérogation aux articles 553 et 554 du code d'instruction criminelle et 5 de l'ordonnance susvisée du 26 juin 1944, être poursuivis et jugés par les juridictions de droit commun.

Toutefois, conformément aux dispositions des lois sur l'état de siège, les juridictions de droit commun devront se dessaisir au profit des juridictions militaires quand l'autorité militaire revendiquera pendant la même période la poursuite de ces crimes et délits.

Art. 2. — La présente ordonnance sera publiée au *Journal officiel* de la République française et exécutée comme loi.

Fait à Paris, le 14 octobre 1944.

C. DE GAULLE.

Par le Gouvernement provisoire de la République française:

Le garde des sceaux, ministre de la justice,
FRANÇOIS DE MENTHON.

Le ministre de la guerre,
A. DIETHELM.

Le ministre de la marine,
LOUIS JACQUINOT.

Ordonnance du 16 octobre 1944 relative à la restitution par l'administration des domaines de certains biens mis sous séquestre.

Le Gouvernement provisoire de la République française,

Sur le rapport du garde des sceaux, ministre de la justice, des ministres de l'intérieur et des finances,

Vu l'ordonnance du 3 juin 1943 portant institution du Comité français de la libération nationale, ensemble les ordonnances des 3 juin et 4 septembre 1944;

Le comité juridique entendu,

Ordonne:

Art. 1er. — L'administration des domaines est autorisée à restituer les biens encore détenus par elle et dont le séquestre, la gestion, l'administration provisoire ou la liquidation lui ont été confiés par application des actes dits:

1° Loi du 23 juillet 1940 relative à la déchéance de la nationalité à l'égard des Français qui ont quitté la France, modifiée par les lois des 29 octobre, 6 et 28 février 1941;

2° Loi du 10 septembre 1940, modifiée par la loi du 17 octobre 1942, relative à la déchéance de la nationalité à l'égard des Français qui ont quitté les territoires d'outre-mer;

3° Loi du 8 mars 1941 relative à la déchéance de la nationalité à l'égard des Français qui se rendent dans une zone dissidente;

4° Loi du 7 octobre 1940 instituant l'ordre des médecins;

5° Loi du 6 juillet 1943 relative aux associations professionnelles de fonctionnaires civils, agents et ouvriers des administrations publiques relevant du secrétariat d'Etat chargé des colonies et autres que ceux de l'administration centrale et des services annexes;

6° Loi du 31 décembre 1940 instituant l'ordre des architectes et réglementant le titre de la profession d'architecte;

7° Loi du 11 septembre 1941 relative à l'exercice de la pharmacie;

8° Loi du 31 juillet 1942 modifiant et complétant la loi du 11 septembre 1941 relative à l'exercice de la pharmacie;

9° Loi du 17 novembre 1941 organisant l'exercice de la profession dentaire;

10° Loi du 18 février 1942 relative à l'institution d'un ordre des vétérinaires;

11° Loi du 22 juin 1944 modifiant la loi du 18 février 1942 relative à l'institution d'un ordre des vétérinaires;

12° Loi du 3 avril 1942 relative à l'introduction des statuts de l'ordre des experts-comptables et des comptables agréés;

13° Loi du 16 juin 1944 instituant l'ordre corporatif des géomètres experts;

14° Loi du 29 octobre 1940 portant création d'une association nationale et d'une fédération des œuvres scolaires et postscolaires de l'enseignement public;

15° Loi du 17 avril 1942 complétant la loi du 20 octobre 1940 portant création d'une association des œuvres scolaires et postscolaires de l'enseignement public;

16° Loi du 3 août 1943 complétant les lois des 20 octobre et 17 avril 1942 portant création d'une association nationale des œuvres scolaires et postscolaires de l'enseignement public et d'une fédération des œuvres de l'enseignement public;

17° Loi du 11 août 1941 portant dissolution des associations « Les Equipes françaises » et « L'Amicale de France »;

18° Loi du 14 mars 1944 portant dissolution de l'association « Les Anciens des chantiers de la jeunesse »;

19° Loi du 29 août 1940 portant création de la Légion française des anciens combattants;

20° Loi du 21 août 1941 portant mise sous séquestre des biens des associations dissoutes;

21° Loi du 16 septembre 1941 rendant applicable aux territoires relevant du secrétariat d'Etat aux colonies les dispositions de la loi du 21 août 1941;

22° Loi du 18 novembre 1941 modifiant la loi du 29 août 1940 portant création de la Légion française des combattants;

23° Loi du 24 septembre 1943 modifiant la loi du 29 août 1940;

24° Loi du 23 août 1943 modifiant l'article 4 de la loi du 4 octobre 1940 relative au Secours national;

25° Loi du 16 août 1940 concernant l'organisation provisoire de la production industrielle;

26° Loi du 11 février 1943 abrogeant l'article 16 de la loi du 26 juillet 1925 sur l'organisation et le fonctionnement des chambres des métiers;

27° Loi du 13 août 1940 sur les sociétés secrètes, modifiée et complétée par les

[354] Cf. Journal officiel de la République française du 17/10/1944, pp. 411-412 (avec l'aimable autorisation de la BNF).

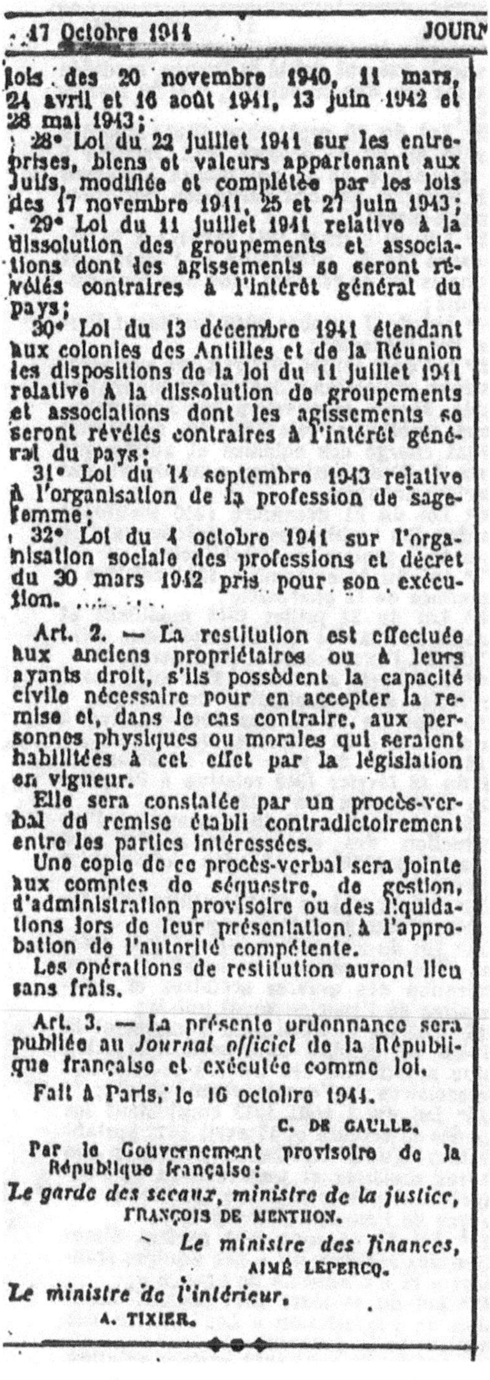

17 Octobre 1944 JOURN

lois des 20 novembre 1940, 11 mars, 24 avril et 16 août 1941, 13 juin 1942 et 28 mai 1943;

28° Loi du 22 juillet 1941 sur les entreprises, biens et valeurs appartenant aux Juifs, modifiée et complétée par les lois des 17 novembre 1941, 25 et 27 juin 1943;

29° Loi du 11 juillet 1941 relative à la dissolution des groupements et associations dont les agissements se seront révélés contraires à l'intérêt général du pays;

30° Loi du 13 décembre 1941 étendant aux colonies des Antilles et de la Réunion les dispositions de la loi du 11 juillet 1941 relative à la dissolution de groupements et associations dont les agissements se seront révélés contraires à l'intérêt général du pays;

31° Loi du 14 septembre 1943 relative à l'organisation de la profession de sage-femme;

32° Loi du 4 octobre 1941 sur l'organisation sociale des professions et décret du 30 mars 1942 pris pour son exécution.

Art. 2. — La restitution est effectuée aux anciens propriétaires ou à leurs ayants droit, s'ils possèdent la capacité civile nécessaire pour en accepter la remise et, dans le cas contraire, aux personnes physiques ou morales qui seraient habilitées à cet effet par la législation en vigueur.

Elle sera constatée par un procès-verbal de remise établi contradictoirement entre les parties intéressées.

Une copie de ce procès-verbal sera jointe aux comptes de séquestre, de gestion, d'administration provisoire ou des liquidations lors de leur présentation à l'approbation de l'autorité compétente.

Les opérations de restitution auront lieu sans frais.

Art. 3. — La présente ordonnance sera publiée au *Journal officiel* de la République française et exécutée comme loi.

Fait à Paris, le 16 octobre 1944.

C. DE GAULLE.

Par le Gouvernement provisoire de la République française :

Le garde des sceaux, ministre de la justice,
FRANÇOIS DE MENTHON.

Le ministre des finances,
AIMÉ LEPERCQ.

Le ministre de l'intérieur,
A. TIXIER.

« Art. 1er – L'administration des domaines est autorisée à restituer les biens encore détenus par elle et dont le séquestre, la gestion, l'administration provisoire ou la liquidation lui ont été confiés par application des actes dits :

(...) 9e Loi du 17 novembre 1941 organisant l'exercice de la profession dentaire ; (...)

Art. 2 – La restitution est effectuée aux anciens propriétaires, ou à leurs ayants droit (...) et, dans le cas contraire, aux personnes physiques ou morales qui seraient habilitées à cet effet par la législation en vigueur[355]*. »*

(...) dans le cas contraire, aux personnes physiques ou morales…

L'Ordre est considéré comme une personne morale suffisante aux yeux de la loi… Son président en est le représentant physique. En 1944, le Conseil national des chirurgiens-dentistes, institution de transition, est présidé par Jean Marandas, un dentiste grand résistant.

355 Cf. Journal officiel de la République française du 17/10/1944, pp. 411-412 (avec l'aimable autorisation de la BNF).

3/ Ordonnance n° 45-2184 du 24 septembre 1945 relative à l'exercice et à l'organisation des professions de médecin, de chirurgien-dentiste et de sage-femme[356].

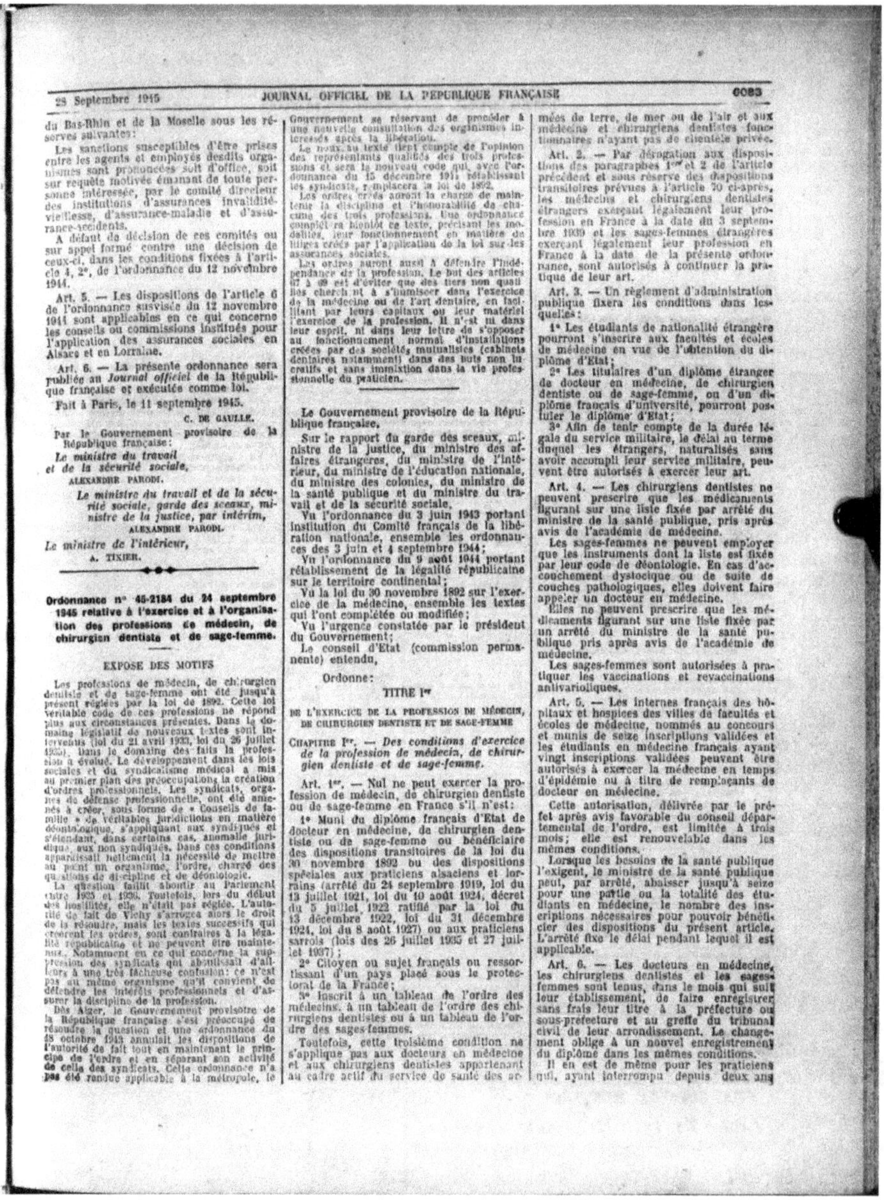
28 Septembre 1945 — JOURNAL OFFICIEL DE LA REPUBLIQUE FRANÇAISE — 6083

du Bas-Rhin et de la Moselle sous les réserves suivantes:

Les sanctions susceptibles d'être prises entre les agents et employés desdits organismes sont prononcées soit d'office, soit sur requête motivée émanant de toute personne intéressée, par le comité directeur des institutions d'assurances invalidité-vieillesse, d'assurance-maladie et d'assurance-accidents.

A défaut de décision de ces comités ou sur appel formé contre une décision de ceux-ci, dans les conditions fixées à l'article 4, 2°, de l'ordonnance du 12 novembre 1944.

Art. 5. — Les dispositions de l'article 6 de l'ordonnance susvisée du 12 novembre 1944 sont applicables en ce qui concerne les conseils ou commissions institués pour l'application des assurances sociales en Alsace et en Lorraine.

Art. 6. — La présente ordonnance sera publiée au *Journal officiel* de la République française et exécutée comme loi.

Fait à Paris, le 11 septembre 1945.

C. DE GAULLE.

Par le Gouvernement provisoire de la République française:

Le ministre du travail et de la sécurité sociale,
ALEXANDRE PARODI.

Le ministre du travail et de la sécurité sociale, garde des sceaux, ministre de la justice, par intérim,
ALEXANDRE PARODI.

Le ministre de l'intérieur,
A. TIXIER.

Ordonnance n° 45-2184 du 24 septembre 1945 relative à l'exercice et à l'organisation des professions de médecin, de chirurgien dentiste et de sage-femme.

EXPOSE DES MOTIFS

Les professions de médecin, de chirurgien dentiste et de sage-femme ont été jusqu'à présent réglées par la loi de 1892. Cette loi véritable code de ces professions ne répond plus aux circonstances présentes. Dans le domaine législatif de nouveaux textes sont intervenus (loi du 21 avril 1933, loi du 26 juillet 1935). Dans le domaine des faits la profession a évolué. Le développement dans les lois sociales et du syndicalisme médical a mis au premier plan des préoccupations la création d'ordres professionnels. Les syndicats, organes de défense professionnelle, ont été amenés à créer, sous forme de « Conseils de famille » de véritables juridictions en matière déontologique, s'appliquant aux syndiqués et s'étendant, dans certains cas, anomalie juridique, aux non syndiqués. Dans ces conditions apparaissait nettement la nécessité de mettre au point un organisme, l'ordre, chargé des questions de discipline et de déontologie.

La question faillit aboutir au Parlement entre 1935 et 1936. Toutefois, lors du début des hostilités, elle n'était pas réglée. L'autorité de fait de Vichy s'arrogea alors le droit de la résoudre, mais les textes successifs qui créèrent les ordres, sont contraires à la légalité républicaine et ne peuvent être maintenus. Notamment en ce qui concerne la suppression des syndicats qui aboutissait d'ailleurs à une très fâcheuse confusion: ce n'est pas au même organisme qu'il convient de défendre les intérêts professionnels et d'assurer la discipline de la profession.

Dès Alger, le Gouvernement provisoire de la République française s'est préoccupé de résoudre la question et une ordonnance du 18 octobre 1943 annulait les dispositions de l'autorité de fait tout en maintenant le principe de l'ordre et en séparant son activité de celle des syndicats. Cette ordonnance n'a pas été rendue applicable à la métropole, le Gouvernement se réservant de procéder à une nouvelle consultation des organismes intéressés après la libération.

Le nouveau texte tient compte de l'opinion des représentants qualifiés des trois professions et sera le nouveau code qui, avec l'ordonnance du 15 décembre 1944 rétablissant les syndicats, remplacera la loi de 1892.

Les ordres créés auront la charge de maintenir la discipline et l'honorabilité de chacune des trois professions. Une ordonnance complétera bientôt ce texte, précisant les modalités, leur fonctionnement en matière de litiges créés par l'application de la loi sur les assurances sociales.

Les ordres auront aussi à défendre l'indépendance de la profession. Le but des articles 67 à 69 est d'éviter que des tiers non qualifiés cherchent à s'immiscer dans l'exercice de la médecine ou de l'art dentaire, en facilitant par leurs capitaux ou leur matériel l'exercice de la profession. Il n'est ni dans leur esprit, ni dans leur lettre de s'opposer au fonctionnement normal d'installations créées par des sociétés mutualistes (cabinets dentaires notamment) dans des buts non lucratifs et sans immixtion dans la vie professionnelle du praticien.

Le Gouvernement provisoire de la République française,

Sur le rapport du garde des sceaux, ministre de la justice, du ministre des affaires étrangères, du ministre de l'intérieur, du ministre de l'éducation nationale, du ministre des colonies, du ministre de la santé publique et du ministre du travail et de la sécurité sociale,

Vu l'ordonnance du 3 juin 1943 portant institution du Comité français de la libération nationale, ensemble les ordonnances des 3 juin et 4 septembre 1944;

Vu l'ordonnance du 9 août 1944 portant rétablissement de la légalité républicaine sur le territoire continental;

Vu la loi du 30 novembre 1892 sur l'exercice de la médecine, ensemble les textes qui l'ont complétée ou modifiée;

Vu l'urgence constatée par le président du Gouvernement;

Le conseil d'Etat (commission permanente) entendu,

Ordonne:

TITRE Ier

DE L'EXERCICE DE LA PROFESSION DE MÉDECIN, DE CHIRURGIEN DENTISTE ET DE SAGE-FEMME

CHAPITRE Ier. — *Des conditions d'exercice de la profession de médecin, de chirurgien dentiste et de sage-femme.*

Art. 1er. — Nul ne peut exercer la profession de médecin, de chirurgien dentiste ou de sage-femme en France s'il n'est:

1° Muni du diplôme français d'Etat de docteur en médecine, de chirurgien dentiste ou de sage-femme ou bénéficiaire des dispositions transitoires de la loi du 30 novembre 1892 ou des dispositions spéciales aux praticiens alsaciens et lorrains (arrêté du 24 septembre 1919, loi du 13 juillet 1921, loi du 10 août 1924, décret du 5 juillet 1922 ratifié par la loi du 13 décembre 1922, loi du 31 décembre 1924, loi du 8 août 1927) ou aux praticiens sarrois (lois des 26 juillet 1935 et 27 juillet 1937);

2° Citoyen ou sujet français ou ressortissant d'un pays placé sous le protectorat de la France;

3° Inscrit à un tableau de l'ordre des médecins, à un tableau de l'ordre des chirurgiens dentistes ou à un tableau de l'ordre des sages-femmes.

Toutefois, cette troisième condition ne s'applique pas aux docteurs en médecine et aux chirurgiens dentistes appartenant au cadre actif du service de santé des armées de terre, de mer ou de l'air et aux médecins et chirurgiens dentistes fonctionnaires n'ayant pas de clientèle privée.

Art. 2. — Par dérogation aux dispositions des paragraphes 1er et 2 de l'article précédent et sous réserve des dispositions transitoires prévues à l'article 70 ci-après, les médecins et chirurgiens dentistes étrangers exerçant légalement leur profession en France à la date du 3 septembre 1939 et les sages-femmes étrangères exerçant légalement leur profession en France à la date de la présente ordonnance, sont autorisés à continuer la pratique de leur art.

Art. 3. — Un règlement d'administration publique fixera les conditions dans lesquelles:

1° Les étudiants de nationalité étrangère pourront s'inscrire aux facultés et écoles de médecine en vue de l'obtention du diplôme d'Etat;

2° Les titulaires d'un diplôme étranger de docteur en médecine, de chirurgien dentiste ou de sage-femme, ou d'un diplôme français d'université, pourront postuler le diplôme d'Etat;

3° Afin de tenir compte de la durée légale du service militaire, le délai au terme duquel les étrangers, naturalisés sans avoir accompli leur service militaire, peuvent être autorisés à exercer leur art.

Art. 4. — Les chirurgiens dentistes ne peuvent prescrire que les médicaments figurant sur une liste fixée par arrêté du ministre de la santé publique, pris après avis de l'académie de médecine.

Les sages-femmes ne peuvent employer que les instruments dont la liste est fixée par leur code de déontologie. En cas d'accouchement dystocique ou de suite de couches pathologiques, elles doivent faire appeler un docteur en médecine.

Elles ne peuvent prescrire que les médicaments figurant sur une liste fixée par un arrêté du ministre de la santé publique pris après avis de l'académie de médecine.

Les sages-femmes sont autorisées à pratiquer les vaccinations et revaccinations antivarioliques.

Art. 5. — Les internes français des hôpitaux et hospices des villes de facultés et écoles de médecine, nommés au concours et munis de seize inscriptions validées et les étudiants en médecine français ayant vingt inscriptions validées peuvent être autorisés à exercer la médecine en temps d'épidémie ou à titre de remplaçants de docteur en médecine.

Cette autorisation, délivrée par le préfet après avis favorable du conseil départemental de l'ordre, est limitée à trois mois; elle est renouvelable dans les mêmes conditions.

Lorsque les besoins de la santé publique l'exigent, le ministre de la santé publique peut, par arrêté, abaisser jusqu'à seize pour une partie ou la totalité des étudiants en médecine, le nombre des inscriptions nécessaires pour pouvoir bénéficier des dispositions du présent article. L'arrêté fixe le délai pendant lequel il est applicable.

Art. 6. — Les docteurs en médecine, les chirurgiens dentistes et les sages-femmes sont tenus, dans le mois qui suit leur établissement, de faire enregistrer sans frais leur titre à la préfecture ou sous-préfecture et au greffe du tribunal civil de leur arrondissement. Le changement oblige à un nouvel enregistrement du diplôme dans les mêmes conditions.

Il en est de même pour les praticiens qui, ayant interrompu depuis deux ans

Source gallica.bnf.fr / Bibliothèque nationale de France

356 Cf. Journal officiel de la République française du 28/09/1945, p. 6083 (avec l'aimable autorisation de la BNF).

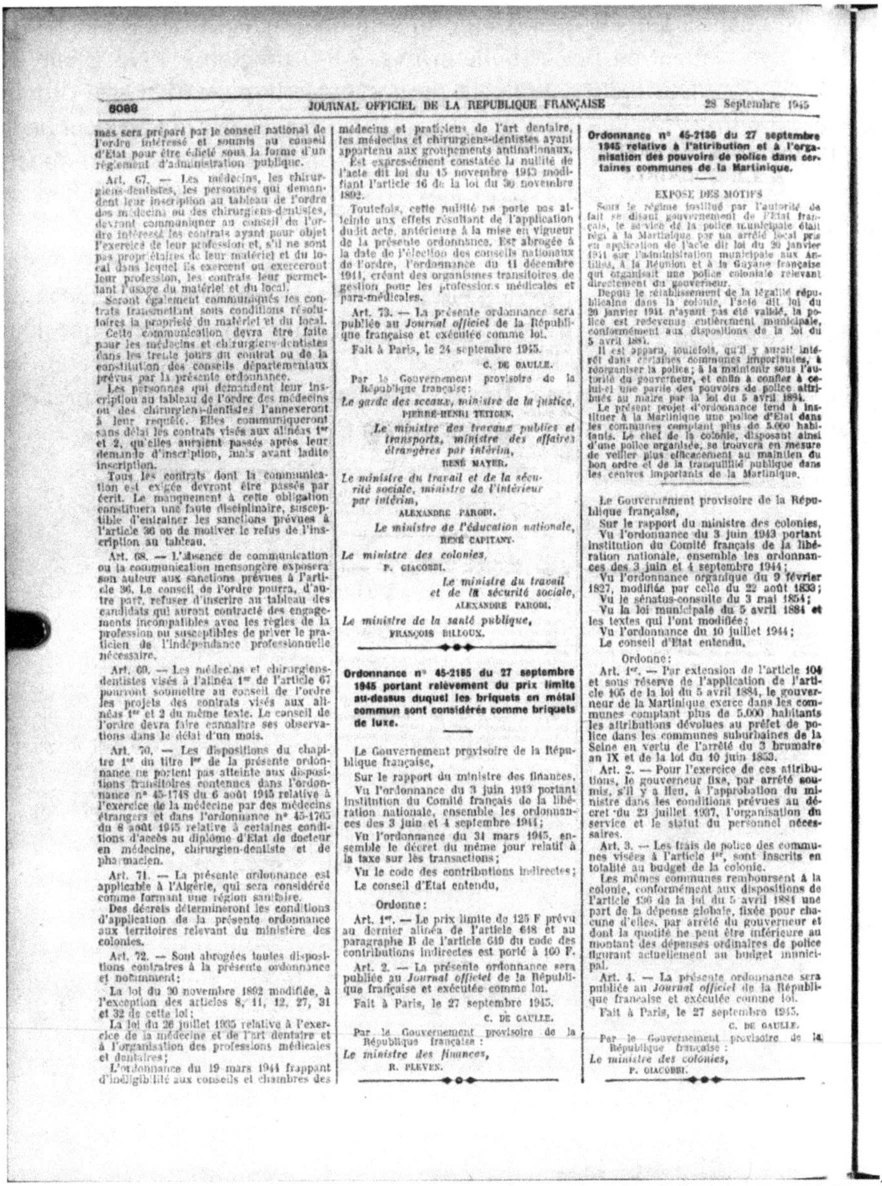
6088 JOURNAL OFFICIEL DE LA REPUBLIQUE FRANÇAISE 28 Septembre 1945

mes sera préparé par le conseil national de l'ordre intéressé et soumis au conseil d'Etat pour être édicté sous la forme d'un règlement d'administration publique.

Art. 67. — Les médecins, les chirurgiens-dentistes, les personnes qui demandent leur inscription au tableau de l'ordre des médecins ou des chirurgiens-dentistes, devront communiquer au conseil de l'ordre intéressé les contrats ayant pour objet l'exercice de leur profession et, s'il ne sont pas propriétaires de leur matériel et du local dans lequel ils exercent ou exerceront leur profession, les contrats leur permettant l'usage du matériel et du local.

Seront également communiqués les contrats transmettant sous conditions résolutoires la propriété du matériel et du local.

Cette communication devra être faite pour les médecins et chirurgiens-dentistes dans les trente jours du contrat ou de la constitution des conseils départementaux prévus par la présente ordonnance.

Les personnes qui demandent leur inscription au tableau de l'ordre des médecins ou des chirurgiens-dentistes l'annexeront à leur requête. Elles communiqueront sans délai les contrats visés aux alinéas 1er et 2, qu'elles auraient passés après leur demande d'inscription, mais avant ladite inscription.

Tous les contrats dont la communication est exigée devront être passés par écrit. Le manquement à cette obligation constituera une faute disciplinaire, susceptible d'entraîner les sanctions prévues à l'article 36 ou de motiver le refus de l'inscription au tableau.

Art. 68. — L'absence de communication ou la communication mensongère exposera son auteur aux sanctions prévues à l'article 36. Le conseil de l'ordre pourra, d'autre part, refuser d'inscrire au tableau des candidats qui auront contracté des engagements incompatibles avec les règles de la profession ou susceptibles de priver le praticien de l'indépendance professionnelle nécessaire.

Art. 69. — Les médecins et chirurgiens-dentistes visés à l'alinéa 1er de l'article 67 pourront soumettre au conseil de l'ordre les projets des contrats visés aux alinéas 1er et 2 du même texte. Le conseil de l'ordre devra faire connaître ses observations dans le délai d'un mois.

Art. 70. — Les dispositions du chapitre 1er du titre Ier de la présente ordonnance ne portent pas atteinte aux dispositions transitoires contenues dans l'ordonnance n° 45-1748 du 6 août 1945 relative à l'exercice de la médecine par des médecins étrangers et dans l'ordonnance n° 45-1765 du 6 août 1945 relative à certaines conditions d'accès au diplôme d'Etat de docteur en médecine, chirurgien-dentiste et de pharmacien.

Art. 71. — La présente ordonnance est applicable à l'Algérie, qui sera considérée comme formant une région sanitaire.

Des décrets détermineront les conditions d'application de la présente ordonnance aux territoires relevant du ministère des colonies.

Art. 72. — Sont abrogées toutes dispositions contraires à la présente ordonnance et notamment:

La loi du 30 novembre 1892 modifiée, à l'exception des articles 8, 11, 12, 27, 31 et 32 de cette loi;

La loi du 26 juillet 1935 relative à l'exercice de la médecine et de l'art dentaire et à l'organisation des professions médicales et dentaires;

L'ordonnance du 19 mars 1944 frappant d'inéligibilité aux conseils et chambres des médecins et praticiens de l'art dentaire, les médecins et chirurgiens-dentistes ayant appartenu aux groupements antinationaux.

Est expressément constatée la nullité de l'acte dit loi du 15 novembre 1943 modifiant l'article 16 de la loi du 30 novembre 1892.

Toutefois, cette nullité ne porte pas atteinte aux effets résultant de l'application dudit acte, antérieure à la mise en vigueur de la présente ordonnance. Est abrogée à la date de l'élection des conseils nationaux de l'ordre, l'ordonnance du 11 décembre 1944, créant des organismes transitoires de gestion pour les professions médicales et para-médicales.

Art. 73. — La présente ordonnance sera publiée au *Journal officiel* de la République française et exécutée comme loi.

Fait à Paris, le 24 septembre 1945.

C. DE GAULLE.

Par le Gouvernement provisoire de la République française:

Le garde des sceaux, ministre de la justice,
PIERRE-HENRI TEITGEN.

Le ministre des travaux publics et transports, ministre des affaires étrangères par intérim,
RENÉ MAYER.

Le ministre du travail et de la sécurité sociale, ministre de l'intérieur par intérim,
ALEXANDRE PARODI.

Le ministre de l'éducation nationale,
RENÉ CAPITANT.

Le ministre des colonies,
P. GIACOBBI.

Le ministre du travail et de la sécurité sociale,
ALEXANDRE PARODI.

Le ministre de la santé publique,
FRANÇOIS BILLOUX.

Ordonnance n° 45-2185 du 27 septembre 1945 portant relèvement du prix limite au-dessus duquel les briquets en métal commun sont considérés comme briquets de luxe.

Le Gouvernement provisoire de la République française,

Sur le rapport du ministre des finances,

Vu l'ordonnance du 3 juin 1943 portant institution du Comité français de la libération nationale, ensemble les ordonnances des 3 juin et 4 septembre 1944;

Vu l'ordonnance du 31 mars 1945, ensemble le décret du même jour relatif à la taxe sur les transactions;

Vu le code des contributions indirectes;

Le conseil d'Etat entendu,

Ordonne:

Art. 1er. — Le prix limite de 125 F prévu au dernier alinéa de l'article 648 et au paragraphe B de l'article 649 du code des contributions indirectes est porté à 160 F.

Art. 2. — La présente ordonnance sera publiée au *Journal officiel* de la République française et exécutée comme loi.

Fait à Paris, le 27 septembre 1945.

C. DE GAULLE.

Par le Gouvernement provisoire de la République française:

Le ministre des finances,
R. PLEVEN.

Ordonnance n° 45-2186 du 27 septembre 1945 relative à l'attribution et à l'organisation des pouvoirs de police dans certaines communes de la Martinique.

EXPOSÉ DES MOTIFS

Sous le régime institué par l'autorité de fait se disant gouvernement de l'Etat français, le service de la police municipale était régi à la Martinique par un arrêté local pris en application de l'acte dit loi du 20 janvier 1941 sur l'administration municipale aux Antilles, à la Réunion et à la Guyane française qui organisait une police coloniale relevant directement du gouverneur.

Depuis le rétablissement de la légalité républicaine dans la colonie, l'acte dit loi du 20 janvier 1941 n'ayant pas été validé, la police est redevenue entièrement municipale, conformément aux dispositions de la loi du 5 avril 1884.

Il est apparu, toutefois, qu'il y aurait intérêt dans certaines communes importantes, à réorganiser la police; à la maintenir sous l'autorité du gouverneur, et enfin à confier à celui-ci une partie des pouvoirs de police attribués au maire par la loi du 5 avril 1884.

Le présent projet d'ordonnance tend à instituer à la Martinique une police d'Etat dans les communes comptant plus de 5.000 habitants. Le chef de la colonie, disposant ainsi d'une police organisée, se trouvera en mesure de veiller plus efficacement au maintien du bon ordre et de la tranquillité publique dans les centres importants de la Martinique.

Le Gouvernement provisoire de la République française,

Sur le rapport du ministre des colonies,

Vu l'ordonnance du 3 juin 1943 portant institution du Comité français de la libération nationale, ensemble les ordonnances des 3 juin et 4 septembre 1944;

Vu l'ordonnance organique du 9 février 1827, modifiée par celle du 22 août 1833;

Vu le sénatus-consulte du 3 mai 1854;

Vu la loi municipale du 5 avril 1884 et les textes qui l'ont modifiée;

Vu l'ordonnance du 10 juillet 1944;

Le conseil d'Etat entendu,

Ordonne:

Art. 1er. — Par extension de l'article 104 et sous réserve de l'application de l'article 105 de la loi du 5 avril 1884, le gouverneur de la Martinique exerce dans les communes comptant plus de 5.000 habitants les attributions dévolues au préfet de police dans les communes suburbaines de la Seine en vertu de l'arrêté du 3 brumaire an IX et de la loi du 10 juin 1853.

Art. 2. — Pour l'exercice de ces attributions, le gouverneur fixe, par arrêté soumis, s'il y a lieu, à l'approbation du ministre dans les conditions prévues au décret du 23 juillet 1937, l'organisation du service et le statut du personnel nécessaires.

Art. 3. — Les frais de police des communes visées à l'article 1er, sont inscrits en totalité au budget de la colonie.

Les mêmes communes remboursent à la colonie, conformément aux dispositions de l'article 136 de la loi du 5 avril 1884 une part de la dépense globale, fixée pour chacune d'elles, par arrêté du gouverneur et dont la quotité ne peut être inférieure au montant des dépenses ordinaires de police figurant actuellement au budget municipal.

Art. 4. — La présente ordonnance sera publiée au *Journal officiel* de la République française et exécutée comme loi.

Fait à Paris, le 27 septembre 1945.

C. DE GAULLE.

Par le Gouvernement provisoire de la République française:

Le ministre des colonies,
P. GIACOBBI.

Source gallica.bnf.fr / Bibliothèque nationale de France[357]

L'ordonnance du 24 septembre 1945 est annoncée dans ses grandes lignes dans le bulletin n° 1-2-3 de mai-juin-juillet 1945 (p. 10). Elle est ensuite citée et reproduite dans son intégralité dans le bulletin n° 4-5 d'août et de septembre 1945 (pp. 36-59). Après lecture, le Conseil de l'Ordre émet des avis, voire des

[357] Cf. Journal officiel de la République française du 28/09/1945, p. 6088 (avec l'aimable autorisation de la BNF).

restrictions, quant à leurs contenus, qui lui semblent indispensables à débattre avec le gouvernement en place (bulletin n° 6-7-8-9 d'octobre 1945 à janvier 1946, pp. 57-59). Des rectificatifs sont proposés dès la page 61. Cette ordonnance sera modifiée par une autre du 19 avril 1951 signée par le président de la République Vincent Auriol. Elle fait évoluer ses statuts, les modes d'appels (bulletin n° 6-7-8-9 d'octobre 1945 à janvier 1946, à la fin, en addendum de dernière minute).
Cette ordonnance est le troisième texte de loi, prépondérant pour notre profession, signée par Charles de Gaulle lui-même. Si elle rappelle l'illégalité des institutions créées par Pétain[358], en toute première page, ainsi que leur suppression, elle a aussi pour objectif de créer les Ordres médicaux (celui des médecins, des chirurgiens-dentistes et des sages-femmes), d'en préciser l'organisation structurelle et les missions de Santé publique pour chacun.

---

358 *« La question* (des Ordres) *faillit aboutir au Parlement entre 1935 et 1936. Toutefois, lors du début des hostilités, elle n'était pas réglée. L'autorité de fait de Vichy s'arrogea le droit de la résoudre, mais les textes successifs qui créèrent les ordres, sont contraires à la légalité républicaine et ne peuvent être maintenus. »*

D'une école à une Faculté[359]...

Simple école au début du XXe siècle, la loi française fait évoluer celle-ci progressivement, de 1965 à 1984, d'école dentaire en école nationale de chirurgie dentaire, puis en U.E.R. (Unité d'Enseignement et de Recherches), et enfin en U.F.R. (Unité de Formation et de Recherches). La reconnaissance de la chirurgie dentaire est définie aussi par sa capacité à prescrire des médicaments, faisant d'elle une vraie profession médicale. Évidemment, cela s'est accompagné de la nécessité de l'obtention d'un doctorat en chirurgie dentaire.
À travers six textes de loi, l'école dont l'emplacement devient rue Garancière en 1901 est devenue l'U.F.R. Odontologie Garancière.

- Décret n° 65-801 du 22 septembre 1965 paru dans le Journal officiel du 23 septembre 1965 relatif à la création des écoles nationales de chirurgie dentaire et des centres de soins ; d'enseignement et de recherche dentaires.
- Décret 65-802 du 22 septembre 1965 paru dans le Journal officiel du 23 septembre 1965 fixant l'organisation, le fonctionnement de la commission nationale provisoire prévue par les dispositions du décret 65-801 du 22 septembre 1965 (...)
- Décret 65-803 du 22 septembre 1965 paru dans le Journal officiel du 23 septembre 1965 portant statut du personnel particulier des centres de soins, d'enseignement et de recherches dentaires des centres hospitaliers et universitaires.
- Décret 65-804 du 22 septembre 1965 paru dans le Journal officiel du 23 septembre 1965 relatif aux conventions à conclure entre, d'une part, les facultés de médecine, les facultés mixtes de médecine et de pharmacie et, d'autre part, les centres hospitaliers régionaux en vue de déterminer les modalités de fonctionnement des centres de soins, d'enseignement et de recherches dentaires et au règlement intérieur de ces centres.
- Décret 65-805 du 22 septembre 1965 paru dans le Journal officiel du 23 septembre 1965 relatif à la fixation, à la perception et la répartition entre les praticiens des honoraires et indemnités afférents aux soins dispensés dans les services de consultations et de traitements dentaires des centres hospitaliers régionaux ainsi qu'au régime financier de ces services.
- Décret 65-806 du 22 septembre 1965 paru dans le Journal officiel du 23 septembre 1965 relatif aux conditions dans lesquelles doivent être établies les conventions prévues (...) et à l'article 2 du décret 65-801 du 22 septembre 1965.
- Décret n° 65-807 du 22 septembre 1965 paru dans le Journal officiel du 23 septembre 1965 portant modification du décret n° 60-550 du 7 juin

[359] Vient en complément du chapitre « Après la Guerre... » de la thèse d'Ava Bismuth, pp. 61-79. Cette évolution est évoquée de la pp. 74-79.

1960 relatif à la composition, aux attributions et aux conditions de fonctionnement de la commission médicale consultative des centres hospitaliers régionaux, des centres hospitaliers et des hôpitaux.

- Décret n° 65-808 du 22 septembre 1965 paru dans le Journal officiel du 23 septembre 1965 portant modification du décret n° 62-794 du 9 juillet 1962 instituant une commission médicale consultative à l'assistance publique de Paris, à l'assistance publique de Marseille et aux hospices civils de Lyon.

Tous ces décrets sont signés de la main de Georges Pompidou, alors Premier ministre de Charles de Gaulle.

Ce texte fait passer les écoles dentaires sous la tutelle de l'État et les transforme en École nationale de chirurgie dentaire. Il en définit les modalités, leur rattachement aux Facultés de médecine, ses rôles et fonctions, les modalités d'attribution et de concours d'un grade de professeur, d'assistant, leurs affectations, les enseignements délivrés et l'organisation, et le fonctionnement des centres de soins dentaires, directement rattachés aux écoles nationales et entièrement consacrées à la formation pratique des étudiants. Tout est prévu, y compris les modalités d'arrêt de travail des enseignants, leur rémunération.

- Loi 68-978 du 12 novembre 1968 d'orientation de l'enseignement supérieur parue dans le Journal officiel du 13 novembre 1968 ou loi Faure du nom d'Edgar Faure du nom du ministre de l'Éducation nationale qui a promulgué cette loi.

Celle-ci crée les universités (le président de la République est alors Charles de Gaulle), les organise et en détaille les prérogatives, et le fonctionnement. Les U.E.R. (Unités d'Enseignement et de Recherches) sont nées. Les enseignants sont devenus des enseignants-chercheurs. Deux articles sont très intéressants et concernent plus directement les chirurgiens-dentistes.

Article 20 : *« Les règles communes pour la poursuite des études conduisant à des diplômes nationaux relevant du ministre de l'Éducation nationale, les conditions d'obtention de ces diplômes et les modalités de protection des titres qu'ils confèrent sont définies par le ministre, sur avis ou sur proposition du Conseil national de l'enseignement supérieur et de la recherche. Les aptitudes et l'acquisition des connaissances sont contrôlées par les enseignants d'une façon régulière et continue. Les examens terminaux permettent un contrôle supplémentaire des aptitudes et des connaissances. Les titres de docteur sont conférés après la soutenance d'une thèse ou la présentation en soutenance d'un ensemble de travaux scientifiques originaux. Cette thèse et ces travaux peuvent être individuels ou, si la discipline le justifie, collectifs, déjà publiés ou inédits. Dans le cas où la thèse ou les travaux résultent d'une contribution collective, le candidat doit rédiger et soutenir un mémoire permettant d'apprécier sa part personnelle. »*

Article 45 : « *En ce qui concerne les enseignements supérieurs conduisant aux professions médicales et dentaires et les recherches qui leur sont associées, les dispositions de l'ordonnance n° 58-1373 du 30 décembre 1958 et du code de la santé publique demeurent applicables aux établissements et unités définis par la présente loi, sous réserve des aménagements nécessaires qui feront l'objet de décrets en Conseil d'État. Le ministre des Affaires sociales sera associé à toutes les décisions concernant les enseignements médicaux, pharmaceutiques et dentaires et les recherches qui en dépendent.* »

- Décret n° 70-923 du 6 octobre 1970 relatif aux centres universitaires paru dans le Journal officiel du 9 octobre 1970.

Les U.E.R. dentaires sont intégrées dans les universités. Elles s'affranchissent notamment des Facultés de Médecine.

- Décret 70-1174 du 17 décembre 1970 portant érection en établissements publics à caractère scientifique et culturel d'universités et centres universitaires paru dans le Journal officiel du 18 décembre 1970.

Art. 1er : « *Sont érigés, à compter du 1er janvier 1971, en établissements publics à caractère scientifique et culturel, les universités et centres universitaires suivants : Universités d'Amiens, Besançon, Bordeaux-I, Bordeaux-Ü, Brest, Caen, Clermont, Grenoble-I, Lille-I, Lille-III, Lyon-II, Limoges, Metz, Montpellier-Ü, Montpellier-III, Nancy-I, Nantes, Nice, Orléans, Paris-II, Paris-III, Paris-V, Paris-VIII, Paris-IX, Paris-XI, Paris-XII, XIII, Pau, Poitiers, Reims, Rennes-II, Rouen, SaintEtienne, Strasbourg-I, Strasbourg-II, Strasbourg-III et Tours. Centres universitaires d'Angers, Chambéry, Le Mans, Perpignan, Toulon et Valenciennes.* »

- Loi n° 71-557 du 12 juillet 1971 aménageant certaines dispositions de la loi n" 68 978 du 12 novembre 1968 d'orientation de l'enseignement supérieur parue dans le Journal officiel du 13 juillet 1971.

Cette loi précise les modalités d'examens et d'obtention des diplômes universitaires. Elle fixe aussi le numerus clausus en médecine.

Art. 15. : « *L'article 45 de la loi du 12 novembre 1968 est complété par les deux alinéas suivants : « En vue de permettre aux étudiants qui se destinent aux professions médicales et dentaires de participer effectivement à l'activité hospitalière, un arrêté du ministre de l'Éducation nationale et du ministre de la Santé publique et de la sécurité sociale fixe pour chaque année le nombre des étudiants susceptibles d'être accueillis pour leur formation clinique et pratique dans les services hospitaliers relevant tant des centres hospitaliers et universitaires et des centres de soins, d'enseignement et de recherche dentaires, que des établissements avec lesquels lesdits centres ont passé convention, sur avis du comité de coordination hospitalo-universitaire créé par l'article 18 de la loi n° 70-1318 du 31 décembre 1970. Les unités d'enseignement et de recherche médicales et odontologiques doivent fixer en conséquence le nombre d'étudiants admis à poursuivre des études médicales ou dentaires au-delà de la première année ; les conseils d'universités détermineront, conformément aux propositions de ces unités, les modalités selon lesquelles il est procédé à cette limitation. »*

- Loi n° 71-1026 du 24 décembre 1971 modifiant le titre Ier du livre IV et le livre V du code de la santé publique ou loi Maurice Schumann, alors ministre des Affaires étrangères du président de la République Georges Pompidou, parue au Journal officiel du 25 décembre 1971.

Cette loi établit l'obligation pour tous les chirurgiens-dentistes de soutenir, en fin d'études universitaires, une thèse de doctorat en chirurgie dentaire.

Texte initial :
« L'Assemblée nationale et le Sénat ont adopté, Le Président de la République promulgue la loi dont la teneur suit :
Art. 1er. — Les dispositions du titre Ier du livre IV et du livre V du code de la santé publique sont modifiées conformément aux dispositions des articles suivants.
Art. 2. — Le début du 1° de l'article L. 356 est modifié comme suit : « 1° Muni du diplôme français d'État de docteur en médecine ou en chirurgie dentaire ou du diplôme français d'État de sage-femme... » (le reste sans changement).
Art. 3. — L'article L. 368 est remplacé par les dispositions suivantes : « Art. L. 368. — Les chirurgiens-dentistes peuvent prescrire tous les médicaments nécessaires à l'exercice de l'art dentaire. »
Art. 4. — L'article L. 373 est remplacé par les dispositions suivantes : « Art. L. 373. — Exerce illégalement l'art dentaire : « 1° Toute personne qui prend part, habituellement ou par direction suivie, à la pratique de l'art dentaire tel qu'il est défini par arrêté du ministre chargé de la santé publique : « Sans avoir le diplôme d'État de docteur en médecine ou en chirurgie dentaire ou le diplôme d'État de chirurgien-dentiste alors qu'elle n'est pas régulièrement dispensée de la possession de l'un de ces diplômes par application du présent code ; « Ou sans remplir les autres conditions fixées à l'article L. 356, compte tenu, le cas échéant, des exceptions apportées à celles-ci par le présent code, et notamment par son article L. 357, ainsi que par l'article 8 de la loi n° 71-1026 du 24 décembre 1971 ;
« 2° Tout médecin ou chirurgien-dentiste qui, muni d'un titre régulier, sort des attributions que la loi lui confère notamment en prêtant son concours aux personnes mentionnées au 1° ci-dessus à l'effet de les soustraire aux prescriptions du présent titre ;
« 3° Tout médecin ou chirurgien-dentiste qui exerce l'art dentaire alors qu'il est sous le coup d'une peine d'interdiction temporaire prononcée en application des articles L. 423 et L. 442. « Les dispositions du présent article ne s'appliquent pas aux étudiants en art dentaire qui sont définis au dernier alinéa de l'article L. 359. »
Art. 5. — L'article L. 378 est remplacé par les dispositions suivantes : « Art. L. 378. — L'usurpation du titre de docteur en médecine ou en chirurgie dentaire ou

du titre de sage-femme est punie des peines prévues à l'article 259 du Code pénal. « Est considéré comme ayant usurpé le titre français de docteur en médecine ou en chirurgie dentaire quiconque, se livrant à l'exercice de la médecine ou de la chirurgie dentaire sans être titulaire du diplôme français d'État de docteur en médecine ou en chirurgie dentaire, fait précéder ou suivre son nom du titre de docteur sans en indiquer la nature ou sans préciser qu'il s'agit d'un titre étranger ou d'un diplôme français d'université. »
Art. 6. — L'article L. 429 est remplacé par les dispositions suivantes : « Art. L. 429. — Il est institué un ordre national des chirurgiens-dentistes groupant obligatoirement tous les docteurs en chirurgie dentaire et tous les chirurgiens-dentistes habilités à exercer. »
Art. 7. — L'article L. 433 est remplacé par les dispositions suivantes : « Art. L. 433. — Les dispositions des articles L. 385 à L. 397 sont applicables aux chirurgiens-dentistes. »
Art. 8. — Par dérogation aux dispositions de l'article L. 356 du code de la santé publique, les personnes titulaires du diplôme d'État de chirurgien-dentiste à la date de promulgation de la présente loi et celles qui obtiennent ce diplôme jusqu'à une date qui sera fixée par voie réglementaire pourront exercer l'art dentaire au même titre que les docteurs en chirurgie dentaire. Les dispositions du premier alinéa de l'article L. 378 du même code sont applicables à l'usurpation du titre de chirurgien-dentiste. Un décret fixera les conditions selon lesquelles les personnes titulaires du diplôme d'État de chirurgien-dentiste pourront postuler le diplôme d'État de docteur en chirurgie dentaire.
Art. 9. — Sont substituées au deuxième et au troisième alinéa de l'article L. 594 du code de la santé publique les dispositions suivantes : « Cette autorisation mentionne les localités dans lesquelles la délivrance des médicaments au domicile du malade, par le médecin, est également autorisée. Elle est retirée dès la création d'une officine ouverte au public dans les communes intéressées. »
Art. 10. — Sont abrogées toutes les dispositions contraires à celles de la présente loi. La présente loi sera exécutée comme loi de l'État.
Fait à Paris, le 24 décembre 1971.
Georges Pompidou, le Président de la République ;
Le Premier ministre, Jacques Chaban-Delmas ;
Le garde des Sceaux, ministre de la Justice, René Pleven ;
Le ministre de l'Éducation nationale, Olivier Guichard ;
Le ministre de la Santé publique et de la Sécurité sociale, Robert Boulin. »

- Loi n° 72-660 du 13 juillet 1972 modifiant le titre I" du livre IV du code de la santé publique, l'article L. 404 du code de la sécurité sociale et relative à l'organisation des professions médicales parue au Journal officiel du 14 juillet 1972.

Ladite loi précise les modalités d'exercice en remplacement des étudiants en chirurgie dentaire. Ils doivent avoir fini et validé leur 4e année d'étude. Les jeunes

diplômés doivent faire enregistrer leur diplôme à la préfecture de région où ils se trouvent, ou au moins au tribunal d'instance. La démarche est à réitérer en cas de déménagement. Ne pas le faire est passible d'une amende.
Ce texte précise aussi le mode de fonctionnement des conseils départementaux de l'Ordre et le nombre de membres devant y siéger. Il mentionne aussi l'obligation d'une cotisation et définit une chambre disciplinaire.

- Loi n° 84-52 du 26 janvier 1984 sur l'enseignement supérieur parue au Journal officiel du 27 janvier 1984 ou loi Alain Savary, ministre de l'Éducation nationale sous la présidence de François Mitterrand.

Les U.E.R. (Unités d'enseignement et de recherches) sont redénommés en U.F.R. (Unités de Formation et de Recherches). Ce texte en définit précisément les statuts et les obligations.

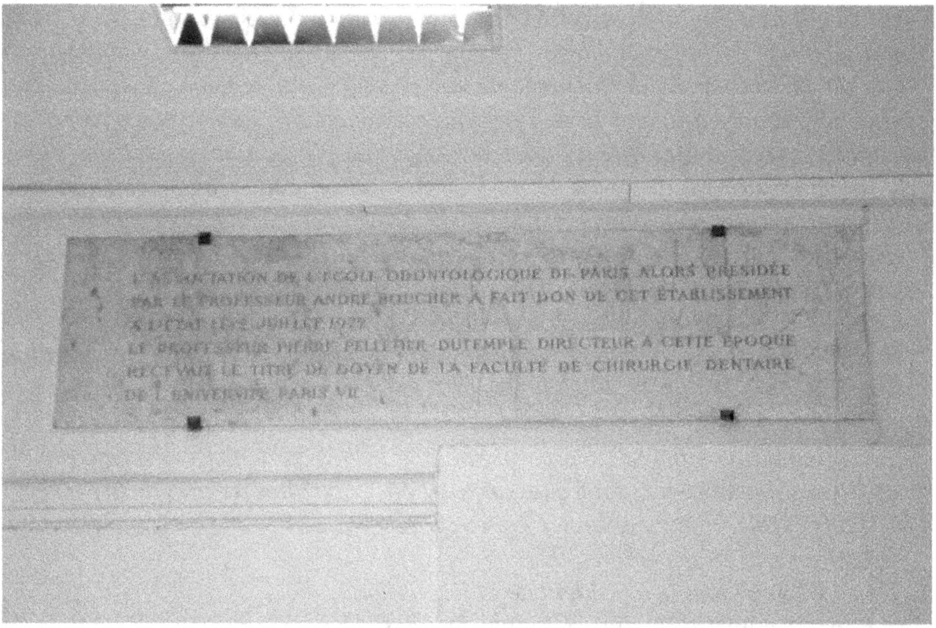

*« L'Association odontologique de Paris alors présidée par le Professeur André Boucher a fait don de cet établissement à l'État le 1er juillet 1972.
Le Professeur Pierre Pelletier-Dutemple, directeur à cette époque, recevait le titre de Doyen de la Faculté de Chirurgie dentaire de Paris VII*[360]*. »*

[360] Cf. Aupiais Grégory, communication personnelle, 2025.

Quelques éléments de vie plus concrets votés par le conseil d'administration de l'Association[361].

En 1920, le service de radiographie ouvre ses portes. En 1922, c'est au tour du service dit « pyorrhée, physicothérapie, chirurgie maxillo-faciale. En 1925, un laboratoire de recherches biologiques est créé : le Pr Jean Verne assure l'enseignement de l'histologie et le Pr Charles Grandclaude, celui de la bactériologie, et de l'anatomie pathologique.

En 1927, l'Association achète l'immeuble. C'est à cette condition essentielle que des agrandissements peuvent être envisagés. Ces aménagements sont prévus aussitôt et portent la capacité d'enseignement de la structure à 500 étudiants.

En 1952, constatant que l'enseignement nécessitait aussi une base théorique conséquente et n'était plus que technique/pratique, l'assemblée générale de l'Association vote le 9 juillet 1952 le changement de nom de l'école qui devient alors l'École odontologique de Paris. Le décret du 25 juillet 1953 officialise cette évolution. Conséquence directe : l'Association devient l'Association de l'École odontologique de Paris. Toutefois, son sigle demeure identique.

Le 3 mars 1967, le Rectorat associe l'École à la Faculté de Médecine. Une convention est signée qui sera reconduite tacitement chaque année.

Le 5 juillet 1972, sous la présidence d'André Boucher, est décidé : *« Conformément à l'article XI des statuts, l'Assemblée générale extraordinaire de l'Association de l'École odontologique de Paris, réunie le 5 juillet 1972, mandate le conseil d'administration à l'effet d'aliéner au profit de l'État le terrain ainsi que le bâtiment qui y est édifié et les biens mobiliers qui le garnissent en vue de la constitution de l'U.E.R. d'Odontologie de l'Université Paris VII, 5, rue Garancière. »*

L'arrêté du recteur d'Académie Jacques Dehaussy, en date du 18 juillet 1973, donne ainsi naissance à l'U.E.R. d'Odontologie.

L'Association qui aurait pu disparaître choisit de poursuivre sa route. Dans ce sens, elle fera évoluer ses statuts en 1972 afin d'optimiser son rôle dans la formation continue et le maintien de bons liens avec les anciens étudiants de Garancière[362].

---

[361] Cf. U.F.R. d'Odontologie de Garancière, *Centenaire (1882-1982)*, Paris, 1982.

[362] Cf. U.F.R. d'Odontologie de Garancière, *Centenaire (1882-1982)*, Paris, 1982.

Quelques chirurgiens-dentistes célèbres formés à Garancière

Nous avons souhaité rendre hommage à quelques praticiens qui ont été formés à Garancière. Ils ont tous eu en commun de devenir des enseignants de grande valeur, des figures de Garancière. La liste présentée ici n'est évidemment pas exhaustive. De même leurs biographies qui constituent des petits morceaux de vie afin de se souvenir. Nous nous excusons auprès de tous ceux qui ne sont pas cités dans ces quelques lignes qui ont contribué à l'essor et à la grandeur de notre profession.

. Jean-Jacques Barelle (1916-2010)[363]
Il a été professeur à la Faculté dentaire de Paris VII, chef du département de parodontologie jusqu'en 1981, docteur en sciences odontologiques, chevalier dans l'Ordre national du Mérite, membre de l'Académie nationale de chirurgie dentaire, fondateur du cercle de parodontie fondé en 1966. *« Il fut le principal initiateur de la parodontologie moderne en France. Il s'est intéressé spécifiquement à l'occlusodontie. Il a, à ce sujet, publié un livre intitulé Dynamique des occlusions, Julien Prélat (éd.) en 1974. « Il a fait évoluer le terme de « pyorrhée alvéolo-dentaire » en maladie parodontale, mettant l'accent sur l'importance des tissus de soutien de la dent et leur potentiel de résistance face aux attaques bactériennes. Il a ainsi replacé cette pathologie dans un contexte biologique, ouvrant la voie à toutes les recherches développées depuis ces 50 dernières années. Il a participé à la création des départements de parodontologie dans les Universités françaises. Une salle porte toujours son nom à l'ancienne Faculté dentaire de Garancière. Ses travaux et ses publications ont été reconnus à l'international et ont contribué à la reconnaissance de la parodontologie française*[364]*. »*
Passionné de photographie, il développe cet art dès 1962 : médical et de vulgarisation. Il agrémentait ses conférences de diapositives exceptionnelles.

. Nadine Forest (1938-)[365]
Née le 13 novembre 1938 à Provins en Seine-et-Marne, elle est assistante hospitalo-universitaire en 1976. Elle assure plusieurs fonctions au sein de l'U.F.R. d'Odontologie de l'Université Paris VII à partir de 1977, date à laquelle elle devient responsable du département de biologie et matières fondamentales. Elle est vice-doyen de l'U.F.R. de 1977 à 1982, puis doyenne de 1982 à 1987. Elle assure par ailleurs la présidence du conseil scientifique de l'U.F.R.

---

363 Cf. Lamendin Henri, *De l'art dentaire à d'autres arts*, L'Harmattan (éd.), Collection Médecine à travers les siècles, Paris, 2007, pp. 22-24.
364 Cf. Klewanski Pierre, « Le professeur Jean-Jacques Barelle – L'itinéraire d'une vie exemplaire », in *Objectif Paro*, mars 2011 ; 25 : 37.
365 Cf. https://academiedentaire.fr, « Nadine Forest », 2019 ; cf. https://lemonde.fr, *Mme Nadine Forest est élue présidente de l'Université de Paris VII*, 26/03/1987.

de 1977 à 1987, puis elle redevient membre de ce même conseil à compter de 1993 après sa présidence de l'Université. Elle dirige par ailleurs le laboratoire de Bio-Odontologie de l'établissement à partir de 1979. Ce laboratoire deviendra le premier laboratoire INSERM en France qui sera repris par une autre future doyenne, la Pr Ariane Berdal. Cette dernière initiera (avec la Pr Molla de la Dure et le Dr Toupenay) la première consultation de génétique dentaire à Garancière en salle du 1er Sud qui deviendra un centre de référence de maladie rare de la face et de la cavité buccale en 2007 suite à sa labélisation par le ministère de la Santé dans le plan maladie rare. Nadine Forest devient professeur hospitalo-universitaire en 1983. Au sein de l'Université de Paris, elle exerce par ailleurs d'autres fonctions, en étant ainsi membre du conseil scientifique de l'Université de 1978 à 1987, puis première vice-présidente de l'Université de 1982 à 1987 sous la présidence de Jean-Jacques Fol. Elle accède à la présidence de l'Université de 1987 à 1992. Après son mandat de présidente, elle devient présidente du conseil pédagogique de l'école doctorale « génétique, développement et immunologie ». Elle assure par ailleurs au niveau français la vice-présidence du collège des doyens d'odontologie de 1982 à 1987. Elle a été conseillère pour l'odontologie au ministère de l'Éducation nationale de 1981 à 1985. Elle est membre de l'Académie nationale de chirurgie dentaire. Elle est chevalier dans l'Ordre national du Mérite, officier dans l'Ordre des Palmes académiques, chevalier de la Légion d'honneur et officier dans l'Ordre national du Lion du Sénégal.
En 1982, elle anime le centenaire de l'U. F. R d'Odontologie de Garancière.

. Pierre Machtou[366]
« Le Pr Pierre Machtou est diplômé l'École odontologique de Paris en 1967 (future U.F.R. d'Odontologie de Garancière). Il soutient un doctorat de sciences odontologiques et une habilitation à diriger des recherches. Il devient professeur en 1997 à l'U.F.R. d'Odontologie de Garancière. Il devient vice-doyen en 1998 et le demeure jusqu'en 2008. Il est le premier directeur scientifique et secrétaire de la Société française d'endodontie. Il est le membre de nombreuses sociétés endodontiques nationales et internationales. Il est Fellow de l'International College of Dentistry. En 2006, il reçoit l'Elmer S. Best Memorial Award de la Pierre Fauchard Academy,
En 1992, il est directeur scientifique de l'IFEA World Congress à Paris. Il a fait des communications dans de nombreux pays. Il est l'auteur de 2 livres et coauteur d'un livre français consacré à l'endodontie. Il a écrit 11 chapitres de livres et 70 articles dans des journaux avec comité de lecture. Il se consacre exclusivement à l'endodontie à partir de 1978. Ses sujets d'intérêt se portent sur l'irrigation, sur l'instrumentation endodontiques et sur une technique de condensation de gutta-percha. »

---

[366] Cf. Anonyme, « Pierre Machtou », in *www.styleitaliano.org*, 2025.

. Marcelle Maringe-Chastang (1921-)[367]
« La guerre 1939 est arrivée pour moi au moment où il fallait se consacrer aux choses sérieuses ; ce furent les études dentaires et l'art dentaire prit le pas sur l'art tout court... Maintenant, dans le dernier quart-temps de ma vie, c'est la peinture qui m'occupe. » Elle a été docteur en chirurgie dentaire, docteur en sciences odontologiques en 1971, professeur à la Faculté de chirurgie dentaire de Paris VII, expert judiciaire près la Cour de cassation en 1987, ancien membre du bureau de la Société française de pédodontie, ancien président du Cercle d'odontostomatologie du Val-d'Oise, membre du bureau de la Compagnie des experts judiciaires en odontostomatologie et membre de l'Union internationale des experts. Elle est devenue membre de l'Académie nationale de chirurgie en 1980 (elle en est toujours membre honoraire aujourd'hui).

. Richard Ogolnick[368]
« Richard Ogolnick est diplômé en 1953 de la Faculté de médecine de Paris. Il se distingue en étant lauréat de l'école odontologique. Il gagne Montargis où il exerce avec sa femme Suzanne qui, elle aussi, était chirurgien-dentiste. Il obtient un CES de prothèse adjointe à Garancière en 1968. Il fait alors la rencontre du Pr Lejoyeux. Par la suite, il se décide pour une carrière universitaire. Moniteur, Assistant, Professeur 1er grade et enfin Professeur des Universités-Praticien Hospitalier en 1990. Il soutient une thèse de doctorat, une thèse d'université et enfin d'une habilitation à diriger les recherches. Spécialiste du traitement de l'édentement total, il s'intéresse aux biomatériaux, enseignant cette discipline aux étudiants de deuxième cycle. Devenu responsable du CES, du DEA de biologie et de biomatériaux, il crée le laboratoire de biomatériaux. Il publie deux ouvrages consacrés à cette discipline. Il occupe des responsabilités administratives en étant l'adjoint du chef de service d'odontologie de Garancière et membre du CNESER. Mais, Richard Ogolnick a laissé l'image d'un homme d'une très grande culture, d'un assoiffé de lecture, d'un enseignant plus que généreux, plus que disponible, dont ses collègues, ses confrères, ses étudiants peuvent dire que « son éclat de rire était un des gouffres de l'esprit ». Il nous a quittés en 2020. »

. Roger O'Meyer[369]
« Roger O'Meyer est né le 14 janvier 1911, à Pantin. Dès 1924, à l'âge de 13 ans, il débute comme apprenti mécanicien-dentiste chez l'un des derniers dentistes patentés de la place de Paris. En 1929, premier mécanicien chez un dentiste, il

---

[367] Cf. Lamendin Henri, *De l'art dentaire à d'autres arts*, L'Harmattan (éd.), Collection Médecine à travers les siècles, Paris, 2007, pp. 82-83.
[368] Cf. Anonyme, « Garancière est en deuil », in *L'Information dentaire*, 19/02/2020, n° 7, www.information-dentaire.fr.
[369] Cf. Boehm-Hurez Christine, « Roger O'Meyer », in *Historique – CEO ortho*, https://ceoortho.fr, 2024.

reprend ses études secondaires et obtient en 1931 son Brevet d'enseignement primaire supérieur. Cette même année, il est admis à l'École odontotechnique de Paris à l'âge de 20 ans. De 1931 à 1936, tout en poursuivant son activité de prothésiste, il fait ses études dentaires et obtient son diplôme de dentiste le 8 juillet 1936. Il ouvre aussitôt un cabinet. Après avoir accompli son service militaire et après la déclaration de guerre, il s'installe à Paris à la fin de l'année 1940. Il exerce en pratique générale jusqu'en 1960, tout en consacrant de plus en plus de temps à l'orthodontie. À partir de 1941, il partage son exercice libéral avec une activité d'enseignant à l'École odontotechnique, rue Garancière. Il effectue une vacation dans le département d'orthodontie du Pr Pierre Tacail. Il s'intéresse à la chirurgie maxillo-faciale et aux problèmes orthodontiques. Il devient aide clinique, puis chef de clinique dans l'équipe de Mme Tacail en 1946, et professeur suppléant en orthodontie en 1950. En 1949, il avait fait le choix de l'exercice exclusif en orthodontie.

En 1951, il part aux États-Unis afin de reprendre une nouvelle formation en orthodontie. Il réussit ses études à Chicago. Il est sous la direction d'Allan Brodie, maître incontesté de l'orthodontie mondiale. En 1953, il obtient le titre de Master of Sciences in Dentistry Orthodontics avec une thèse originale sur l'évolution des procès alvéolaires. De retour à Paris, en 1954, il crée à l'École odontologique le premier service européen d'orthodontie où l'enseignement des thérapeutiques multibagues et, en particulier, de la technique Edgewise est développée. À partir des années 60, il devient orthodontiste exclusif et occupe une place de plus en plus importante dans l'enseignement. En mai 1964, il préside le congrès de la SFODF à Paris.

Après les évènements de 1968, lors de la création de l'U.E.R. d'Odontologie, il obtient le grade de professeur de premier grade, chef du département d'orthodontie de la Faculté de Chirurgie dentaire de l'Université Paris VII. En 1971, il devient docteur en chirurgie dentaire. En 1972, il soutient sa thèse de 3ᵉ cycle et devient docteur en sciences odontologiques. En 1975, il obtient le titre de professeur de grade exceptionnel et sa retraite universitaire survient en 1976. En 1980, il crée le Journal de l'Edgewise donnant ainsi ses lettres de noblesse à la philosophie qu'il a défendue avec rigueur et ténacité. C'est le 21 janvier 1987 qu'il disparaît brutalement. »

. Julien Philippe (1925-2017)[370]

« La Revue d'ODF publie son n° 1 en 1967, Julien Philippe en est le rédacteur en chef. Sa caractéristique principale est de publier des articles étrangers qui sont traduits. Devenu professeur d'Orthodontie à la Faculté de Chirurgie dentaire de l'Université Paris VII, Julien Philippe fait évoluer l'enseignement de

---

370 Cf. Anonyme, « Julien Philippe », in *L'Information dentaire*, https://www.information-dentaire.fr, 30/10/2017.
J'ai échangé à plusieurs reprises avec Julien Philippe qui a toujours été un homme d'une grande gentillesse.

l'orthodontie et la formation des spécialistes. En quelques années, il donne à l'orthodontie française les outils nécessaires à son épanouissement et à sa culture internationale. Il lisait énormément. Abonné à plusieurs revues américaines, il sortait de ses poches chaque mercredi, des petits papiers sur lesquels il avait noté des références bibliographiques qu'il jugeait dignes d'intérêt et qu'il nous distribuait en fonction des sujets qu'il souhaitait nous voir approfondir. Il publie son 1er livre intitulé Orthodontie : des principes et une technique, *Julien Prélat (éd.), 1972, et introduit l'enseignement de la méthode Bioprogressive dans le cadre du Diplôme universitaire d'Orthodontie qu'il dirige à Garancière, suivi en cela par bien d'autres universitaires en France. Il participe à la fondation de la Société Bioprogressive Ricketts en 1972 et devient son 1er président en 1973. Cette société deviendra la grande rivale du CEO fondé par O'Meyer. En 1979, il préside le congrès de la SFODF. Il crée le Cercle d'étude et de prospective orthodontique de Garancière en 1981. Devenu Président de la Société française d'orthopédie dento-faciale en 1996, il incite l'ensemble des sociétés scientifiques à se réunir pour proposer les Journées de l'Orthodontie en remplacement de la session d'automne de la S.F.O.D.F. La Fédération française d'Orthodontie (F.F.O.) est fondée en 2001 et il en a été le premier président. Président d'honneur de toutes les institutions qu'il a créé, il annonce son retrait de la profession et se passionne pour l'histoire de l'orthodontie. Impliqué dans les dernières années de sa vie dans l'histoire de sa profession, il publie une* Histoire de l'orthodontie, *SID (éd.), Paris, 2003, et inaugure le musée de la S.F.O.D.F. Il est parti le 13 juillet 2017. »*

. Jean Romérowski[371]

« Diplômé en 1956, il est entré dans la carrière universitaire à Garancière lorsque l'école odontologique est devenue une faculté. Il a participé à cette aventure, professeur deuxième grade, professeur premier grade, thèses, autant d'obstacles franchis grâce à une thématique caractéristique : l'anatomie dentaire. En 1975, la responsabilité de cet enseignement lui est confiée. Il a relevé le défi, en faisant vivre cette discipline. Puisant son inspiration dans l'enseignement dispensé par certains praticiens d'outre-Atlantique, il a su faire passer la froide connaissance de l'anatomie dentaire à une anatomie vivante, compréhensible, justifiée par la fonction. Cette approche peut sembler aujourd'hui évidente, mais cette inspiration, cette conception ont été le fil conducteur à la fois de son enseignement et de sa pratique clinique. La publication de livres, de nombreux articles lui a permis d'obtenir une reconnaissance nationale, récompensée en 1988 par l'Académie nationale de chirurgie dentaire qu'il intègre. Il obtient aussi une reconnaissance internationale. Jean Romérowski a dispensé son enseignement à la Faculté de Monastir où il l'a non seulement développée, ex nihilo, mais surtout il a réussi quelques années plus tard à assurer

---

[371] Cf. Anonyme, « Garancière est en deuil », in *L'Information dentaire*, 19/02/2020, n° 7, www.information-dentaire.fr.

sa pérennité grâce à l'agrégation d'une enseignante qu'il avait encadrée, formée au cours de ses séjours. Sa renommée internationale s'est aussi étendue au Japon, aux États-Unis. Jean Romérowski est mort en 2020. »

. Charles Sebban[372]

« À la déclaration de guerre, en septembre 1939, Charles Sebban est âgé de 18 ans. Il n'est pas mobilisable. En 1941, les lois de Vichy interdisent les Chantiers de Jeunesse aux Juifs. Un seul camp subsiste pour eux, celui de Djidjelli. Le jeune homme présente sa candidature volontaire et est finalement admis. Ces chantiers débutent le 14 novembre 1941 et s'achèvent le 25 mai 1942. À la fin du mois d'octobre 1942, le jeune Charles Sebban s'inscrit à la Faculté de médecine de Montpellier, en zone libre, pour y reprendre ses études. Lorsque les Alliés débarquent en Afrique française du nord, le 8 novembre 1942, dans le cadre de l'opération Torch, Charles Sebban a 20 ans. Après une traversée périlleuse de l'Espagne, il arrive sur le sol africain, il se présente au bureau de recrutement d'Oran pour s'engager. Entré sous les drapeaux le 7 décembre 1942, il rejoint le 2e régiment de zouaves et part avec les premiers contingents alliés pour la Tunisie en janvier 1943, avec lesquels il combat l'Afrika Korps du maréchal Rommel jusqu'à sa reddition en mai 1943. Le 16 mars 1943, au cours de cette campagne, il est nommé caporal. De retour de Tunisie, il est momentanément affecté au service de santé. À cette époque, un corps expéditionnaire français est entièrement équipé par les Américains. Sous les ordres du général Juin, il débarque en Italie en septembre 1943. Le 1er février 1944, sur le champ de bataille, il devient caporal-chef. Les affrontements se succèdent et c'est à Monte Cassino qu'il est blessé, seul survivant de l'explosion de sa jeep sur une mine en mai 1944. Il entre dans Rome le 6 juin 1944, dans Sienne où il défile le 14 juillet 1944, puis Florence. La campagne d'Italie s'achevant, il est envoyé sur les côtes de Provence où il débarque le 15 août, à Foux. Au sein de la 3e DIA commandée par le général de Lattre de Tassigny, le débarquement se fait sous les obus allemands. Malgré tout, les troupes françaises parviennent à Cogolin, premier village près des plages. Habillés avec l'uniforme américain, mais portant au bras un brassard aux couleurs nationales, ces soldats sont accueillis en véritables héros. Il participe à la campagne d'Alsace, puis à celle d'Allemagne. En janvier 1945, une note gouvernementale autorise les jeunes hommes ayant entamé des études de quitter l'armée pour les reprendre. En mars 1945, sur ordre du directeur du service de santé de la 1re armée française, il est nommé médecin-auxiliaire au front. Anticipant la fin de la guerre, il demande alors à bénéficier de la relève des étudiants et revient à Paris, le 6 mai 1945, pour y reprendre ses études. Le 31 août 1945, il est démobilisé.

---

372 Cf. Riaud Xavier, *Dentistes héroïques de la Seconde Guerre mondiale*, L'Harmattan (éd.), Collection Médecine à travers les siècles, Paris, 2011, 176 p. Propos recueillis directement auprès du Pr Charles Sebban.

La liste de ses décorations pour actes de bravoure est importante : croix du combattant, commémorative « Tunisie » 42-43, commémorative Italie 43-44, médaille « Libération », médaille commémorative française de la guerre 39-45, médaille des services rendus à la France - Seconde Guerre mondiale, commémorative du « Rhin - Danube » - 1re armée française, médaille de la Fédération des combattants alliés en Europe, médaille de la Confédération européenne des anciens combattants et enfin médaille de la Reconnaissance de la Nation.
Après la guerre, son activité dans la réserve est infatigable. Il entre avec le rang d'adjudant en 1946, à la Fédération nationale des associations des sous-officiers de réserve (F. N. A. S. O. R.). Le 1er décembre 1952, il est promu sous-lieutenant, puis lieutenant le 1er décembre 1956 et enfin capitaine, le 1er octobre 1961. En 1950, il devient membre du bureau national de la F. N. A. S. O. R. Il en sera vice-président. En 1951, il intègre la Fédération nationale des officiers de santé de réserve. Chargé de secrétariat, responsable de l'organisation de manifestations diverses depuis 1956, notamment de perfectionnement, et de congrès nationaux, conférencier des écoles de perfectionnement, membre fondateur de l'Association européenne des sous-officiers de réserve en 1963, il recrute également dans les régions. Il est membre du bureau national de la Confédération interarmées des associations des sous-officiers de réserve à partir de 1965. De 1966 à 1974, il crée, organise et dirige bénévolement les services dentaires de l'hôpital Bégin. En 1967, il est élevé au rang de chevalier dans l'Ordre national du mérite. Le 1er octobre 1969, il obtient le grade de commandant. En 1972, c'est la Légion d'honneur qui lui est remise pour services rendus à la Nation. En 1976, il reçoit la médaille d'or des Services militaires volontaires dès sa première promotion. Le 1er octobre 1977, il est lieutenant-colonel, puis colonel, le 1er octobre 1984. Le 11 décembre 1977, il est promu officier de l'Ordre national du mérite. En 1983, il devient ainsi le président de la Fédération nationale des officiers de réserve du service de santé. Par la suite, il dirige aussi la Fédération nationale des dentistes de réserve. En 1984, il passe officier de la Légion d'honneur, puis commandeur de l'Ordre national du mérite en 1991. Mais, pour son action, il reçoit aussi des distinctions honorifiques d'autres pays comme l'Allemagne, les USA, la Belgique, la Pologne et la Suisse. Devenu commandeur de la Légion d'honneur, il en dirige pendant plus de 25 ans, le comité 2 du Val-de-Marne. C'est aussi la médaille d'honneur du Service de santé des armées et le mérite militaire. Revenu de la guerre, Charles entreprend de terminer ses études. Diplômé de la Faculté de médecine de Paris en 1948, il passe les concours universitaires pour devenir professeur de dentisterie opératoire en 1967. Reçu, il participe à la transformation de l'École odontologique de Paris en Faculté de chirurgie dentaire de l'université Paris VII. Il y dirige le département d'odontologie conservatrice. Par décret du président de la République en 1983, il devient logiquement Professeur des Universités et Praticien hospitalier. En 1993, il est élevé au rang de commandeur dans l'ordre des Palmes académiques. Chargé de cours pendant 30 années, il est titulaire d'un doctorat d'État en chirurgie

dentaire et d'un doctorat en sciences odontologiques. Fort logiquement membre du conseil de la Faculté, membre du conseil d'administration de l'Association de l'École odontologique, il devient président du Conseil national des universités en 1984 et membre titulaire de l'Académie nationale de chirurgie dentaire en 1972. Il nous a quittés en 2016. »

Et bien d'autres encore…

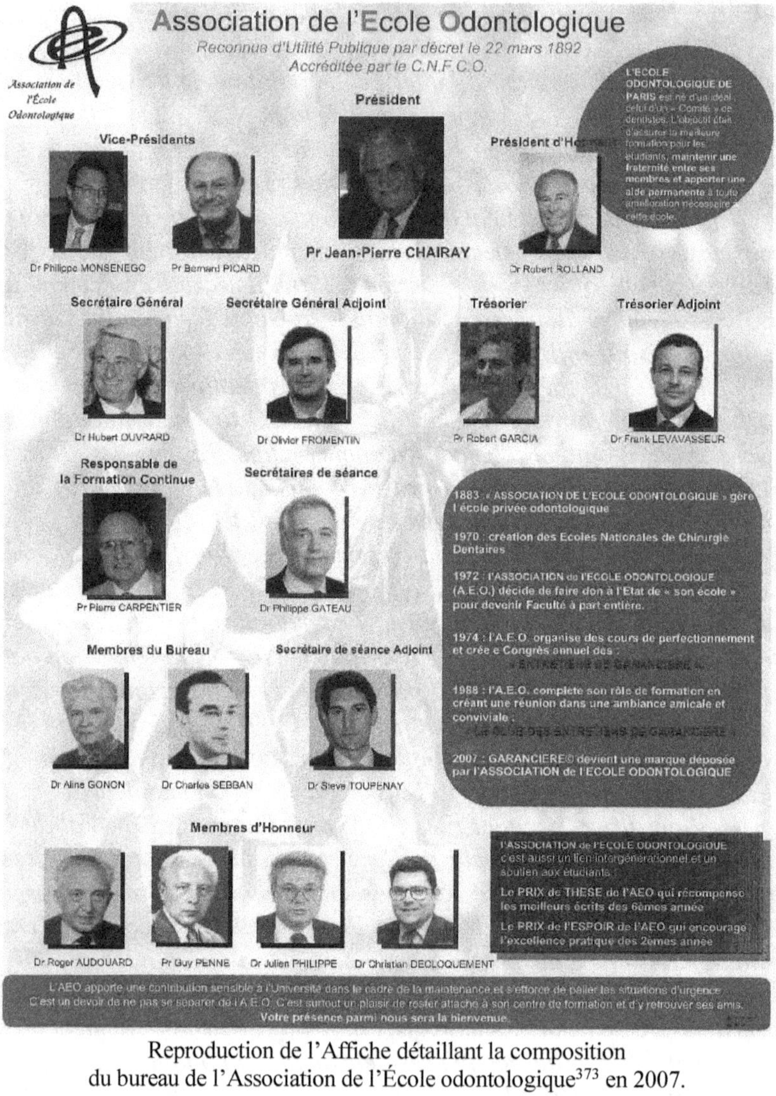

Reproduction de l'Affiche détaillant la composition du bureau de l'Association de l'École odontologique[373] en 2007.

[373] Cf. A.U.O.G., communication personnelle, Paris, 2025, avec l'aimable autorisation de son président, le Pr Bernard Picard.

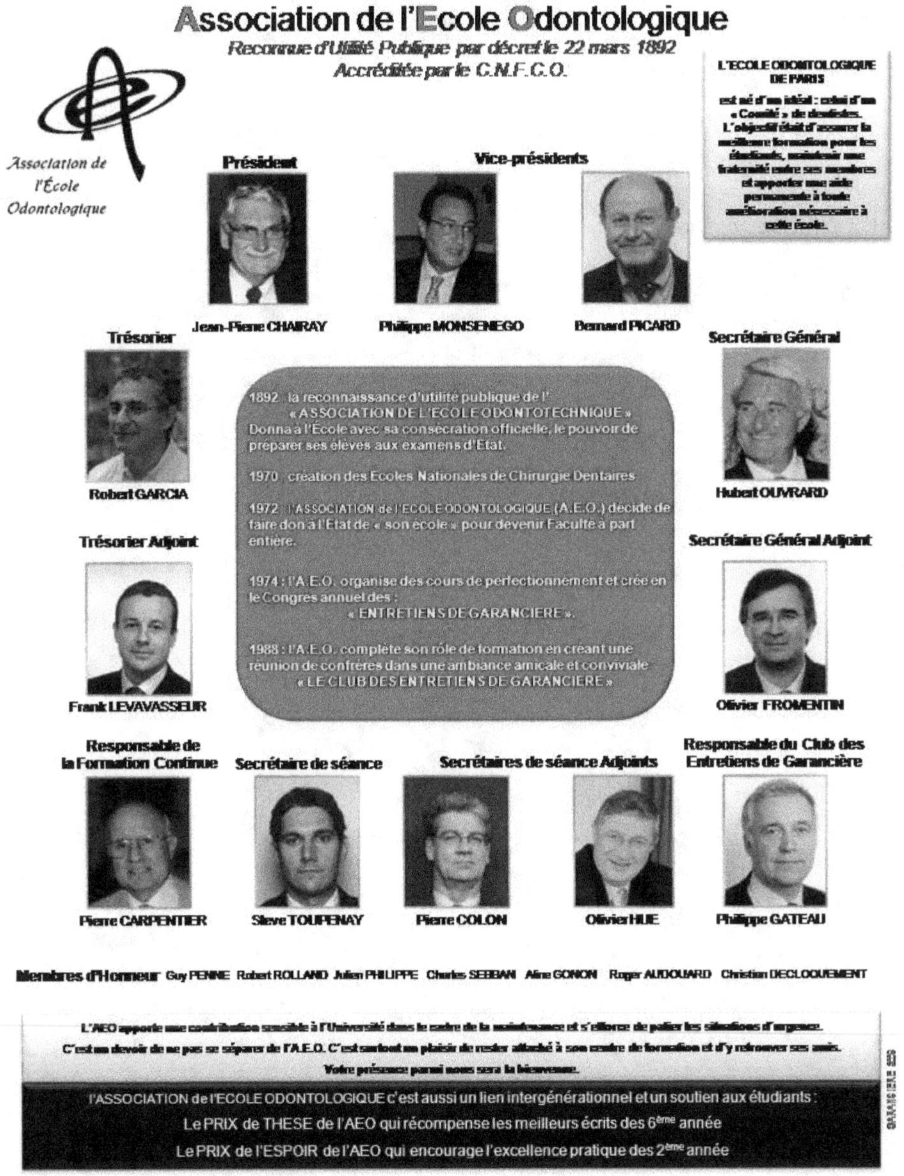

Reproduction de l'Affiche détaillant la composition
du bureau de l'Association de l'École odontologique[374] en 2009.

[374] Cf. A.U.O.G., communication personnelle, Paris, 2025, avec l'aimable autorisation de son président, le Pr Bernard Picard.

Chapitre III :
Les Entretiens de Garancière

L'A.U.O.G.

Quelques pages du site de l'Association Universitaire d'Odontologie Garancière pour mémoire et informations complémentaires.
Le congrès des Entretiens de Garancière est une manifestation annuelle, organisée par l'actuelle A.U.O.G. dont la première édition s'est tenue en 1973. Ce congrès de trois jours se tient généralement la troisième semaine de septembre dans les locaux de la faculté d'Odontologie sur le site de Garancière avec une externalisation de certaines séances sur les sites hospitaliers antennes de l'U.F.R. d'Odontologie. Au cours de ces journées, différents formats de séances sont proposés, conférences, entretiens cliniques, travaux pratiques, démonstrations cliniques. Les objectifs des Entretiens de Garancière sont de véhiculer des valeurs scientifiques basées sur l'échange, la proximité et la convivialité entre les conférenciers reconnus, congressistes et partenaires grâce à l'exposition ouverte à tous. À l'heure où tous les jours de nouvelles formations en distanciel voient le jour, pouvoir maintenir le contact, essence même du partage, est une force[375].
En 2021, pour Alpha Oméga News, le Pr Bernard Picard[376], alors président de l'A.U.O.G., donne un interview. Sur l'histoire de l'Association, voici ce qu'il dit présentement à quelques jours de l'ouverture du congrès :
« Cette association créée en 1882 est reconnue d'utilité publique depuis 1892, et a acquis les locaux de Garancière. Elle avait pour but de former les chirurgiens-dentistes et de leur délivrer un diplôme d'État, sous l'égide de la Faculté de médecine de Paris, en passant par différentes étapes dont les Écoles nationales de chirurgie dentaire et ce jusqu'en 1974, soit pendant plus de 90 ans.
En 1974, elle a fait don du terrain et du bâtiment du 5 rue Garancière, dont elle était propriétaire, à l'État (ministère de l'Éducation nationale) pour la création de la Faculté de chirurgie dentaire de l'Université Paris VII sous certaines conditions :
- que ces locaux restent dédiés à la formation des Chirurgiens-Dentistes,
- que l'A.U.O.G. (à l'époque A. E. O.) puisse y avoir des bureaux et y assurer des enseignements de formation continue. Ainsi Les Entretiens de Garancière ont été créés en 1972 par Guy Penne, Jean-Pierre Chairay et Simon Hirsh, et nous organisons cette année la 46e édition (texte écrit et publié en 2021).
Voici donc résumé cet historique, dont ceux qui sont intéressés peuvent en découvrir plus sur www.auog.fr (Accueil / son histoire)[377]. »

---

375 Cf. https://entretiensgaranciere.fr ; cf. A.U.O.G., communication personnelle, Paris, 2025, avec l'aimable autorisation de son président, le Pr Bernard Picard.

376 Cf. https://aonews-lemag.fr, *« AO News a rencontré le Pr Bernard Picard »*, n° 44, septembre 2021.

377 Cf. https://aonews-lemag.fr, *« AO News a rencontré le Pr Bernard Picard »*, n° 44, septembre 2021.

Un rappel historique, celui affiché par l'A.U.O.G. lui-même[378], en quelques dates prépondérantes :
. 18 janvier 1882 : création d'une commission pour étudier la question d'une école et d'une clinique dentaires privées par la Société syndicale odontologique.
. 7 janvier 1884 : inauguration de l'Institut odontotechnique de France qui ouvre ses portes.
. 1892 : L'Association de l'Institut odontotechnique de France devient l'Association de l'École odontotechnique de Paris et regroupe la Société odontologique de France, l'École odontotechnique et la *Revue odontologique*, son journal[379]. Décret du 22 mars de reconnaissance d'utilité publique de l'A. E. O.
. 1906 : L'École odontotechnique devient Dispensaire de l'Assistance publique et assure la formation des dentistes.
. 1953 : L'Association devient l'Association de l'École odontologique[380].

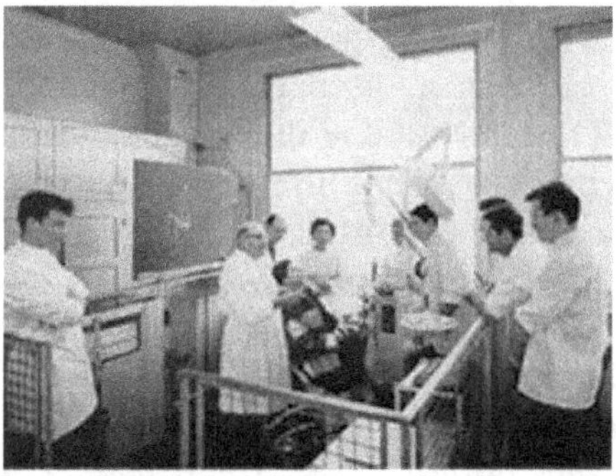

Observation clinique, interrogatoire, diagnostic et choix de la thérapeutique appropriée[381].

À partir de 1974, l'A. E. O. cède le terrain et les bâtiments dont elle était propriétaire au 5 rue Garancière à l'État (ministère de l'Éducation nationale) en vue de la constitution d'une Unité d'Enseignement et Recherche (U.E.R.) d'Odontologie, qui deviendra par la suite U.F.R. d'Odontologie (Unité de Formation et de Recherches) également nommée Faculté de chirurgie dentaire en 1968. Ainsi, pendant plus de 90 années, l'A. E. O. a assuré la formation de milliers de chirurgiens-dentistes, délivrant conjointement au diplôme d'État sous l'égide

[378] Cf. https://entretiensgaranciere.fr ; cf. A.U.O.G., communication personnelle, Paris, 2025, avec l'aimable autorisation de son président, le Pr Bernard Picard.
[379] Cf. https://entretiensgaranciere.fr ; cf. A.U.O.G., communication personnelle, Paris, 2025, avec l'aimable autorisation de son président, le Pr Bernard Picard.
[380] Cf. https://entretiensgaranciere.fr ; cf. A.U.O.G., communication personnelle, Paris, 2025, avec l'aimable autorisation de son président, le Pr Bernard Picard.
[381] Cf. https://entretiensgaranciere.fr ; cf. A.U.O.G., communication personnelle, Paris, 2025, avec l'aimable autorisation de son président, le Pr Bernard Picard.

de la Faculté de médecine de Paris, le diplôme de l'École odontologique[382]. L'excellence de la formation de ces confrères, la notoriété internationale de nombreux enseignants de l'époque comme Dupont, Devin ou encore Marmasse, et tous ceux qui ont poursuivi cette tâche depuis, ont fait ce qu'est devenu Garancière dont la renommée dépasse elle aussi l'hexagone. Si depuis 1974, l'A. E. O. n'a plus mission de formation initiale, ses objectifs sont néanmoins bien définis dans le cadre de la formation permanente des odontologistes et de leurs auxiliaires avec le partenariat de l'Université Denis Diderot Paris VII. Ceci est rendu possible grâce à :

- L'organisation de manifestations scientifiques ;
- Un congrès national annuel de grande renommée, les Entretiens de Garancière, est créé en 1972 par Guy Penne, Jean-Pierre Chairay et Simon Hirsh ;
- Le Club des Entretiens de Garancière, créé en 1988 par Jean-Pierre Chairay, assurant des séances de formation continue trimestrielles qui traitent de l'actualité professionnelle du quotidien ;

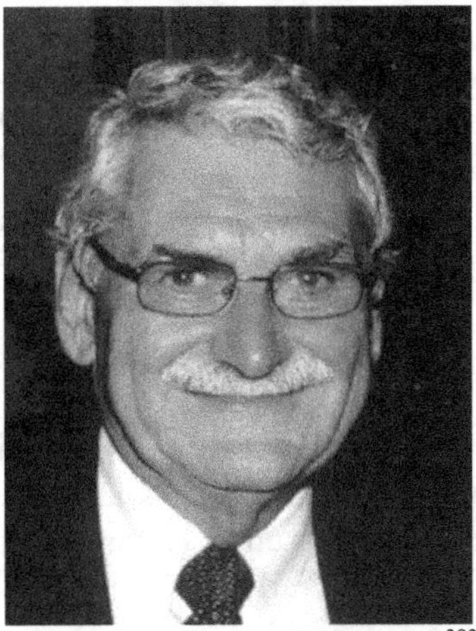

Pr Jean-Pierre Chairay (1934-2017)[383].

- Une forte implication dans la formation continue des odontologistes sous forme de diverses attestations de formation continue qui se développent sous forme d'enseignement théorique, pratique et clinique, récemment mis en ligne.
- Un enseignement clinique de haut niveau dans le cadre hospitalier de l'AP-HP[384].

---

382 Cf. https://entretiensgaranciere.fr ; cf. A.U.O.G., communication personnelle, Paris, 2025, avec l'aimable autorisation de son président, le Pr Bernard Picard.

383 Cf. A.U.O.G., communication personnelle, Paris, 2025, avec l'aimable autorisation de son président, le Pr Bernard Picard.

384 Cf. https://entretiensgaranciere.fr ; cf. A.U.O.G., communication personnelle, Paris, 2025, avec l'aimable autorisation de son président, le Pr Bernard Picard.

En 2010, l'AP-HP quitte les locaux de Garancière pour rejoindre le groupe hospitalier de La Pitié-Salpêtrière et l'hôpital Rothschild où désormais sont réalisées les formations cliniques des étudiants en formation initiale et continue. Parallèlement, les locaux de Garancière ainsi libérés ont permis de les améliorer pour la délivrance de cours et de formations pratiques pour l'U.F.R. et l'A. E. O., qui prend désormais le nom d'A.U.O.G. ou Association universitaire d'odontologie Garancière pour adapter à nouveau le nom de l'association à l'évolution de l'enseignement de la chirurgie dentaire[385].
À partir de l'automne 2010 et jusqu'en 2011, le nouveau Rothschild a accueilli progressivement ses premiers patients dans un bâtiment neuf doté des équipements les plus modernes. Tourné vers la prise en charge du handicap, des soins aux patients âgés et des soins odontologiques, cet institut assure une prise en charge de proximité et d'expertise dans les trois domaines pour la population de l'Est parisien. Il accueille aussi des patients issus des services des hôpitaux du groupe hospitalier avec lesquels il a développé une forte complémentarité[386].
2019 : Fusion de la composante odontologique de l'Université Paris-Descartes et de la composante odontologique de l'Université Paris-Diderot en une Université Paris Cité. Initialement dénommée Université de Paris, suite à des tensions entre universités, elle sera appelée Université Paris Cité. À la rentrée de septembre 2021, les deux Facultés d'odontologie fusionnent en une U.F.R. d'Odontologie, composante d'une nouvelle Faculté de santé qui rassemble :
- 1 U.F.R. de Médecine (elle regroupe les U.F.R. de Paris Centre et de Paris–Nord) ;
- 1 U.F.R. d'Odontologie (elle regroupe les U.F.R. de Garancière et de Montrouge) ;
- 1 U.F.R. de Pharmacie et 3 départements : maïeutique, soins infirmiers et rééducation-réadaptation (Kinésithérapie, Podologie-Pédicurie et Orthoptie) ;
Ces composantes seront réunies dans un C. H. U. Grand Paris Nord à Saint-Ouen prévu à partir de 2028 (la Faculté de médecine accueillera les hôpitaux de Beaujon et de Bichat)[387].

En 2025, l'A.U.O.G. fête les 50 ans de l'existence des Entretiens de Garancière. Pour l'occasion, l'événement sera fêté comme il se doit.

---

385 Cf. https://entretiensgaranciere.fr ; cf. A.U.O.G., communication personnelle, Paris, 2025, avec l'aimable autorisation de son président, le Pr Bernard Picard.
386 Cf. https://entretiensgaranciere.fr ; cf. A.U.O.G., communication personnelle, Paris, 2025, avec l'aimable autorisation de son président, le Pr Bernard Picard.
387 Cf. https://entretiensgaranciere.fr ; cf. A.U.O.G., communication personnelle, Paris, 2025, avec l'aimable autorisation de son président, le Pr Bernard Picard.

Pour finir, il m'a semblé intéressant de rappeler un article de M. Grégory Aupiais[388], ancien responsable administratif de l'U.F.R. Odontologie – Garancière. *« L'université de Paris est une « jeune pousse » dans le paysage universitaire francilien. En effet, si ce projet ambitieux était en germe depuis plusieurs années, sa création officielle n'est pas antérieure à 2019 et intervient suite à la publication du décret n° 2019-209 du 20 mars 2019. Toutefois, des composantes, des instituts ou des laboratoires qui en font désormais partie intégrante existaient bien antérieurement et constituent aujourd'hui en son sein comme autant de lieux singuliers de savoir, de mémoire et d'histoire. L'unité de formation et de recherche d'odontologie – Garancière s'inscrit pleinement dans cette dimension désormais pluriséculaire, car elle voit le jour à la fin du XIXe siècle, plus précisément le 8 juin 1882, après le vote d'une motion par le conseil de la Faculté de médecine de Paris qui préconisait la création d'une école professionnelle afin d'élever le niveau de formation théorique, pratique et clinique des praticiens de l'Art dentaire, tout en les inscrivant en parallèle dans une réelle dimension médicale*[389].

L'Institut odontotechnique de France fut ainsi inauguré deux ans plus tard en 1884. Installé dans un premier temps au 3 rue de l'abbaye dans le VIe arrondissement et devant le succès grandissant de la structure comme de la formation qu'il dispensait, il fut reconnu d'utilité publique en 1892 et traversa le boulevard Saint-Germain au début du XXe siècle pour emménager dans de nouveaux bâtiments, sans doute plus adaptés, sis au 5 de la rue Garancière sur d'anciennes dépendances de l'hôtel de Brancas et plus précisément d'une académie et de deux manèges équestres. Une école qui s'inscrit dans son siècle comme en témoigne le monument aux morts visible à main gauche pour quiconque pénètre un jour dans le hall d'entrée de l'U.F.R. Il se présente sous la forme d'une imposante plaque de marbre (191 x 140 cm) brochée dans le mur et constitue un monument commémoratif privé plutôt unique en France, car il a été édifié suite à une délibération du conseil d'administration de l'École odontotechnique de Paris : « Sur l'initiative de notre collègue Fourquet, le conseil s'est occupé activement de célébrer l'inauguration du cartouche dédié à la mémoire de ceux de nos confrères de cette école morts au Champ d'honneur [...] Sur le rapport de cette commission, le conseil a décidé qu'une plaque commémorative serait apposée dans la salle d'attente des malades ».

L'Institut odontotechnique de France devenu Association de l'École odontologique apporta également une contribution décisive à la construction de l'Odontologie comme discipline académique et notamment, sur le plan

---

388 Cf. Aupiais Grégory, « Garancière, un lieu de savoir, de mémoire et d'histoire », in *Musée de l'art dentaire – U.F.R. Odontologie Garancière, https://museedentairegaranciere.wordpress.com,* sans date.

389 Cf. Aupiais Grégory, « Garancière, un lieu de savoir, de mémoire et d'histoire », in *Musée de l'art dentaire – U.F.R. Odontologie Garancière, https://museedentairegaranciere.wordpress.com,* sans date.

réglementaire. Parallèlement à la publication du décret n° 72-933 du 10 octobre 1972 relatif au diplôme d'État de docteur en chirurgie dentaire, il contribua également à l'avènement de l'Odontologie comme discipline hospitalière. Son directeur d'alors, Pierre Pelletier du Temple, dans la lignée des grands anciens et notamment du président et fondateur Edmond Andrieu, orchestra avec André Boucher, le président du conseil d'administration, la cession à l'État et son rattachement à l'université Paris VII assurant son entrée dans le monde de l'enseignement supérieur, puis bientôt de la recherche sous l'impulsion de Nadine Forest avec la création du Laboratoire de physiopathologie orale moléculaire devenu désormais un acteur incontournable dans le paysage francilien de la recherche scientifique. Une dynamique toujours présente, car, très récemment, ce même conseil d'U.F.R. a voté en 2020 le principe de la création d'une U.F.R. d'Odontologie unique au sein de l'Université de Paris issue de la fusion des sites de Garancière et de Montrouge. Cette dernière décision fondatrice est intervenue dans le contexte général d'un rapprochement des différentes filières du secteur santé et de la perspective du Centre hospitalier universitaire Grand Paris Nord à l'horizon 2030. Comme quoi la préservation d'une longue tradition n'a jamais constitué un obstacle à la modernité[390].

Héritière de cette école privée, l'U.F.R. d'Odontologie – Garancière occupe aujourd'hui toujours ces mêmes locaux désormais universitaires constituant un exemple assez unique d'une continuité de lieu, de temps et de destination dans un même espace et dont la richesse du patrimoine archivistique sera à ne pas en douter dans un futur proche un objet d'études et de recherche.

À travers ces documents, c'est en effet l'histoire de la construction d'une profession de santé qui se déroule. Bien que structurellement tournée vers l'avenir, cette composante n'a pas pour autant renié le passé et, dès sa création, un musée avait été prévu dans ses statuts afin d'y abriter des collections patrimoniales. Ces dernières ont connu quelques avanies au gré de l'évolution du site et nous sommes particulièrement heureux de les faire renaître aujourd'hui afin de les présenter et surtout de les partager avec le plus grand nombre. Il est localisé au 2e étage du bâtiment universitaire et ses collections se sont, ces dernières années, considérablement enrichies grâce à de généreux donateurs qu'il convient de remercier ici. Parmi, les nouvelles pièces, signalons tout particulièrement l'unit dentaire d'André Marmasse ainsi qu'un établi de prothésiste du début du XXe siècle, de nombreux instruments et de souvenirs provenant du cabinet de ce praticien d'exception grâce à la générosité de Philippe Hervé agissant ici au nom de l'ensemble des petits-enfants de l'un des pères fondateurs de la dentisterie opératoire contemporaine et tout particulièrement de l'endodontie. Sans oublier également les instruments,

[390] Cf. Aupiais Grégory, « Garancière, un lieu de savoir, de mémoire et d'histoire », in *Musée de l'art dentaire – U.F.R. Odontologie Garancière, https://museedentairegaranciere.wordpress.com*, sans date.

modèles, ainsi qu'un meuble dentaire d'angle donné par Michel Pompignoli qui a initié le premier don à la structure et il reste encore de la place[391] *... »*
Dès 1882, un musée d'histoire de l'art dentaire avait été prévu dans les statuts de l'École odontotechnique. En 2008, à son arrivée en poste, Grégory Aupiais, historien de formation, a redynamisé ce musée[392] qu'il a rénové, puis mis en ligne afin que chacun puisse s'y référer, lui donnant ainsi une autre dimension et une autre ampleur. Dans la foulée, il crée un enseignement optionnel d'histoire de l'art dentaire. Avec l'aide de plusieurs doyens, il organise une pièce au 2e étage du bâtiment avec des vitrines. Puis, les dons de matériel vont se succéder. À la suite d'une thèse de doctorat qu'il codirige sur le projet d'un musée virtuel, cette pièce prend le nom de Musée de l'art dentaire Garancière[393]. Plusieurs articles paraissent dans *l'Information dentaire* en 2021 et 2022 pour signaler l'existence de ce musée. En 2021, Garancière fusionne avec Montrouge pour devenir l'Université Paris Cité. La nouvelle direction de l'U.F.R. met un terme à cette aventure patrimoniale et historique en 2023. En 2024, ses objets sont emballés dans des cartons pour rejoindre le siège de l'Université Paris Cité. Ils ont été envoyés à l'ancienne Faculté de Médecine où ils gagnent le Musée d'histoire de la Médecine[394].
Un autre article sans auteur déclaré se révèle tout aussi intéressant et un juste complément[395]. *« Jusqu'en 1965, l'enseignement de la chirurgie dentaire ne se donnait en France que dans des écoles privées, ou dans quelques instituts contrôlés en partie par des organismes publics (municipalités, facultés).*
À Paris, il existe alors deux établissements d'enseignement dentaire : l'école odontologique, rue Garancière, et l'école dentaire de Paris, rue de la Tour d'Auvergne, ancêtre de toutes les écoles privées. Le décret du 22 septembre 1965 crée les écoles nationales de chirurgie dentaire (E. N. C. D.) et les centres de soins d'enseignement et de recherche dentaires (C. S. E. R. D.) où est dispensé l'enseignement clinique. (...)
En application de la loi Faure qui, en 1968, crée les universités, les écoles nationales de chirurgie dentaire sont intégrées en 1970 dans les universités comme unité d'enseignement et de recherche (U.E.R.). La loi Savary de 1984

---

391 Cf. Aupiais Grégory, « Garancière, un lieu de savoir, de mémoire et d'histoire », in *Musée de l'art dentaire – U.F.R. Odontologie Garancière, https://museedentairegaranciere.wordpress.com*, sans date.

392 À son arrivée, il n'occupait plus que deux vitrines dans le hall d'accueil du secrétariat de l'U.F.R. au rez-de-chaussée (Cf. Aupiais Grégory & Ruel-Kellermann Micheline, *« Le Musée de l'art dentaire de Garancière. »*, in L'Information dentaire, 06/10/2021, 34 : 54-55).

393 Cf. Aupiais Grégory & Ruel-Kellermann Micheline, *« Le Musée de l'art dentaire de Garancière. »*, in L'Information dentaire, 06/10/2021, 34 : 54-55.

394 Cf. Aupiais Grégory & Ruel-Kellermann, « La malédiction des musées dentaires parisiens », in *L'Information dentaire*, 06/11/2024, 38 : 40-43.

395 Cf. Anonyme, « Histoire de l'U.F.R. /Odontologie – Université Paris Cité », in *https://u-paris.fr*, sans date.

organise l'enseignement supérieur. Les U.E.R. sont transformées en unités de formation et de recherche (U.F.R.).
En 1971, la loi crée un numerus clausus en odontologie. La loi du 13 juillet 1972 confère au chirurgien-dentiste une capacité professionnelle en conformité avec celle des chirurgiens-dentistes européens : « La pratique de l'art dentaire comporte le diagnostic et le traitement des maladies de la bouche, des dents, des maxillaires, congénitales ou acquises... » Cette loi, associée à la loi du 24 décembre 1971, qui stipulait que « les chirurgiens-dentistes peuvent prescrire tous les médicaments nécessaires à l'exercice de l'art dentaire », hisse donc la chirurgie dentaire au niveau de spécialité médicale reconnue[396].
Les années 80 voient la mise à parité progressive de l'odontologie avec les autres disciplines universitaires, en particulier médicales, même statut pour les corps hospitalo-universitaires, mêmes diplômes sanctionnant la formation à la recherche pour le recrutement des enseignants (DEA, doctorat, habilitation à diriger des recherches). En outre, deux diplômes nationaux spécifiques à l'odontologie sont créés : le certificat d'études cliniques spéciales mention orthodontie (C. E. C. S. M. O.) en 1987 et le diplôme d'études supérieures de chirurgie buccale (D. E. S. C. B.) en 1989. L'arrêté du 27 septembre 1994 relatif aux études en vue du diplôme d'État de docteur en chirurgie dentaire modifie entièrement le cursus odontologique. Il est créé un troisième cycle comportant, soit une sixième année (cycle court), soit trois ans pour les étudiants reçus au concours de l'internat qui est non qualifiant (cycle long), enseignement théorique et formation clinique dispensés dans les services d'odontologie.
Dès sa création, l'U.F.R. d'Odontologie a donné à la recherche biomédicale une place prépondérante en créant et en soutenant le développement de laboratoires au sein desquels les enseignants et les étudiants participent à des projets de recherche clinique fondamentale[397].
Par ailleurs, des collaborations se sont établies et développées avec des institutions publiques de recherche comme l'INSERM, le CNRS, l'Institut Pasteur, le Collège de France, ainsi que des actions en partenariat avec les industries. »

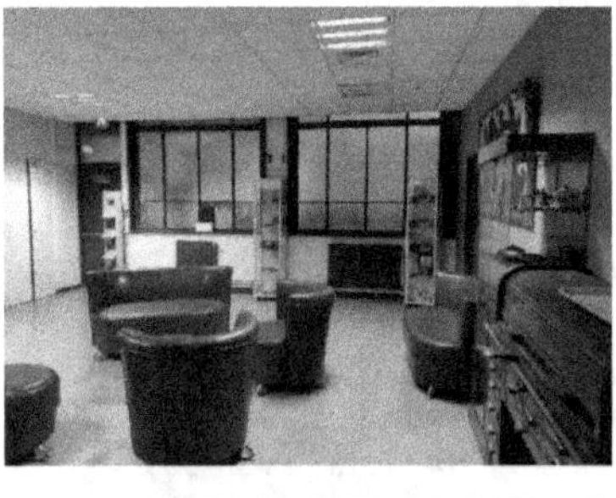

Musée d'histoire de l'art dentaire de Garancière[398].

[396] Cf. Anonyme, « Histoire de l'U.F.R. /Odontologie – Université Paris Cité », in *https://u-paris.fr*, sans date.
[397] Cf. Anonyme, « Histoire de l'U.F.R. /Odontologie – Université Paris Cité », in *https://u-paris.fr*, sans date.
[398] Cf. Aupiais Grégory, communication personnelle, 2025, © Grégory Aupiais.

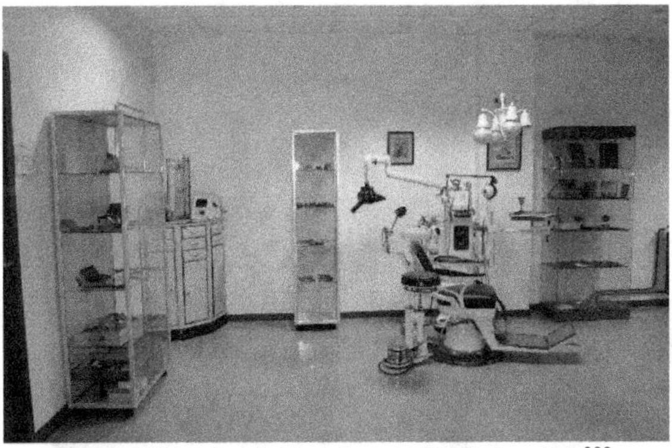

Musée d'histoire de l'art dentaire de Garancière[399].

En 2008, l'Association de l'École Odontologique (A. E. O.), qui n'était pas encore l'Association universitaire d'Odontologie Garancière (A.U.O.G.), a émis une planche de timbres-poste personnalisés qui ont été distribués aux congressistes. Mais, ce n'était pas une première, car leurs prédécesseurs ont fait mieux. En 1961, en effet, le hall de Garancière est devenu, l'espace d'une journée, un bureau de poste temporaire lors de la mise en vente anticipée d'un timbre-poste à l'effigie de Pierre Fauchard, le père de la dentisterie moderne, émis à l'occasion de la commémoration du bicentenaire de sa mort[400].

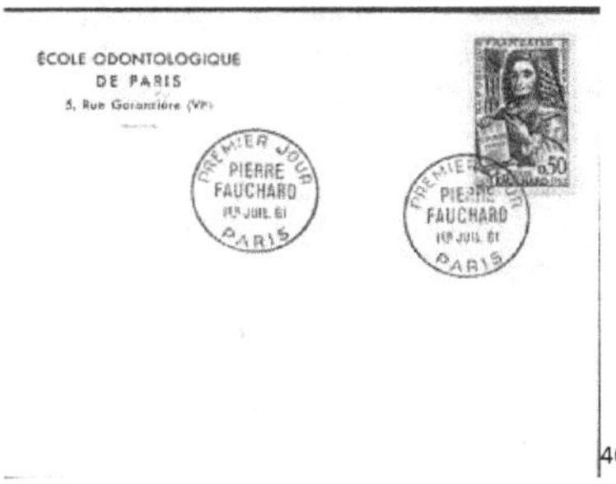

[401]

[399] Cf. Aupiais Grégory, communication personnelle, 2025, © Grégory Aupiais.
[400] Cf. Aupiais Grégory, communication personnelle, 2025.
[401] Cf. Aronis Henri, communication personnelle, 2025.
Henri Aronis, dentiste et grand spécialiste collectionneur mondialement reconnu des timbres dentaires, nous a attesté que les seuls timbres édités en France sur l'art dentaire ont été des représentations de Pierre Fauchard. Il n'a aucune connaissance d'un timbre édité en 2008 par l'U.F.R. d'Odontologie de Garancière. Peut-être s'agit-il d'un tirage limité et privé ?
Ici, une enveloppe de l'École odontologique de Paris (ancienne appellation de l'U.F.R. d'Odontologie de Garancière) avec un timbre de 1961.

Pr Guy Penne, le fondateur des Entretiens de Garancière

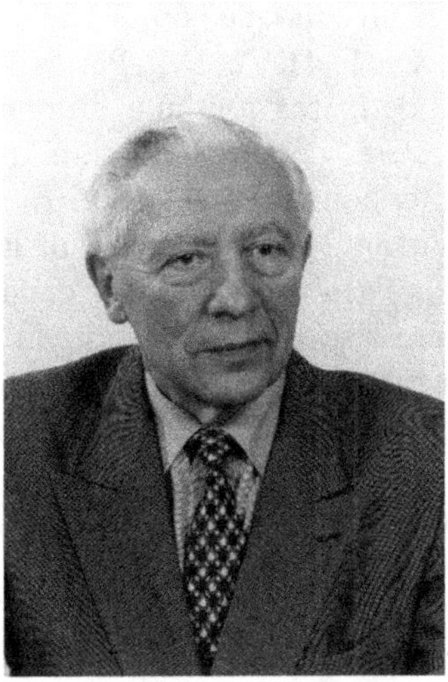

[402]

Fils de Gervais Penne, hôtelier, marchand de vins dans la banlieue ouvrière de l'Est parisien, et de Marie Bernadette Pinaud sans profession, Guy Penne suit son père qui a acheté un domaine viticole en 1936 à Sainte-Cécile-les-Vignes, dans le Vaucluse. Il revient à Paris et suit des études au lycée Turgot, puis entre à l'École dentaire. Dispensé de service militaire en 1945, il est président de l'Union nationale des étudiants de France (U. N. E. F.) de juillet 1953 à avril 1954, puis en devient président d'honneur. Au sortir de la guerre froide, il organise un rapprochement avec les syndicats étudiants de l'Est. En septembre 1953, il dirige un voyage de trois semaines en U. R. S. S. d'une délégation de vingt membres de l'U. N. E. F. à l'invitation des membres étudiants du comité antifasciste de la jeunesse soviétique[403].
Guy Penne entame une carrière de chirurgien-dentiste en 1953 tout en enseignant au centre hospitalier universitaire de Paris, d'abord en tant qu'assistant (1970-1973), puis comme professeur (1973)[404]. Docteur en sciences odontologiques, son ascension professionnelle se poursuit lorsqu'il est nommé doyen de la Faculté de chirurgie dentaire de l'Université Paris VII – Diderot de 1975 à 1982, puis vice-président de l'Université Paris VII – Diderot alors qu'il continue d'y professer jusqu'en 1993. Il a été directeur du centre de traitement et de recherche dentaire de 1980 à 1991. Ancien vice-président de la Conférence des Doyens, il a aussi été membre du Conseil de l'Ordre des Chirurgiens-dentistes de Paris[405].

---

402 Cf. Direction de la Bibliothèque et des Archives du Sénat, Paris, 2025, © Archives du Sénat.
403 Cf. Morin Gilles, « Penne Guy, Georges », in *https://maitron.fr/spip.php?article158963*, 2014.
404 Cf. https://www.senat.fr, *Penne Guy*, 2025.
405 Cf. https://www.whoswho.fr, *« Guy Penne »*, 2024.

Il organise les premiers Entretiens de Garancière avec les Prs Simon Hirsh et Jean-Pierre Chairay à partir de 1973. L'idée avait germé en 1972.
En 1981, Guy Penne organise un colloque pour les 30 ans de la Société française d'histoire de l'art dentaire (S. F. H. A. D.). Par la suite, François Vidal, le secrétaire général de cette dernière, continue d'organiser des réunions à la Faculté dentaire de Garancière, ce qui démontre une véritable tradition à perpétuer l'histoire de la profession depuis plus de 50 ans par l'institution et dont Guy Penne est l'initiateur. Victor Gauval, président de la S. F. H. A. D. assisté de François Vidal, diplômé de la Faculté de chirurgie dentaire de Paris VII, obtient qu'il y ait des cours d'histoire dispensés dans ladite faculté. Il reçoit en ce sens une lettre datée du 21 février 1984 stipulant qu'un cours consacré à l'histoire de l'art dentaire aura lieu l'année suivante. Le mardi 23 avril 1985, ce fut chose faite[406].
Guy Penne est initié à la franc-maçonnerie (Grand Orient), loge Locarno (Paris), le 27 mai 1963. Il est fait compagnon, le 27 avril 1964, et maître, le 22 mars 1965. Membre fondateur de la loge Locarno 72 le 27 décembre 1971, il est également conseiller de l'Ordre de 1973 à 1976. Il est président d'honneur du Cercle Ramadier, la fraternelle des parlementaires socialistes, en 2002.
Ayant noué de nombreuses relations grâce à sa carrière universitaire, Guy Penne devient un militant politique actif au sortir de ses études. Proche de la Nouvelle gauche au milieu des années cinquante, il est membre du Centre d'action des gauches indépendantes (CAGI), mais se lie au début des années soixante avec François Mitterrand. Il participe à la fondation du Centre d'action institutionnel en décembre 1963 et en devient membre du comité directeur, puis il contribue aussi à celle de la Convention des institutions républicaine (CIR).
Guy Penne, dès cette époque, s'impose comme l'un des hommes clés de ce qui constitue alors les petits cercles mitterrandistes. Il est conjointement responsable de la CIR – membre du bureau politique en avril 1969, puis élu à son groupe permanent de décembre 1970 à juin 1971 – et l'un des principaux cadres du club des Jacobins, qui était animé alors par Charles Hernu et Marc Paillet. Il en a été co-secrétaire général en 1968-1970, Hernu en étant président, puis secrétaire général en 1972, enfin secrétaire à la coordination et secrétaire général en 1975. Il est un homme de liaison, assurant les contacts de François Mitterrand avec la franc-maçonnerie et ceux du club des Jacobins avec le CEDEP de Pierre Mauroy, sa table étant toujours ouverte pour des déjeuners où se retrouvaient personnalités politiques et universitaires[407].
Durant la campagne électorale, il est nommé secrétaire adjoint de l'Association nationale pour la candidature de François Mitterrand créée en novembre 1965. Guy Penne se fait par ailleurs connaître dans le Vaucluse à partir de novembre 1965, ayant été désigné par François Mitterrand comme son représentant personnel dans

406 Cf. Baron Pierre, « François Vidal (1922-2001) », in *https://numerabilis.u-paris.fr*, 2009.
407 Cf. Morin Gilles, « Penne Guy, Georges », in *https://maitron.fr/spip.php?article158963*, 2014.

le département durant la campagne présidentielle. Il se présente comme candidat aux élections législatives de 1967 dans la 1re circonscription (Orange) sous l'étiquette CIR-FGDS. Également président départemental de la FGDS, il échoue aux élections municipales complémentaires de 1968 à Sainte-Cécile-les-Vignes. Il est élu en mars 1971.
Guy Penne entre au Parti socialiste avec les mitterrandistes pour le congrès d'Épinay. Il y est élu à la commission des conflits. Il est signataire de la motion Mitterrand pour le congrès de Grenoble en 1973. Lors de la campagne électorale de 1974, François Mitterrand le délègue aux Antilles pour qu'il surveille sur place le déroulement des opérations électorales. Élu en 1974, puis reconduit à la présidence de la commission des conflits en 1975 au congrès de Pau, puis au congrès de Metz, il est nommé au congrès de Metz délégué national du PS aux Français de l'étranger, exerçant cette fonction de 1979 à 1981.
Il est ensuite candidat à l'élection cantonale partielle des 6-13 avril 1975 à Bollène. Maire de Sainte-Cécile-les-Vignes (Vaucluse), une ville de 2000 habitants de 1983 à son retrait volontaire en 1995 (puis adjoint jusqu'à sa mort), il devait être élu président de l'Association des maires du Vaucluse en 1983-1987, puis siège au comité directeur de l'Association des maires de France[408].
Amateur d'art lyrique et d'œnologie, il marque son passage à la mairie par la création du festival Musique dans les vignes. La victoire électorale de la gauche en mai 1981 le voit nommer conseiller technique à l'Élysée de François Mitterrand pour les Affaires africaines et malgaches de 1981 à 1986. Guy Penne s'évertue à créer de bonnes relations entre les chefs d'États africains et l'Élysée. Il est par ailleurs membre du Conseil supérieur des Français à l'étranger depuis 1985. Il est par ailleurs très contesté. Mis en cause dans une affaire de détournement de fonds publics, il démissionne.
Suppléant de Jean Geoffroy au Sénat, Guy Penne devient sénateur socialiste des Français établis hors de France (section Amérique-Europe-Levant-Asie-Océanie) en septembre 1986 et est reconduit en septembre 1995. Membre du groupe socialiste, il siège à la commission des affaires sociales dont il a été le secrétaire de 1989 à 1992. Il siège à la commission des affaires étrangères, de la défense et des forces armées dont il sera le vice-président de 1992 à la fin de son mandat en 2004.
En 1988, Guy Penne s'abstient lors du vote de la loi instituant le RMI. Favorable à l'intégration européenne, il soutient le traité de Maastricht en 1992. L'année d'après, il s'oppose à la réforme du système des retraites et de la sécurité sociale proposée par le gouvernement Balladur. Soutien de la majorité plurielle, il vote la réduction du temps de travail en 1998, l'instauration du PACS et la loi garantissant l'égalité homme-femme en 1999. En 2003, il s'oppose aux

[408] Cf. Morin Gilles, « Penne Guy, Georges », in *https://maitron.fr/spip.php?article158963*, 2014.

nouvelles lois sur la décentralisation[409]. Après deux mandats, Guy Penne décide de ne pas se représenter aux élections sénatoriales de 2004.
Guy Penne a été président de l'Association démocratique des Français à l'étranger (ADFE) de 2000 à 2005, association qui a pour vocation de rassembler les forces de gauche à l'étranger. Il en a été un des créateurs en 1980.
Il décède le 25 juillet à l'âge de 85 ans à l'hôpital d'Orange (Vaucluse), auprès de sa famille. Il est incinéré à Nîmes dans la plus stricte intimité[410].
Il a été officier de la Légion d'honneur, chevalier des Palmes académiques, du Mérite agricole et de la Couronne de Chêne (Luxembourg). Il a été aussi commandeur de nombreux ordres nationaux africains. Il a reçu la médaille d'or de la Jeunesse et des Sports[411].

---

409 Cf. https://www.senat.fr, *« Penne Guy »*, 2025.
410 Cf. Morin Gilles, « Penne Guy, Georges », in *https://maitron.fr/spip.php?article158963*, 2014.
411 Cf. https://www.whoswho.fr, *« Guy Penne »*, 2024.

Paroles d'enseignants historiques

Pour cet anniversaire, les coprésidents 2025 Steve Toupenay et Nelly Pradelle-Plasse, soutenus par le conseil d'administration de l'A.U.O.G. et par son président Bernard Picard, ont souhaité envoyer un questionnaire aux anciens directeurs vivants des Entretiens de Garancière, à tous les anciens doyens et au doyen actuel, au responsable administratif historique Grégory Aupiais et aux membres du conseil d'administration de l'A.U.O.G. Ils ont tous été sollicités courant décembre 2024. Cet « entretien » voulu et souhaité par l'A.U.O.G. lui confère une dimension tout à fait appropriée dans le cadre de cet ouvrage hommage. S'il est indéniablement universitaire, son aspect historique ne peut échapper à personne.
De grandes personnalités de la profession ont pu ainsi témoigner : des praticiens de renommée internationale dont certains ont occupé de très hautes fonctions au sein de la profession, ou occupent toujours, à l'Académie nationale de chirurgie dentaire ou Conseil national de l'Ordre notamment.
Voici les questions qui leur ont été envoyées.
1. En quelle année, avez-vous obtenu votre diplôme de docteur en chirurgie dentaire ?
2. Quelle est votre faculté d'origine : Garancière / Autre – précisez.
3. Si nous devions retenir un élément professionnel de votre lien à Garancière, quel serait-il ?
4. Pourriez-vous nous donner votre impression en intégrant la Faculté historique de Garancière (Rapport étudiants / rapport aux enseignants / environnement humain et géographique dans votre parcours) ?
5. Pour vous, quelles sont les valeurs transmises au fil de ces 50 ans à l'occasion des Entretiens de Garancière ?
6. Racontez-nous en quelques lignes une anecdote en rapport avec votre participation aux Entretiens de Garancière.
7. Quelle question auriez-vous souhaité que l'on vous pose et la réponse inhérente à celle-ci concernant les Entretiens de Garancière ?

Les personnes démarchées qui ont répondu sont : Pr Olivier Fromentin, Dr Patrick Missika, Pr Pierre Colon, Pr Bernard Picard, Dr Chantal Naulin-Ifi, Dr Franck Levavasseur, M. Gregory Aupiais, Dr Joël Itic, Pr Marie-Laure Boy-Lefèvre, Pr Marie-Violaine Berteretche, Dr Nelly Pradelle-Plasse, Dr Olivier Charleux, Pr Olivier Hue, Dr Philippe Casamajor, Dr Philippe Monsénego, Pr Robert Garcia, Dr Philippe Gateau, Dr Catherine Mesgouez, Dr Christian Decloquement, Dr Steve Toupenay.
À chaque question apparaîtront les réponses obtenues entre guillemets et en italiques avec l'initiale du prénom, et le nom complet de chacun.

1. En quelle année, avez-vous obtenu votre diplôme de docteur en chirurgie dentaire ?

« *1985.* » (O. Fromentin)

« *Chirurgien-dentiste en 1971, doctorat en sciences odontologiques en 1973.* » (P. Missika)

« *1980.* » (P. Colon)

« *Diplômé en 1970.* » (P. Casamajor)

« *1970.* » (B. Picard)

« *1971.* » (C. Naulin-Ifi)

« *1982.* » (P. Gateau)

« *1989.* » (C. Mesgouez)

« *1988.* » (F. Levavasseur)

« *Je dois être l'un des rares non-chirurgiens-dentistes sollicités, car j'ai exercé en qualité d'ingénieur d'études les fonctions de responsable administratif de l'U.F.R. Odontologie de septembre 2008 à avril 2022, c'est-à-dire juste un peu après la fusion au sein de l'Université Paris Cité.* » (G. Aupiais)

« *Docteur en chirurgie dentaire en 1971 à Paris VII ; docteur de l'Université Paris VII en parodontologie en 2005.* » (J. Itic)

« *1976.* » (M.-L. Boy-Lefèvre)

« *1988.* » (M.-V. Berteretche)

« *1984.* » (N. Pradelle-Plasse)

« *Diplôme obtenu en 1981.* » (O. Charleux)

« *1971.* » (O. Hue)

« *1973.* » (P. Monsénego)

« Juin 1974. J'ai participé à tous les Entretiens de Garancière depuis leur création, sauf l'année dernière où j'ai participé à un congrès à Tucson (Arizona). » (R. Garcia)

« 1973. » (C. Decloquement)

« 2003, puis PhD en 2010 – Université de Paris VII – Denis Diderot. » (S. Toupenay)

2. Quelle est votre faculté d'origine : Garancière / Autre – précisez.

« Originaire de Garancière. 1987-1992 : Attaché universitaire du Centre de soins, d'enseignement et de recherches dentaires de l'Université Paris VII – U.F.R. Odontologie Garancière ;
1992-1996 : Assistant hospitalo-universitaire de l'Université Paris VII – U.F.R. Odontologie Garancière ;
1996-2000 : Attaché universitaire de l'Université Paris VII – U.F.R. Odontologie Garancière ;
2001-2013 : Maître de conférences – Praticien hospitalier à temps partiel (2001-2003), à temps plein à partir de 2003 ;
Depuis 2013, Professeur des Universités – Praticien hospitalier dans la sous-section 58 01 (Réhabilitation orale prothétique), U.F.R. Odontologie Université Paris Cité. » (O. Fromentin)

« Formé à Garancière. Attaché de consultation entre 1971 et 1975, assistant chef de clinique (1976-1982), Maître de conférences des Universités – Praticien hospitalier (1982-2018). » (P. Missika)

« Étudiant à Garancière, puis attaché, assistant, Maître de conférences – Praticien hospitalier, Professeur des Universités, responsable de la discipline OCE, membre du comité scientifique, ancien directeur des Entretiens de Garancières. » (P. Colon)

« Assistant hospitalo-universitaire à Garancière de 1976 à 1985. Maître de conférences – Praticien hospitalier de 1988 à 2012. » (P. Casamajor)

« Formé à Garancière. Assistant (1980), puis Maître de conférences (1986), puis Professeur des Universités - Praticien hospitalier en 1996. Responsable de la discipline Biomatériaux de l'U.F.R. et du C. E. S. depuis 1995 (Paris VII au début, puis commun à ma demande avec Paris 5). Co-fondateur du Collège français de biomatériaux dentaires (C. F. B. D.) en 1985 avec le regretté Michel Degrange. Co-fondateur du Diplôme universitaire d'Implantologie chirurgicale et prothétique (D. U. I. C. P.) avec Patrick Missika (1990). Chef de service du

Service d'odontologie de Garancière – Hôtel-Dieu (en 2002), puis de Garancière – Rothschid en 2010. Président de la Collégiale nationale des chefs de service (2004-2007). Président de l'Association universitaire d'odontologie de Garancière (A.U.O.G.) depuis 2010. » (B. Picard)

« Faculté d'origine : Garancière. Assistante de 1976 à 1983. Maître de conférences de 1991 à 2016. Chef du département d'Odontologie pédiatrique de 1991 à 2016. » (C. Naulin-Ifi)

« Formé à Garancière, j'y ai travaillé en tant que Maître de conférences et Praticien hospitalier. » (P. Gateau)

« J'ai effectué mes études à la Faculté de chirurgie dentaire de Brest. Puis, je me suis rapprochée de la Faculté de Garancière afin de poursuivre en postuniversitaire notamment en m'inscrivant au CES de Biomatériaux. Cela m'a permis de rencontrer plusieurs enseignants et dirigeants de l'U.F.R. Un poste d'attaché de consultations m'a été proposé que j'ai accepté. C'était pour moi un grand honneur que d'intégrer Garancière. On m'a proposé ensuite de passer le concours pour un poste d'assistant hospitalo-universitaire en Odontologie conservatrice/Endodontie. J'ai exercé ce poste durant les 4 années du contrat et j'ai préparé logiquement le concours pour obtenir un poste de MCU-PH. Poste obtenu en 2001. Depuis, j'exerce mes fonctions de MCU-PH entre l'Université Paris Cité et le service hospitalier Garancière Rothschild. En 2001, j'avais un statut temps partiel hospitalier. Depuis 2022, j'ai un statut temps plein hospitalo-universitaire. » (C. Mesgouez)

« J'ai fait mes études à Garancière. » (F. Levavasseur)

« J'ai fait des études d'histoire à l'Université de Nantes de 1989 à 1993, complétée par un DEA en 2000 à l'École des Hautes Études en Sciences sociales tout en exerçant à compter du mois de février 1996 des fonctions administratives. » (G. Aupiais)

« Originaire de Garancière. Assistant d'Université – Praticien hospitalier à Paris VII de 1984 à 1988 ; membre du Jury de thèse à Paris VII de 1984 à 1988 ; directeur scientifique des Entretiens de Garancière en 2001-2002 ; directeur et président des Entretiens de Garancière en 2003-2004. » (J. Itic)

« Originaire de Garancière. Assistante hospitalo-universitaire, maître de conférences – Praticien hospitalier et professeur des Universités – Praticien hospitalier de 1979 à 2017. Mes domaines de prédilection : Sciences biologiques, puis Santé publique. Responsable du département de Prévention, Épidémiologie, Économie de la Santé, Odontologie légale de 1991 à 2017.

Membre élu du Conseil d'enseignement de 1997 à 2001, du Conseil scientifique de 1980 à 2001 et de 2010 à 2017 et du Conseil de l'U.F.R. de 1980 à 2017. Doyen élu d'avril 1999 à mars 2009. » (M.-L. Boy-Lefèvre)

« Ma faculté d'origine est Garancière. De 1992 à 1996, j'ai été assistante hospitalo-universitaire, de 1996 à 2012, Maître de conférences – Praticien hospitalier à l'U.F.R. Odontologie de l'Université Paris Diderot-Paris VII au Service Odontologie de l'hôpital Rothschild, dans la sous-section Prothèses (58-02). À partir de 2012, professeur des Universités - Praticien hospitalier à l'U.F.R. Odontologie de l'Université Paris Cité au Service Odontologie de l'hôpital Rothschild dans la sous-section Prothèses (58-02). » (M.-V. Berteretche)

« Garancière. » (N. Pradelle-Plasse)

« Étudiant à Garancière jusqu'en 1981, puis attaché de consultation en parodontologie et dentisterie opératoire jusqu'en 2011, puis attaché en ORE jusqu'en 2020. Chef de clinique entre 2020 et 2024. Praticien hospitalier contractuel à compter de 2024. » (O. Charleux)

« Garancière. » (O. Hue)

« Diplômé de l'École nationale de chirurgie dentaire de Paris (Faculté de Montrouge), docteur en Chirurgie dentaire (Paris VII Garancière), docteur en Sciences odontologiques (Paris VII Garancière), docteur d'État en Odontologie (Paris VII Garancière), Assistant hospitalo-universitaire (Paris VII Garancière) de 1982 à 1986, Maître de conférences – Praticien hospitalier (Paris VII Garancière) de 1990 à 2021, directeur des Entretiens de Garancière en 2000 et en 2001, membre du bureau de l'A.U.O.G. depuis 2003, vice-président de l'A.U.O.G. depuis 2010 environ, vice-doyen de la Faculté de Chirurgie dentaire de l'Université Paris VII Diderot de 2010 à 2021. » (P. Monsénego)

« Je suis diplômé de Garancière. Mes activités hospitalo-universitaires :
. 1980-1987 : Assistant des Universités ;
. 1987-1989 : Attaché universitaire ;
. 1989-1990 : Chef de travaux des Universités, Maître de conférences des Universités ;
. 1999-2009 : Responsable de la sous-section d'orthopédie dento-faciale ;
. 2003-2018 : Professeur des Universités ;
. depuis 2018 : Professeur émérite des Universités. » (R. Garcia)

« Formé à Garancière. Attaché de consultation. Assistant. Président des Entretiens de Garancière en 1991 et 1992. » (C. Decloquement)

« Président de l'Association des étudiants de Garancière de 1998 à 2001, représentant Garancière au sein de l'Union nationale des étudiants en chirurgie dentaire. Membre élu étudiant au sein du conseil d'administration de l'U.F.R. d'Odontologie de Paris VII de 2000 à 2004 et Membre du conseil pédagogique de l'U.F.R. d'Odontologie de Paris VII. Membre du conseil d'administration de l'Association de l'École odontologique de 2006 à 2018 et depuis 2006, membre du comité d'organisation des Entretiens de Garancière et membre du conseil scientifique des Entretiens de Garancière. Président scientifique des Entretiens de Garancière 2023 et président des Entretiens de Garancière 2024. Enfin, coprésident des Entretiens de Garancière 2025. » (S. Toupenay)

3. Si nous devions retenir un élément professionnel de votre lien à Garancière, quel serait-il ?

« Je ne sais pas ce qu'est un « élément » majeur. Je dirais simplement qu'au cours d'une carrière, il y a surtout beaucoup de rencontres, souvent avec des confrères et collègues qui vous apprennent, qui vous montrent et qui vous aident pour devenir ce que vous êtes. Me concernant, c'est une histoire qui a commencé à Garancière avec en mémoire mes Maîtres en Prothèse, Richard Ogolnik et Gérard Krief, ainsi que d'autres collègues qui m'ont aidé, et construit comme M.-L. Boy-Lefèvre, Françoise Roth ou Bernard Picard. » (O. Fromentin)

« La formation clinique par deux Maîtres en chirurgie buccale, Pierre Treyssac et Jean-Pierre Cavaillon ; la formation aux implants en carbone vitrifié à l'Université de Los Angeles ; la collaboration avec la Faculté de TUFTS à Boston où j'ai été nommé professeur associé. » (P. Missika)

« Je ne compte plus le nombre de présentations que j'ai pu faire aux Entretiens de Garancière, mais c'est toujours différent en tant que conférencier de prendre la parole dans ce lieu chargé d'histoire. » (P. Colon)

« Vice-président de l'A. D. F. en 2011, président de l'Académie nationale de chirurgie dentaire en 2012, président honoraire de la Société thérapeutique odontostomatologique, directeur (président) des Entretiens de Garancière en 2013 et 2014. » (P. Casamajor)

« Tout est majeur, en particulier la variété et la complémentarité des fonctions d'enseignement théorique, clinique, en formation initiale et continue, de la recherche en biomatériaux, et des activités administratives universitaires et hospitalières très prenantes et complémentaires. » (B. Picard)

« Lors de mes études, ma rencontre avec le professeur Guy Penne (qui a créé les Entretiens de Garancière), chez qui j'ai exercé pendant mes premières années,

m'a permis d'intégrer la Faculté Garancière, tout d'abord en tant qu'attachée de consultation, puis assistante et enfin maître de conférences. J'ai ainsi découvert l'enseignement qui m'a tout de suite séduite. Transmettre mes connaissances et surtout faire apprécier l'odontologie pédiatrique, que j'exerçais en libéral, aux futurs dentistes ont été mon moteur durant toutes ces années. Après plusieurs thèses (sciences odontologiques, doctorat d'État en odontologie), j'ai ainsi pu allier formation clinique et recherche. » (C. Naulin-Ifi)

« La joie d'être enseignant titulaire afin de pouvoir continuer à transmettre. » (P. Gateau)

« Ma thèse d'exercice. Mon arrivée à Garancière en tant qu'attaché de consultations, mon poste d'assistant hospitalo-universitaire, celui de Maître de conférences - Praticien hospitalier. Ma thèse d'Université. » (C. Mesgouez)

« En qualité de responsable administratif, c'est assurément les grèves étudiantes, notamment celles qui ont eu pour conséquence une occupation des locaux comme en février 2017, mais il y eut également la création du musée de l'Art dentaire Garancière aujourd'hui disparu, un certain nombre d'événements comme le congrès de la Angle East en 2014, les journées scientifiques organisées sous l'égide du conseil scientifique ou encore la cérémonie de remise de diplômes dans l'amphithéâtre Liard de la Sorbonne ainsi que celles du 11 novembre devant un monument aux morts aussi exceptionnel qu'unique. » (G. Aupiais)

« Incontestablement, avoir été nommé successivement directeur scientifique, puis directeur des Entretiens de Garancière a été pour moi une des grandes fiertés de ma carrière professionnelle. J'ai participé, depuis ma nomination au poste d'assistant en parodontologie, pratiquement à tous les Entretiens de Garancière en tant que conférencier ou en tant que président de séance. J'ai été cofondateur avec Jean-Pierre Ouhayoun et Daniel Étienne de l'A. U. P. (Association universitaire de parodontologie) dont j'ai été le président de 1984 à 2008. Ce fut une expérience exaltante, car avec les cours et les formations cliniques postuniversitaires que nous dispensions à la Faculté Garancière, nous avons formé plusieurs milliers de praticiens à la parodontologie et à l'implantologie. De plus, nous avons été les premiers à faire ces formations cliniques sur patients. Un autre élément majeur de ma carrière a été l'invitation à faire des conférences à la Penn University de Philadelphie pour présenter des travaux de recherches qui d'ailleurs ont été publiés dans des revues scientifiques américaines (Journal of Clinical Dentistry et Journal of Periodontology). J'ai publié environ 70 articles scientifiques et mon ami Paul Mattout m'a fait l'honneur de m'inviter à devenir membre du comité de lecture du Journal de

Parodontologie et Implantologie orale en 2000. Enfin, dernier élément important de ma carrière, je suis rédacteur en chef adjoint de l'Alpha Oméga News depuis 1985 avec mon ami André Sebbag, le fondateur, revue dans laquelle je tiens depuis 9 ans une chronique littéraire. » (J. Itic)

« Le passage du statut d'étudiante au statut d'enseignante dans la même faculté. Le choix d'une carrière hospitalo-universitaire s'est dessiné très rapidement et de façon précoce avec une activité à temps plein dès la fin de l'assistanat, ce qui n'était pas encore très fréquent en chirurgie dentaire dans les années 80. Ce choix a été également guidé par la situation de Garancière qui était passée au préalable du statut d'École dentaire au statut de Faculté. Il devait répondre aux exigences universitaires de la formation par la recherche, avec l'enseignement des disciplines dites « fondamentales » et la mise en place de structures de recherche. Tout au long de ma carrière, il fut nécessaire de montrer et de rappeler que l'odontologie était à part entière une discipline universitaire, et biomédicale. En ce sens, mes fonctions électives de doyen au niveau local, de vice-présidente et membre élue de différentes commissions au niveau de l'Université Paris Diderot, de présidente de Collège national universitaire et du Collège des enseignants odontologistes en santé publique au niveau national m'ont aidé à poursuivre cet objectif. » (M.-L. Boy-Lefèvre)

« Toute ma vie professionnelle. Depuis mon arrivée en 2ᵉ année pour mes études, je n'ai jamais quitté les lieux : étudiante, Assistante hospitalo-universitaire, puis Maître de conférences sans interruption. » (N. Pradelle-Plasse)

« Après presque 40 ans de bénévolat, très attaché à mon rôle de formateur des étudiants, j'ai repris mes études, à l'âge de 60 ans, pour passer un C. E. S d'Odontologie conservatrice et endodontie afin d'acquérir un poste de chef de clinique hospitalo-universitaire à temps plein à l'hôpital Rothschild - Paris Université. » (O. Charleux)

« Toute mon activité d'étudiant, puis hospitalo-universitaire, qui a duré 45 ans, est associée à la rencontre d'enseignants aussi exceptionnels tant par leur enthousiasme que par leur compétence. Je citerai en 2ᵉ année Pierre Tallec, en 4ᵉ année les TP de céramique avec Mme Michèle de Rouffignac et Jean- Claude Harter, en clinique avec Robert Dupont. Anecdote d'une préparation d'une couronne céramique main droite – main gauche au disque sur pièce à main (1969-1970). Nous étions au début de l'enseignement des couronnes céramo-métalliques. Mais, il y en avait beaucoup d'autres remarquables au sein de cette constellation et je ne pourrai pas tous les citer. Plus tard, après mon diplôme, le professeur Joseph Lejoyeux et d'autres comme André Pastant ou Françoise Darmon en particulier ont été mes mentors. Merci à eux. » (O. Hue)

« Prix de thèse décerné par le Sénat (1998) ; intégration dans la brillante équipe de prothèse du Pr Lejoyeux, à l'époque de sa renommée internationale (émulation et travail) ; travaux de recherches scientifiques (microbiologie, états de surface et écosystèmes prothétiques) ; concours au Collège national universitaire et nomination au titre de Maître de conférences – Praticien hospitalier (Faculté de Chirurgie dentaire de l'Université Paris VII ; directeur des Entretiens de Garancière en 2000 et en 2001 ; direction du CES (Certificat d'études supérieures) de Prothèse fixée en succession au Pr Trévelo ; membre de l'équipe de direction de la Faculté de Chirurgie dentaire de l'Université Paris VII Diderot, puis vice-doyen de ladite faculté. » (P. Monsénego)

« Je n'ai jamais quitté Garancière, de l'acquisition de mon diplôme à mon départ à la retraite (1974-2018). J'ai été doyen de Garancière de 2008 à 2017 et j'ai présidé la Conférence des Doyens de 2012 à 2017. » (R. Garcia)

« Mon rôle d'enseignant à Garancière dans le service du Pr Jean-Claude Harter. » (C. Decloquement)

« Cofondateur avec la Pr Berdal et la Pr De la Dure Molla d'une consultation de génétique dentaire en 2004 à Garancière au 1er étage Sud, puis du concours avec la Pr Boy-Lefèvre et le Pr Fournier du centre de référence des malformations rares de la face et cavité buccale, labélisé en 2007 par le ministère.
Création de la soirée étudiante SPIX avec le bureau des étudiants de Garancière et Montrouge en 1998 à l'occasion de la Grève nationale des étudiants pour le statut hospitalier.
Nomination en tant qu'expert judiciaire près la Cour d'appel de Paris depuis 2009 en étant attaché à l'Institut médico-légal de Paris depuis 2004. Certains cas des radiographies post-mortem ont été développés au 1er étage Nord de Garancière lorsque notre le service clinique y siégeait.
Dans la continuité des pères fondateurs de l'identification odontologique en France avec l'incendie du Bazar de la Charité en 1897 et le concours d'enseignant de l'institut odontologique, depuis 20 ans au service de la justice pour l'identification de victimes : Crash aérien du Rio-Paris ; attentats terroristes de Paris, de Nice, de Londres, de Ouagadougou ; nombreux cas médiatiques et accidentels. En 2023, nomination au grade de commissaire divisionnaire spécialiste pour la Réserve opérationnelle de la Police Scientifique. C'est la première fois dans l'histoire qu'un chirurgien-dentiste intègre cette unité avec ma consœur la Dr Ben Cheikh, dont j'ai assuré la direction de thèse de chirurgie dentaire sur la carbonisation dentaire qui a obtenu le prix de thèse de l'Association de l'école odontologique. Expert agréé par la Cour de cassation depuis 2019, représentant officiel pour la France pour le groupe de travail en identification odontologique pour Interpol (Forensic Working Groupe).

Assistant hospitalo-universitaire de 2009 à 2013, témoin du passage hospitalier de Garancière à Rothschild, puis maître de conférences associé pour l'université de Paris Cité de 2016 à 2021.
Secrétaire général du Conseil national de l'Ordre des chirurgiens-dentistes de 2018 à 2021, membre de la cellule de crise pour la gestion des urgences pendant la période COVID. » (S. Toupenay)

4. Pourriez-vous nous donner votre impression en intégrant la Faculté historique de Garancière (Rapport étudiants / rapport aux enseignants / environnement humain et géographique dans votre parcours) ?

« Garancière, c'était une Faculté et non plus une école dentaire, mais à l'échelle humaine, grouillante de vie, mais où tout le monde se connaissait, se croisait dans un emploi du temps bien dense entre 8h30 et 22h30... Un bâtiment partagé entre une administration universitaire où régnait Monique Andreetti et une hospitalière sous la houlette de Marie-Chantal Chrétien où chacune tenait âprement à ses prérogatives. Et au milieu de tout cela, des patients en attente de soins et des étudiants brinqueballant leurs caisses de matériel dans un escalier exigu pour tout ce monde qui se croisait aux heures de T. P., ou de cliniques. Et puis, c'était du travail, beaucoup de travail en tant qu'étudiant, mais supportable parce qu'il y avait les copains de promo avec les mêmes soucis, un apprentissage sérieux et constant pour obtenir un diplôme de chirurgien-dentiste, mais pas n'importe lequel, celui de Garancière ! » (O. Fromentin)

« Je pense être un pur produit de Garancière. J'y ai fait mes études. J'ai fait la totalité de ma carrière d'enseignant à Garancière. J'ai eu la chance de participer à l'équipe de direction comme conseiller du doyen Patrick Girard et d'être le vice-doyen de Robert Garcia en charge de la formation continue. J'ai eu également la chance de pouvoir créer, avec le soutien du doyen Garcia et du chef de service Bernard Picard, l'Institut européen de formation continue de Garancière qui permettait une formation clinique postuniversitaire sur patients que Garancière était la seule à proposer. » (P. Missika)

« Étudiant à Garancière en 1976, j'ai passé 49 années dans l'établissement. Une année de moins que les Entretiens. En 1976, les promotions étaient de 200 élèves. » (P. Colon)

« Étudiant, puis enseignant à la même Faculté Garancière. » (P. Casamajor)

« Comme précisé précédemment depuis 1965, comme étudiant à Garancière et, jusqu'à ce jour, je n'ai pas quitté ces locaux, soit pendant 60 ans et ai donc pu apprécier les étudiants, les collègues enseignants et le personnel administratif, et technique dont j'ai toujours été proche. » (B. Picard)

« Enseigner à Garancière était un réel plaisir de partager non seulement avec les étudiants, mais surtout avec les confrères. Les locaux comprenant l'enseignement théorique et l'enseignement clinique (que certains trouvaient trop exigus) étaient au contraire une possibilité d'échanges rapides entre les disciplines. Il était aisé de monter ou descendre un étage pour recueillir auprès des confrères des différentes spécialités leurs avis sur un cas clinique. Sa situation dans un quartier parisien central et si près de Saint-Germain-des-Prés et du jardin du Luxembourg était un enchantement. » (C. Naulin-Ifi)

« C'est là que j'ai passé 45 ans de ma vie. Il y avait une identité forte. Nous étions une team. Nous étions heureux de travailler même jusqu'à 23h00. Cependant, cette identité s'est diluée avec le temps. Départ vers les hôpitaux, surtout fusion avec Paris 5. Avoir travaillé dans un des plus beaux quartiers de Paris a été tout de même un privilège. » (P. Gateau)

« La Faculté de Garancière m'a accueillie à la fin de mes études pour tout mon parcours postuniversitaire. Elle m'a offert l'opportunité d'une carrière hospitalo-universitaire. J'y ai trouvé une vraie ambiance familiale très proche de celle de ma Faculté d'origine à Brest. La petite Bretonne que je suis a très vite fait partie intégrante de la famille Garancière. Une ambiance chaleureuse grâce à Monique Andreetti, responsable administrative incroyable. Les enseignants, le personnel administratif pouvaient travailler dans un contexte serein et agréable. L'esprit famille Garancière était bien présent. J'ai rencontré des enseignants incroyables, de renommées internationales. Travailler à leur côté a été une opportunité exceptionnelle. » (C. Mesgouez)

« Je suis entré à Garancière en 1982 comme étudiant et j'y suis toujours resté. J'ai toujours voulu transmettre ce que mes professeurs m'avaient enseigné. » (F. Levavasseur)

« Pour un historien même du dimanche, il n'est pas anodin d'exercer son activité professionnelle dans un lieu chargé d'histoire (de la profession) et de mémoire. En effet, depuis 1900, dans les locaux sis au 5 de la rue Garancière sont formés des chirurgiens-dentistes. Une telle continuité de lieu et de destination est plutôt rare dans l'enseignement supérieur. » (G. Aupiais)

« La Faculté Garancière que j'ai connue École dentaire pour ma première année est pour moi plus qu'un lieu d'enseignement, j'y ai fait mon parcours étudiant traversé par les manifestations de mai 1968. C'est à la suite de ces événements que l'École dentaire est devenue faculté sous le ministère de M. Edgar Faure. J'ai noué durant cette période estudiantine des amitiés indéfectibles. D'ailleurs, quand je me suis spécialisé en parodontologie et en implantologie, quelques années plus tard, je suis devenu le correspondant de bon nombre de ces amis de

fac qui m'adressaient leurs patients pour la partie chirurgicale. Cette période de mai 68 où nous étions au cœur même des événements dans ce Quartier latin reste un souvenir marquant de ma jeunesse, car j'y ai rencontré des leaders du mouvement, des personnalités du monde littéraire et artistique venus débattre avec les étudiants que je n'aurais jamais côtoyé en d'autres circonstances. Cette « faculté de cœur » qu'est Garancière, je ne l'ai pas quittée après mes études, car j'y suis resté comme enseignant dans le service de parodontologie en tant qu'assistant. À la fin de mon assistanat, j'ai continué pendant de nombreuses années dans le service du diplôme universitaire de parodontologie et implantologie. Ce qui me touche toujours quand je rencontre certains de mes anciens étudiants, c'est la chaleur de leurs remerciements et de leurs compliments par rapport à la qualité des relations étudiants-enseignants au sein de cette Faculté Garancière, particulièrement avant que toute la partie clinique soit transférée à l'hôpital Rothschild. De même avec tous les enseignants que j'ai côtoyés, beaucoup sont devenus des amis fidèles que je vois toujours aujourd'hui. Garancière au cœur du Quartier latin et de Saint-Germain-des-Prés bénéficiait d'une localisation exceptionnelle dont peu de facultés peuvent s'enorgueillir. Quand j'étais étudiant un peu fauché, je déjeunais souvent au restaurant universitaire de la rue Mabillon et ne pouvais profiter de tous les petits restaurants de la rue Guisarde, mais pendant les intercours, nous nous retrouvions à la Grille, bistro mythique au coin de la rue Guisarde et Mabillon, devenu aujourd'hui un restaurant branché. Le professeur Guy Penne était très impliqué politiquement. Grâce à ses relations, il nous a donné l'opportunité de faire, pendant de nombreuses années, notre séance inaugurale des Entretiens au Sénat. Pendant les deux ans de ma direction des Entretiens, j'ai donc eu le privilège de faire un discours de séance inaugurale dans cette enceinte prestigieuse. Souvenir inoubliable. Garancière touchait presque le cœur de l'église Saint-Sulpice. J'ai visité plusieurs fois ce lieu chargé d'histoire et riche d'œuvres magistrales comme le Combat de Jacob avec l'ange du peintre Delacroix qui a été le sujet d'un excellent livre de Jean-Paul Kaufmann. J'ai eu la très grande chance d'organiser en 2004, pendant les Entretiens, un concert d'orgue avec un de mes anciens élèves, Charles Michaud aux claviers, dans cette prestigieuse enceinte. Ce fut également un grand moment. » (J. Itic)

« Garancière était historiquement reconnue pour la qualité de sa formation clinique, puis de sa formation par la recherche. Ce fut avec fierté que j'ai vécu ma vie d'étudiante, puis d'hospitalo-universitaire dans cette faculté. « Garancière historique » était une grande famille animée par « l'esprit Garancière » avec de fortes personnalités qui la faisaient vivre et qui ont contribué à sa réputation. Je pourrais ainsi évoquer de nombreux enseignants cliniciens de renom qui partageaient avec ferveur leur savoir et savoir-faire avec les étudiants. J'aurais une pensée toute particulière pour le doyen Guy Penne qui a tant œuvré pour la reconnaissance de Garancière et de son statut de faculté,

pour Mme Nadine Forest, doyenne et présidente d'Université qui a contribué à la mise en place de la formation par la recherche et à la création de la future unité INSERM, ainsi que pour Mme Monique Andreetti, responsable administrative qui représentait le(a) « Gardien(ne) du Temple » et qui a été d'une aide précieuse au cours de mon décanat. « Garancière historique », c'était aussi une vie intense où se croisaient tous les jours de la semaine, du matin au soir, tard, étudiants, enseignants, personnels administratifs et techniques, ainsi que les patients. Malgré le manque d'espace, Garancière permettait une unité de lieu de travail où s'organisait l'ensemble des enseignements précliniques et cliniques avec la prise en charge des patients, ce qui renforçait les liens entre les différents acteurs. Il y régnait une atmosphère studieuse et humaine. « Garancière historique », c'est enfin une situation unique et privilégiée en plein cœur de Paris à Saint-Germain-des-Prés, une adresse que beaucoup de collègues universitaires nous envient et même nous « jalousent » !! Comme il était agréable de venir y travailler et étudier. Je me souviens aussi, étant étudiante, de soigner les patients jusqu'à 23 heures et de voir les enseignants se réunir ensuite pour aller dîner aux alentours... » (M.-L. Boy-Lefèvre)

« Arriver le matin à Garancière pour un cours, un TP, une réunion... En sortant du métro Odéon ou à pied depuis Châtelet, c'est franchir la Seine, profiter des tours de Notre-Dame, de Saint-Sulpice, du boulevard Saint-Germain, le cœur universitaire et littéraire de Paris. Passer la porte de Garancière et se rappeler la fourmilière des étudiants, des patients (avant que l'AP-HP rassemble ses services au sein de structures hospitalières). Et bien entendu, retrouver nos amis et collègues enseignants dans un cadre. » (M.-V. Berteretche)

« La Faculté est un lieu historique, emblématique situé au cœur de Paris. Lorsque faculté et hôpital étaient regroupés sur ce site, ce lieu était vivant, respirait la convivialité, l'échange entre étudiants, enseignants, personnel médical et administratif universitaire. Nous rentrions, nous sortions, nous passions nos journées à la fac, puis à l'hôpital, parfois même au laboratoire de biomatériaux pour certains. Garancière était une vraie famille, un lieu où il faisait bon vivre. L'hôpital fermait à 23h00. Quelle ambiance lors de ces vacations nocturnes ! » (N. Pradelle-Plasse)

« Garancière a été d'abord ma faculté en tant qu'étudiant, puis le lieu où, au contact d'autres professeurs/attachés/MCU/PU-PH, j'ai poursuivi ma formation. Je m'y suis fait de nombreux amis. C'est un lieu d'échanges, de formation et de convivialité. J'y ai accompagné de très nombreux étudiants pendant plus de 40 ans et vu au cours de leur cursus leur évolution professionnelle. Garancière a toujours été comme une seconde famille. » (O. Charleux)

« 40 ans au sein du bâtiment de Garancière, cela laisse des traces et des souvenirs. Le premier, mon inscription à Garancière en septembre 1967 avec la remise d'un chèque conséquent pour les droits d'inscription à une jeune secrétaire, Monique Andreetti. Qui ne s'en souvient pas ? Merci à elle. L'atmosphère de travail intense avec des TP nombreux, très nombreux en 2e et 3e année. Cliniques aussi nombreuses, 7 par semaine avec la possibilité d'en faire plus s'il y avait de la place. Nocturnes TP ou cliniques jusqu'à 23h00. L'encadrement par des attachés bénévoles, disponibles, nombreux et compétents. Garancière était une vraie fourmilière. Je ne parlerai pas de mai 1968. Garancière a continué à travailler même s'il y a eu quelques soubresauts : en particulier, les examens purement Garancière sans interversion des étudiants entre La Tour d'Auvergne et Garancière. Diplôme obtenu, Garancière est devenu une Faculté avec création de postes d'enseignants professeurs 1er et 2e grade assistant. La nomination d'un Doyen, Guy Penne, qui succédait ainsi à notre directeur, ancien professeur de Chirurgie, Pelletier du Temple. Malgré tous ces changements, l'aspect familial, le sentiment d'être le petit village gaulois qui résistait à l'envahisseur faisait de Garancière une sorte de tribu où il faisait bon apprendre, travailler, vivre. La concurrence était rude face à l'adversaire « Montrouge ». Guy Penne, Robert Roland ont alors créé les Entretiens de Garancière. L'aventure commençait. On en mesure aujourd'hui l'impact. Bien sûr, les choses se sont progressivement modifiées, mais l'ambiance demeurait. Les doyens successifs Patrick Girard et, surtout deux femmes de grande qualité, Nadine Forest et Marie-Laure Boy-Lefèvre, ont maintenu l'esprit Garancière « Compétence – Générosité – Dynamisme – Sentiment d'appartenir à un groupe ». Mon parcours et mon investissement au sein de ce village se sont poursuivis entre autres au travers de nombreuses collaborations aux Entretiens de Garancière et, surtout, à la direction de cette manifestation pour 3 ans en 2004, 2005 et 2006. Quelle belle aventure ! » (O. Hue)

« Le privilège, le bonheur de transmettre aux étudiants, le goût de la pédagogie. Les équipes hospitalières et universitaires parmi lesquelles se tissent des relations professionnelles fortes et également des relations amicales. L'environnement magnifique architectural, culturel, sociologique, mais également l'animation de Saint-Germain-des-Prés et du Quartier latin. » (P. Monsénego)

« J'ai vécu de grands moments en particulier avec les étudiants :
. Match de rugby « Profs / étudiants » (Trophée camembert)... Avec 3 côtes cassées !
. J'ai couru deux marathons avec « Le Running Garancière marathon » avec son président de l'époque, Steve Toupenay, actuel co-président des Entretiens 2025. » (R. Garcia)

« La faculté a été pour moi le cœur de ma vie professionnelle. Pendant que j'étais enseignant, j'ai côtoyé des hommes et des femmes de qualité, toujours dans une ambiance conviviale et un environnement très humain. » (C. Decloquement)

« Attachement aux relations humaines professionnelles et amicales pérennes. Garancière était une ruche bourdonnante, chaque stage avait sa reine, sa patte, son expérience et son savoir-faire fondé sur l'excellence. Ce souvenir de l'enseignement pratique et pragmatique qui s'est parfaitement ajusté à l'exigence universitaire et médicale voulu avec la médicalisation de « nos études dentaires en 1994 ». Des professeurs à fortes personnalités, respectés, et attachants lorsque la transmission est acquise, et que soudain le poids de la responsabilité à reproduire ce savoir change d'épaule. Des pots de fin de travaux pratiques, essence de l'humanité nécessaire pour parcourir ces études exigeantes, qui assuraient cette dimension relationnelle et cette filiation professionnelle, en particulier en Prothèse, qui nous fait passer du technicien-mécanicien au docteur en réhabilitation. Garancière, centre de notre monde, lorsqu'étudiant, on ne pense qu'à ses études et ses amis de promo, Garancière, épicentre de valeurs cachées derrière l'Église Saint-Sulpice et sa place, siège de nombreux départs de moments universitaires, sportifs ou festifs mythiques.
Garancière redevient, après l'avoir trop vu une fois le diplôme reçu, cette institution qui façonne le soignant pour appréhender les meilleures perspectives thérapeutiques pour les patients en participant aux formations post-universitaires essentielles et maintenant obligatoires. » (S. Toupenay)

5. Pour vous, quelles sont les valeurs transmises au fil de ces 50 ans à l'occasion des Entretiens de Garancière ?

« L'idée de base était une transmission des connaissances et des pratiques vers les confrères en quête de formation continue, mais dans une ambiance amicale, et chaleureuse. L'ambition était également de donner la parole et de laisser organiser quelques séances par de jeunes confrères afin qu'ils soient confrontés à une expérience nouvelle pour eux en tant que conférencier, ou responsable de séance. » (O. Fromentin)

« Les valeurs principales sont une formation postuniversitaire d'excellence adaptée à la pratique quotidienne associée à une grande convivialité. Ce qui fait la force et l'originalité des Entretiens de Garancière est lié à la grande, et historique amitié entre les membres du conseil d'administration de l'A.U.O.G. » (P. Missika)

« Ambiance sympathique et détendue, mais sérieuse de la formation. Rester à l'écoute du praticien et de ses besoins (entretiens cliniques, travaux pratiques, réponse à toutes les questions posées par les congressistes même en dehors de

la thématique traitée). Échange entre les congressistes, anciens étudiants de Garancière et leurs anciens professeurs. » (P. Colon)

« Grande complicité entre les étudiants, voire de l'amitié parfois. Certains, je les côtoie encore comme amis et à l'A. N. C. D. » (P. Casamajor)

« La particularité des Entretiens de Garancière est la présentation pratique de préoccupations sans cesse mises à jour de l'évolution de notre profession dans un contexte proche, mais éprouvé, de la pratique de chaque praticien au quotidien. » (B. Picard)

« Cet « esprit Garancière » que nous ont inculqué nos prédécesseurs et qui n'a cessé d'exister : un respect profond pour notre profession, une convivialité et un esprit de « fraternité ». Ancienne directrice des Entretiens de Garancière, j'ai pu observer la convivialité entre les conférenciers, les congressistes et les partenaires ainsi que leur envie de « partage ». Regrouper les travaux pratiques et les entretiens cliniques en un seul lieu était un véritable atout. J'ai également apprécié le travail en coulisse du personnel administratif et technique de la Faculté. » (C. Naulin-Ifi)

« La qualité et la rigueur du travail manuel bien fait en grande partie grâce aux travaux pratiques qui sont la signature des Entretiens. » (P. Gateau)

« Outre bien évidemment le professionnalisme des intervenants, la valeur scientifique des séances c'est aussi la convivialité, la proximité, l'amitié. C'est l'esprit Garancière auquel nous sommes si attachés à l'A.U.O.G. » (C. Mesgouez)

« Le partage des connaissances, la convivialité. » (F. Levavasseur)

« Un sens de l'accueil et du partage allant bien au-delà de la seule sphère odontologique et incluant notamment la traditionnelle soirée « crêpes » du vendredi clôturant la semaine des Entretiens de Garancière. » (G. Aupiais)

« Les principales valeurs transmises pendant ces 50 ans ont été la rigueur de l'exercice dans « les règles de l'art », la valorisation grâce aux travaux pratiques du perfectionnement des « tours de main », la recherche des techniques les plus récentes et innovantes, validées scientifiquement, et l'enseignement des techniques les plus mini-invasives en prothèse ou en chirurgie. En parodontologie, l'enseignement des méthodes conservatrices par rapport aux extractions et poses d'implants. » (J. Itic)

« Les Entretiens de Garancière sont reconnus pour la qualité et la diversité de l'offre de formation continue avec un intérêt particulier accordé aux ateliers pratiques en petits groupes et un lien étroit avec les instances professionnelles, et les sociétés du domaine dentaire. Confraternité, exigence, professionnalisme, convivialité. » (M.-L. Boy-Lefèvre)

« Rigueur scientifique. Écoute et respect des patients dans leur prise en charge. Confraternité. » (M.-V. Berteretche)

« Convivialité, échanges et proximité entre congressistes, conférenciers et partenaires de l'industrie. Transmission du savoir scientifique et fidélité. » (N. Pradelle-Plasse)

« Valeur de partage des connaissances entre étudiants, enseignants de toutes disciplines et omnipraticiens. Université d'excellence. » (O. Charleux)

« Je les ai en partie exposées dans la question précédente. Mais en plus, il y avait le sentiment d'appartenir à une structure de qualité, le sentiment d'être dans la meilleure structure odontologique de France. Excusez du peu, la modestie n'était pas notre vertu première. » (O. Hue)

« La durée dans le temps : les Entretiens de Garancière sont un rendez-vous de travail et de rencontre depuis 50 ans. Unité de temps et de lieu. La cohésion et la coordination des équipes techniques et scientifiques. La convivialité et les échanges avec des anciens étudiants et autres praticiens. L'association pour les praticiens de l'acquisition des connaissances scientifiques dans un premier temps et de leur mise en œuvre clinique dans un second temps (séances pratiques, TP). » (P. Monsénego)

« La rigueur, l'excellence, l'honnêteté, l'amitié et la fierté d'être de Garancière. » (R. Garcia)

« Les Entretiens de Garancière ont toujours montré la qualité de la Faculté, son implication dans la formation continue et, en plus, il y avait de la clinique, ce qui était rare lors des premiers Entretiens de Garancière. » (C. Decloquement)

« Ce compagnonnage humain et la transmission professionnelle d'une profession de santé ou le geste, et l'esprit sont d'égales importances. Ce goût de la rigueur et de la perfection doit se muer au fil des générations pour rester attractif et continuer à rester cette institution hors du temps. Enfin, Garancière, c'est le plaisir de se retrouver, de partager des moments réels avec la communauté à l'heure où le numérique révolutionne nos relations et l'IA va profondément muter nos actes professionnels. » (S. Toupenay)

6. Racontez-nous en quelques lignes une anecdote en rapport avec votre participation aux Entretiens de Garancière.

« Historiquement, la séance inaugurale des Entretiens avait lieu au Sénat, suivie d'un cocktail. Lorsque j'ai été désigné comme directeur des Entretiens de Garancière, le président du Sénat a pris la décision de ne plus laisser l'accès au Sénat aux associations extérieures à la politique. Heureusement, le directeur administratif du Sénat que je connaissais bien nous a laissé l'accès aux salons de la Présidence et l'on a pu organiser le cocktail traditionnel dans ce lieu prestigieux. » (P. Missika)

« En tant que directeur des Entretiens de Garancière, le Pr J. C. Ameisen est invité pour la conférence inaugurale au Sénat, le mardi soir. Je l'y accueille. Il n'a pas d'ordinateur, pas de notes et me demande alors : « Excusez-moi, pouvez-vous me rappeler le sujet de mon intervention et mon temps de parole ? Il a été brillant et a respecté son temps de parole à la minute près. » (P. Colon)

« Inquiétude lors des 40es Entretiens de Garancière avec la venue du président Jean-Louis Debré qui n'a prévenu sa femme de venir faire la conférence avec lui que très tardivement. » (P. Casamajor)

« Ce n'est pas une anecdote, mais un souvenir lointain et important qui revient à ma mémoire. Mes deux premières conférences aux Entretiens en qualité de jeune assistant en Biomatériaux. Une séance de « SVP Matériaux : réponses en direct à vos problèmes de matériaux » en 1979 et une autre sur les alliages non précieux intitulée « Caractéristiques comparatives des différents alliages » en 1980. » (B. Picard)

« Je n'ai pas vraiment d'anecdote, mais je me souviens de ma rencontre, lors de ma fonction de directeur, avec deux conférenciers qui, dans des thématiques très différentes, nous ont fait vibrer. Le professeur Devauchelle qui a réalisé la première greffe du visage en 2005 nous a émus en nous montrant des reconstructions des visages de personnes « abîmées » par la vie. Il a créé en 2021 l'Institut Faire Faces. Le professeur Philippe Charlier, le « médecin des morts », médecin légiste, anatomopathologiste, surnommé « l'Indiana Jones des cimetières », nous a invités à un voyage dans le temps en étudiant des vestiges humains (Agnès Sorel, Henri IV et bien d'autres). Il nous les a rendus plus vivants et plus proches de nous. » (C. Naulin-Ifi)

« Lors des travaux pratiques, j'ai toujours voulu mettre en valeur mes chefs de clinique. Je leur faisais faire les présentations, les mettais en premier nom dans le programme, etc. Je suis heureux de voir que certains sont devenus des références de la formation continue. » (P. Gateau)

« Il était de tradition de faire les pochettes congressistes le dimanche matin précédant les Entretiens. Nous nous réunissions dans la salle des thèses. Puis, un déjeuner amical suivait dans la cour de Garancière. Le tout organisé par le président de l'année et Monique sans oublier Chantal Dondelinger, secrétaire emblématique de l'A.U.O.G. Je venais en famille avec mon mari et mes enfants. Tout le monde participait : mon mari très efficacement gérant les cartons de stockage, mes enfants essayant de mettre aussi la main à la pâte et remplissant tant bien que mal quelques pochettes. Mais, leur grand plaisir à eux deux était de partir à la découverte des locaux de Garancière : jouer à cache-cache dans les amphis du sous-sol reste encore aujourd'hui pour eux des souvenirs extraordinaires. » (C. Mesgouez)

« Je regrette les démonstrations cliniques sur patients à la Faculté dans les salles de soins où l'on se retrouvait par petits groupes autour d'un fauteuil pour montrer en direct et in vivo nos interventions. Cela a toujours été pour moi le summum du partage et de la transmission. » (F. Levavasseur)

« L'organisation d'un tel événement annuel bouleverse la vie ordinaire d'une composante d'un établissement public à caractère scientifique, culturel et professionnel. Le maintien de la cohésion entre exposants, congressistes et personnel nécessitait de gérer avec diplomatie les microdrames qu'il ne manquait pas de générer. » (G. Aupiais)

« Je ne me souviens plus exactement de l'année, mais j'avais une séance de chirurgie télévisée en direct pendant les Entretiens de Garancière. Cette séance devait durer une matinée et je devais faire une chirurgie de greffe gingivale avec un prélèvement palatin. Cette chirurgie était retransmise sur grand écran dans l'un des amphis au sous-sol. J'étais, déjà à cette époque, assez entraîné à ce type de démonstration. Néanmoins, ces chirurgies en direct retransmises sur grand écran sont toujours plus ou moins stressantes, car rien ne doit être laissé au hasard, tout doit être parfaitement préparé. Surtout, les instruments chirurgicaux doivent être tenus de telle façon qu'ils ne masquent pas le site d'intervention pour les spectateurs. J'étais donc dans un bloc opératoire avec une tenue parfaitement stérile, blouse, gants, charlotte et masque, ainsi que nous avions l'habitude d'intervenir dans notre service de parodontologie. La séance débute, je présente le patient recouvert d'un champ stérile et je décris l'intervention à venir. J'insiste particulièrement sur la rigueur de l'asepsie et présente le plateau d'instruments stériles parfaitement rangé. L'intervention commence après l'anesthésie par le prélèvement palatin. Tout se passe bien. Le retour de l'amphi me confirme que la vision est excellente. J'effectue mon prélèvement palatin sans problème et je mets mon greffon dans une compresse stérile imbibée de sérum physiologique pour éviter sa dessiccation pendant la préparation du site receveur. Je devais faire cette greffe sur une prémolaire inférieure et je prépare donc ce site. Tout se passe normalement, mais au moment de récupérer le greffon pour la dernière phase de

l'intervention, je ne vois plus celui-ci dans la compresse humide sur le plateau opératoire. Je suis pris d'un grand coup de stress, je regarde les deux assistants qui m'aidaient pour la logistique de l'intervention et je vois un regard d'interrogation dans leurs yeux. En fait, le prélèvement palatin entraîne souvent un saignement plus ou moins important. Il faut faire une compression avant les sutures, mais j'avais donné pour consigne à mes deux assistants, pour la propreté du champ opératoire, que toutes les compresses sanglantes soient jetées immédiatement. Ils avaient donc suivi à la lettre mes recommandations, mais ils avaient aussi jeté à la poubelle mon greffon !! Gérard, le caméraman qui était aussi dentiste, comprend immédiatement la situation et laisse son objectif en gros plan sur la bouche du patient. Par signes de la main, j'intime à mes deux assistants de rechercher dans la poubelle mon greffon. Le patient ne se rend compte de rien, je l'avais soigneusement sélectionné. L'instant de panique passé, je commence à meubler le temps, permettant ainsi à mes deux comparses de retrouver le précieux greffon. Je propose de répondre à quelques questions de l'amphi. J'explique les alternatives à la greffe. Cinq à dix minutes se passent qui m'ont semblé une éternité et, miracle, la compresse rescapée de la poubelle avec son greffon réapparaissent. Je rince abondamment mon greffon, impossible de le désinfecter d'une autre façon et je termine mon intervention avec les applaudissements de l'amphi. Personne en dehors du bloc ne s'est aperçu de rien, pas même mon patient. Une fois celui-ci parti, un grand éclat de rire nerveux a pu retentir dans le bloc.
Épilogue. Croyez-le vraiment, j'ai eu plusieurs témoins. Cette greffe rescapée de la poubelle a parfaitement cicatrisé sans infection ni complication. Après avoir tellement insisté sur l'asepsie pendant ma démonstration, cette mésaventure m'a laissé songeur. Mais ceci restera entre nous !! » (J. Itic)

« J'ai participé à différents Entretiens de Garancière en qualité de conférencière essentiellement dans les domaines de la Santé publique, en particulier l'hygiène et l'asepsie, la prévention des maladies bucco-dentaires ainsi que les maladies rares orales. Mais, ce qui me vient à l'esprit se situe plutôt dans le cadre de mon décanat avec ma participation annuelle aux séances inaugurales des Entretiens de Garancière qui se tenaient au Sénat. En fait, les discours au cours desquels il était convenu de présenter les actualités universitaires de l'année et les futures orientations étaient pour moi comme un « devoir de rentrée universitaire », un rituel qui avait tout son sens... » (M.-L. Boy-Lefèvre)

« Participer aux Entretiens de Garancière, à peine validée la 5e année, laver les bols à plâtre ou à alginate des patrons de la prothèse... C'était comme tomber dans le « chaudron de potion magique » d'Astérix et Obélix ! La preuve plus de vingt ans après et encore là ! » (M.-V. Berteretche)

« Ce congrès au sein de la Faculté faisait partie intégrante de notre formation. Étudiante, j'y participais pour accueillir les congressistes, puis j'y suis devenue

conférencière. Première conférence de ma carrière sur la pose de la digue avec le Dr Pierre Colon, je m'en rappelle encore ! J'étais toute jeune diplômée et bien stressée... Je suis devenue responsable scientifique de l'odontologie restauratrice et, depuis quelques années, responsable scientifique, et présidente du congrès. Inutile de dire mon attachement à cette manifestation ! Les Entretiens de Garancière, une histoire de sang ! » (N. Pradelle-Plasse)

« Pas d'anecdote particulière si ce n'est d'avoir été invité dans des endroits prestigieux comme le Sénat ou la Sorbonne. » (O. Charleux)

« Difficile d'en trouver une, mais, peut-être Christian Decloquement en parlera, la nécessité de démonter la tente plantée sur la place Saint-Sulpice en raison d'obsèques importantes. De manière plus festive, le stand à huîtres dans la cour qui permettait aux conférenciers et auditeurs de se remonter le moral à la pause de 10h30 avec un petit verre de vin blanc, mais cela était une autre époque. Autre époque où les Entretiens se terminaient le samedi et le dimanche matin, nous allions nettoyer la fac et terminer par un apéro déjeunatoire organisé bien sûr par Monique. Mais, je tiens à rappeler que j'ai été à l'origine du « dîner » fin de congrès le vendredi soir avec la présence de beaucoup d'acteurs de ces journées. La convivialité était de mise. Même un soir, nous avions pendu des lampions pour éclairer la cour, mais c'était avant dans un autre temps. » (O. Hue)

« Ma direction des Entretiens de Garancière en 2000 et 2001, un gros travail d'équipe avec la mise en place de nouvelles formes de partenariats avec l'industrie, de nouveaux types de graphismes pour les affiches, une communication très forte dans les médias dentaires et du grand public, les journaux, les radios, les télévisions. Des séances inaugurales prestigieuses au Sénat avec des orateurs comme Yves Coppens, des séances avec nos partenaires techniciens de laboratoire, des événements conviviaux en marge du Congrès. Mon discours au Sénat, à quelques jours des attentats du 11 septembre 2001, la minute de silence et l'émotion des participants à la soirée inaugurale. » (P. Monsénego)

« Toujours en conflit avec l'AP-HP, mes relations privilégiées avec le Pr Bernard Picard nous ont permis de maintenir le bateau à flot malgré les nombreuses velléités pour arrêter l'événement. » (R. Garcia)

« Lorsque j'étais président, nous avons installé pendant deux années, un chapiteau sur la place Saint-Sulpice, qui nécessitait une installation précise, longue et délicate. Un soir où le chapiteau venait d'être monté, le maire du 6e arrondissement décède. On a voulu nous faire démonter le chapiteau. Après des négociations difficiles, nous avons obtenu son maintien, car Jacques Chirac et Edmond Balladur participaient aux obsèques. Il y avait un justicier sous le chapiteau, derrière chaque tube de dentifrice !! » (C. Decloquement)

« Première conférence sur l'odontologie du sport en 2004 à l'occasion des Entretiens de Garancière pour proposer cette facette de notre capacité. Cela rentre en résonance avec la création de la première Dental Run en 2024, année des Jeux olympique et paralympique de Paris, comme course de charité pour le profit d'une association de malades. » (S. Toupenay)

7. Quelle question auriez-vous souhaité que l'on vous pose et la réponse inhérente à celle-ci concernant les Entretiens de Garancière ?

« Comment voyez-vous les relations entre les partenaires et les Entretiens de Garancière ? Nous avons toujours eu des relations excellentes avec les partenaires industriels qui connaissent la qualité de l'enseignement postuniversitaire de Garancière. Mais, je tiens à souligner que le comité scientifique a toujours su garder son indépendance pour le choix des thèmes et le choix des conférenciers. » (P. Missika)

« Quelle est la spécificité des Entretiens de Garancière dans l'offre de formation continue en odontologie ? Au cœur de Paris dans un lieu devenu historique (ancienne école dentaire sous l'égide de l'AEO). Rencontre entre hospitalo-universitaires et praticiens en exercice quelle que soit sa forme. Ambiance sympathique, mais sérieuse de la formation. Période de la fin septembre qui se rapproche des dates de la rentrée universitaire. » (P. Colon)

« Quelle est l'évolution la plus importante toutes disciplines confondues qui a marqué la profession depuis 50 ans ? De nombreuses réponses sont possibles selon la compétence et le niveau d'expertise de chacun. Personnellement, j'aurais répondu : la dentisterie numérique... » (B. Picard)

« Que vous ont apporté l'A.U.O.G. et les Entretiens de Garancière ? Une grande famille professionnelle et amicale. Du faire savoir et du savoir-vivre ensemble. Une pensée spéciale pour Jean-Pierre Chairay, ainsi que pour Hubert Ouvrard, mon premier directeur. » (C. Mesgouez)

« Qu'avez-vous prévu pour le centenaire ? Pour mémoire, celui de l'U.F.R. a eu lieu au Château de Versailles. » (G. Aupiais)

« Connaissez-vous les Entretiens de Garancière ? Naturellement, c'est une institution incontournable... Le congrès du retour des vacances. » (N. Pradelle)

« Et si c'était à refaire ? » (O. Hue)

« L'avenir des Entretiens de Garancière, quelles évolutions ? Monter un forum de discussions pour recueillir les avis et propositions. » (P. Monsénego)

Présidents de l'Association

. *Association de l'Institut odontotechnique de France – Création 18 janvier 1882*

Dr Edmond Andrieu de 1882-1889

M. Crignier de 1889-1892

. *Association de l'École odontotechnique de Paris – Changement de nom 1892 (reconnue d'utilité publique en 1892)*

M. Crignier de 1892-

M. Fontanel de -1919

M. Rodolphe de 1919-1933

M. Pascal Dubois de 1933-1953

. *Association de l'École odontologique (A. E. O.) – Changement de nom 1953*

M. Pascal Dubois de 1953-1956

Professeur André Boucher de 1956-1976.

Professeur André A. Clément de 1977-1986.

Professeur Robert Rolland de 1987-1996.

Professeur Michel Vignon de 1997-2000.

Professeur Jean Pierre Chairay de 2001-2009.

. *Association Universitaire d'Odontologie Garancière (A.U.O.G.) – Changement de nom 2010*

Professeur Bernard Picard de 2010 à aujourd'hui.

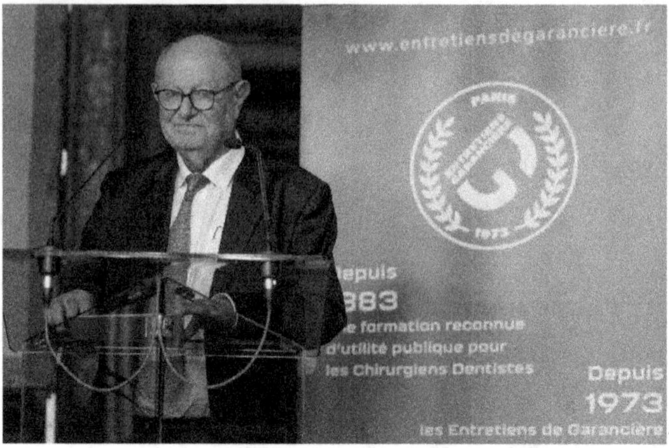

[412]

Pr Bernard Picard – Séance inaugurale des
Entretiens de Garancière 2024, Paris Sorbonne.

[413]

« Transmettre et éduquer. »
Devise de l'A.U.O.G.

Le mot du Président : *« Garancière est ma « maison universitaire » depuis le début de mes études et est devenue un peu ma seconde famille. Comme étudiant tout d'abord : j'ai été diplômé en 1970, puis ai soutenu ma thèse à Garancière. Comme enseignant ensuite : Assistant en Biomatériaux, puis Maître de conférences et enfin Professeur des Universités - Praticien Hospitalier, Vice-Doyen et chef de service toujours à Garancière jusqu'en 2010 où le service a été transféré à l'Hôpital Rothschild. J'ai souhaité le nommer « Garancière Rothschild » pour garder la mémoire de son origine. Enfin, président de*

[412] Cf. A.U.O.G., communication personnelle, Paris, 2025, avec l'aimable autorisation de son président, le Pr Bernard Picard.
[413] Cf. A.U.O.G., communication personnelle, Paris, 2025, avec l'aimable autorisation de son président, le Pr Bernard Picard.

l'Association dont le nom était A. E. O. (Association de l'École odontologique) que j'ai fait modifier en Association Universitaire d'Odontologie Garancière (A.U.O.G.) pour bien identifier ces lieux qui ont été mon « port d'attache » tout au long de mon parcours.
Je tiens à rappeler ici que « Garancière », c'est une ambiance particulière où règne une convivialité entre les enseignants, les administratifs, le secrétariat et bien entendu les étudiants qu'ils soient de 2e ou 3e cycles.
À ce titre, j'ai beaucoup partagé en bonne entente avec les doyens hommes et femmes qui se sont succédé : Guy Penne, Nadine Forest, Patrick Girard, Marie-Laure Boy-Lefèvre, Robert Garcia, Ariane Berdal et à présent avec Vianney Descroix.
Dans les différents domaines de mon activité d'enseignant et de chef de service/chef de pôle, je tiens à rendre hommage :
- En Biomatériaux à Gérald Burdairon, Richard Ogolnik et Michel Degrange avec lequel j'ai initié le CES et le Collège français de Biomatériaux dentaires qui demeure vivace à ce jour, ainsi que notre laboratoire de recherches partagé avec Michael Sadoun.
- En Implantologie à Patrick Missika avec lequel j'ai créé le diplôme universitaire d'Implantologie chirurgical et prothétique, le premier associant ces deux disciplines et qui est toujours enseigné sous la direction d'Olivier Fromentin.
- Au secrétariat que j'ai épaulé à une époque lointaine pour passer de la machine à écrire (avec écran) à l'informatique, et tout particulièrement à Monique Andreetti qui était son âme et sa mémoire, toujours très proche de son personnel et des enseignants de Garancière.
- Aux enseignants des différentes disciplines avec lesquels j'ai travaillé et que je ne peux citer ici, car il y en aurait trop.
- Au personnel du Service d'Odontologie qui jusqu'en 2010 œuvrait dans ces locaux et avec lequel j'ai beaucoup partagé.
Parallèlement à ces activités hospitalo-universitaires, les Entretiens de Garancière sont un des éléments du « ciment » qui agrège les enseignants de Garancière qui depuis 50 ans organisent ce congrès annuel.
50 ans, un demi-siècle, un jubilé, marquent ces Entretiens de Garancière 2025. C'est assurément un événement.
Le programme annuel marque l'état des « techniques avérées » de chaque époque et leur évolution. Le succès des Entretiens a perduré jusqu'à ce jour et sont pour nous tous, enseignants, un des éléments importants de notre attachement à ces lieux.
Je tiens également à remercier nos secrétaires successives, actuellement Audrey Cartier, et particulièrement tous les directeurs (trices) et directeurs (trices) scientifiques qui se sont impliqués dans la bonne organisation et qui sont à l'origine de l'excellente réputation de ce congrès, avec une mention spéciale

pour Nelly Pradelle-Plasse, qui s'implique exceptionnellement ces dernières années.
Je souhaite le plus grand succès à ce cinquantième anniversaire des Entretiens de Garancière qui s'annonce sous de beaux auspices.
J'ose espérer que, dans l'avenir, malgré la « fusion » et, bien que notre association qui était propriétaire de Garancière en ait fait don à l'État, bien que ces locaux actuels consacrés à l'enseignement de la chirurgie dentaire ne soient plus destinés à cet enseignement dans le futur, l'esprit de Garancière qui y règne persistera dans les futurs locaux et dans les futurs congrès.

Pr Bernard Picard »

Directeurs et présidents des Entretiens de Garancière (EG)

Présidents EG	2025	S. Toupenay & N. Pradelle-Plasse
Président EG	2024	Steve Toupenay
Président EG	2023	Nelly Pradelle-Plasse
Directeur EG	2022	Franck Levavasseur
Directeur EG	2021	Catherine Mesgouez
Directeur EG	2020	Covid-19
Directeur EG	2019	Catherine Mesgouez
Directeur EG	2018	Marie-Violaine Berteretche
Directeur EG	2017	Marie-Violaine Berteretche
Directeur EG	2016	Olivier Fromentin
Directeur EG	2015	Olivier Fromentin
Directeur EG	2014	Philippe Casamajor
Directeur EG	2013	Philippe Casamajor
Directeur EG	2012	Chantal Naulin-Ifi
Directeur EG	2011	Chantal Naulin-Ifi
Directeur EG	2010	Patrick Missika
Directeur EG	2009	Patrick Missika
Directeur EG	2008	Jean Pierre Chairay
Directeur EG	2007	Pierre Colon
Directeur EG	2006	Olivier Hue
Directeur EG	2005	Olivier Hue
Directeur EG	2004	Olivier Hue
Directeur EG	2003	Joël Itic
Directeur EG	2002	Joël Itic
Directeur EG	2001	Philippe Monsénégo
Directeur EG	2000	Philippe Monsénégo
Directeur EG	1999	Jacques Radiguet
Directeur EG	1998	Jacques Radiguet
Directeur EG	1997	Jacques Radiguet
Directeur EG	1996	Hubert Ouvrard
Directeur EG	1995	Hubert Ouvrard
Directeur EG	1994	Christian Decloquement
Directeur EG	1993	Christian Decloquement
Directeur EG	1992	Jean-Pierre Chairay

Directeur EG	1991	Jean-Pierre Chairay
Directeur EG	1990	Alain Berry
Directeur EG	1989	Alain Berry
Directeur EG	1988	Jean-Marie Laurichesse
Directeur EG	1987	Jean-Marie Laurichesse
Directeur EG	1986	Jean-Marie Laurichesse
Directeur EG	1985	Michel Vignon
Directeur EG	1984	Michel Vignon
Directeur EG	1983	Michel Vignon
Directeur EG	1982	François Roth
Directeur EG	1981	François Roth
Directeur EG	1980	François Roth
Directeur EG	1979	François Roth
Directeur EG	1978	Simon Hirsch
Directeur EG	1977	André Boucher
Directeur EG	1976	Guy Penne[414]
Directeur EG	1975	Guy Penne
Directeur EG	1974	Guy Penne

Le Pr Guy Penne a fondé les Entretiens de Garancière en 1973. Il est vraisemblable que l'idée a germé chez lui dès 1972.

[414] Dans la liste qui m'a été fournie, les dates 1974, 1975, 1976 n'ont pas de nom attribué. Fondateur des Entretiens de Garancière et doyen de la Faculté, Guy Penne nous a semblé une évidence, mais demeure une supposition.

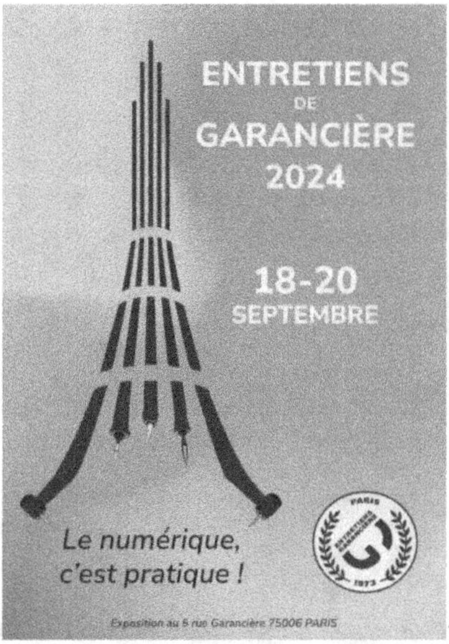

[415]

Entretiens de Garancière 2024,
Président Steve Toupenay.

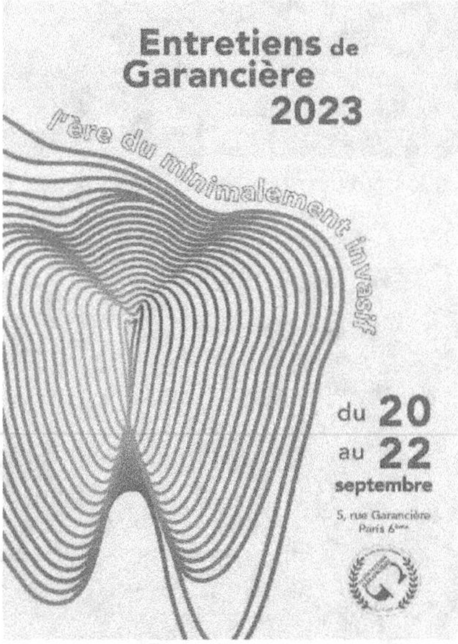

[416]

Entretiens de Garancière 2023,
Président Nelly Pradelle-Plasse.

[415] Cf. A.U.O.G., communication personnelle, Paris, 2025, avec l'aimable autorisation de son président, le Pr Bernard Picard.
[416] Cf. A.U.O.G., communication personnelle, Paris, 2025, avec l'aimable autorisation de son président, le Pr Bernard Picard.

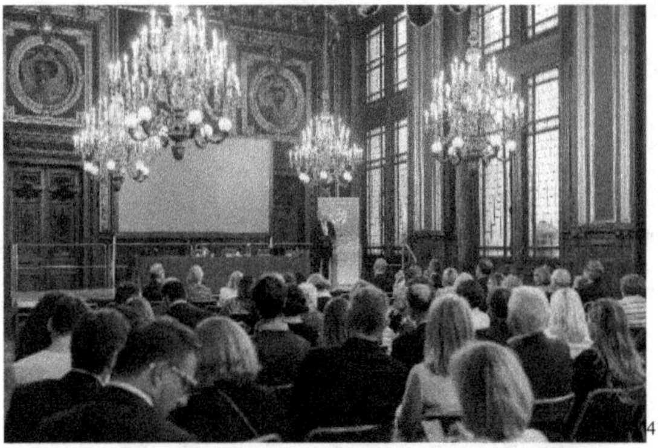
[417]

Séance inaugurale Entretiens de Garancière, Sorbonne, Paris, 2024.

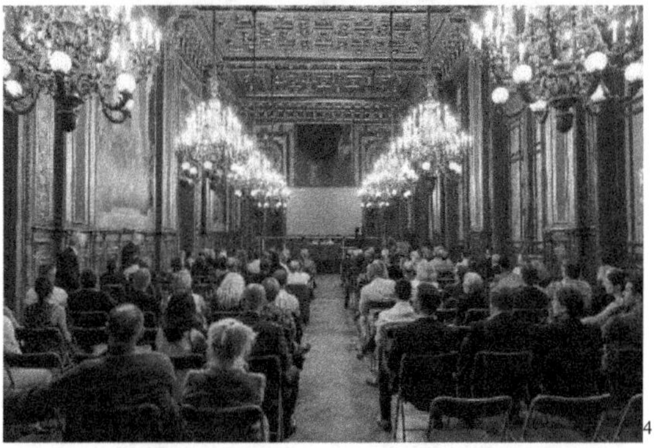
[418]

Séance inaugurale Entretiens de Garancière, Sorbonne, Paris, 2023.

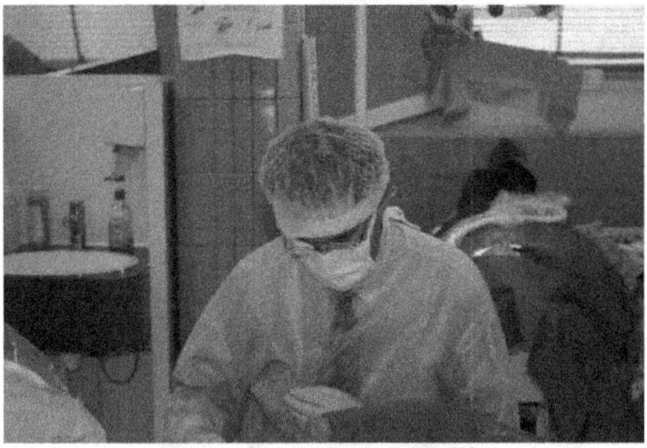

Démonstrations cliniques[419].

---

[417] Cf. A.U.O.G., communication personnelle, Paris, 2025, avec l'aimable autorisation de son président, le Pr Bernard Picard.
[418] Cf. A.U.O.G., communication personnelle, Paris, 2025, avec l'aimable autorisation de son président, le Pr Bernard Picard.
[419] Cf. A.U.O.G., communication personnelle, Paris, 2025, avec l'aimable autorisation de son président, le Pr Bernard Picard.

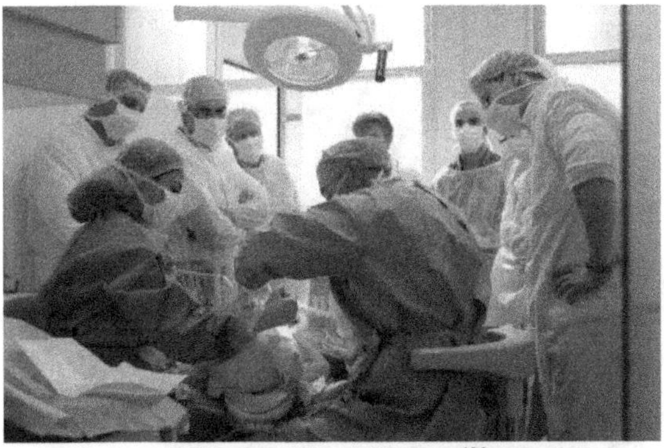

Démonstrations cliniques[420].

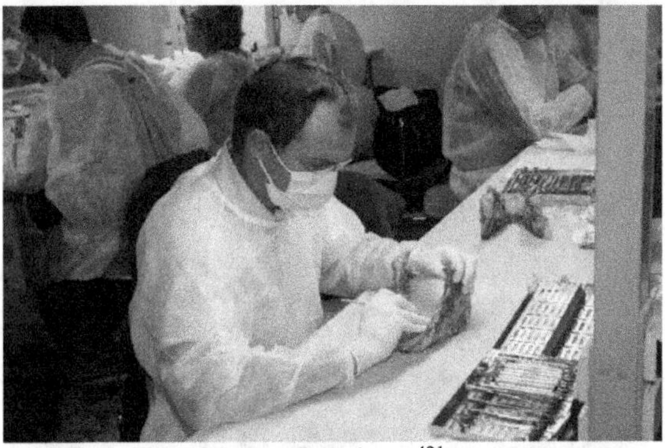

Travaux pratiques[421].

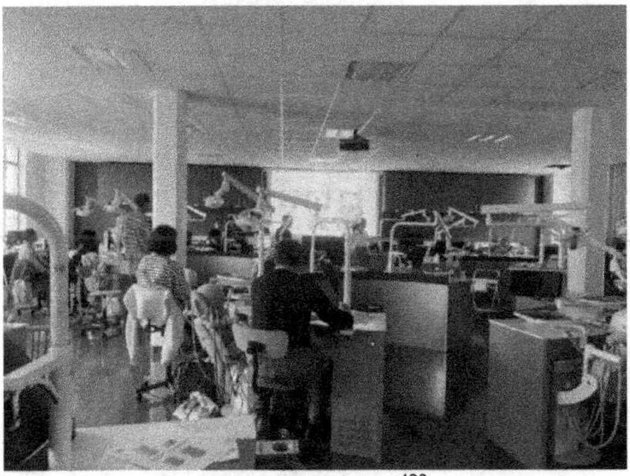

Travaux pratiques[422].

[420] Cf. A.U.O.G., communication personnelle, Paris, 2025, avec l'aimable autorisation de son président, le Pr Bernard Picard.
[421] Cf. A.U.O.G., communication personnelle, Paris, 2025, avec l'aimable autorisation de son président, le Pr Bernard Picard.
[422] Cf. A.U.O.G., communication personnelle, Paris, 2025, avec l'aimable autorisation de son président, le Pr Bernard Picard.

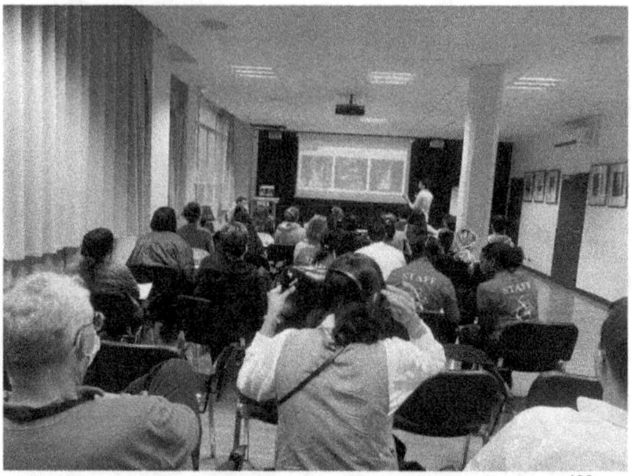

Démonstrations cliniques retransmises en direct[423].

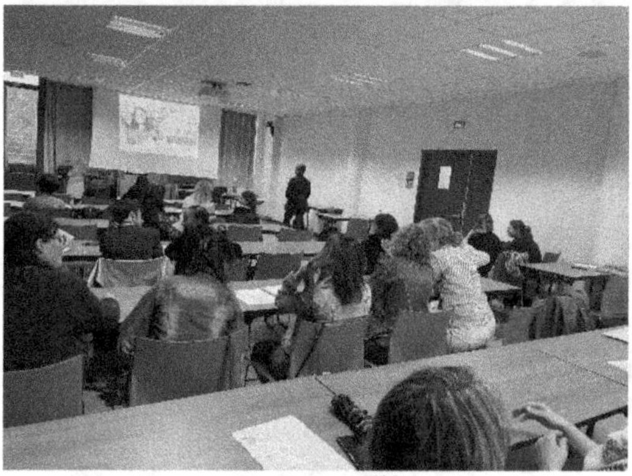

Conférences[424].

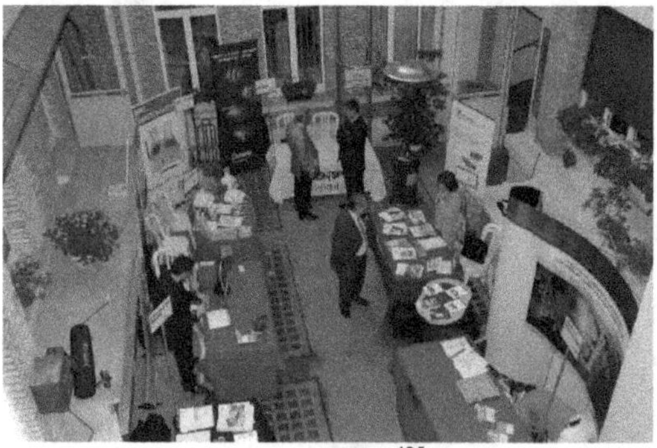

Des exposants[425].

423 Cf. A.U.O.G., communication personnelle, Paris, 2025, avec l'aimable autorisation de son président, le Pr Bernard Picard.

424 Cf. A.U.O.G., communication personnelle, Paris, 2025, avec l'aimable autorisation de son président, le Pr Bernard Picard.

425 Cf. A.U.O.G., communication personnelle, Paris, 2025, avec l'aimable autorisation de son président, le Pr Bernard Picard.

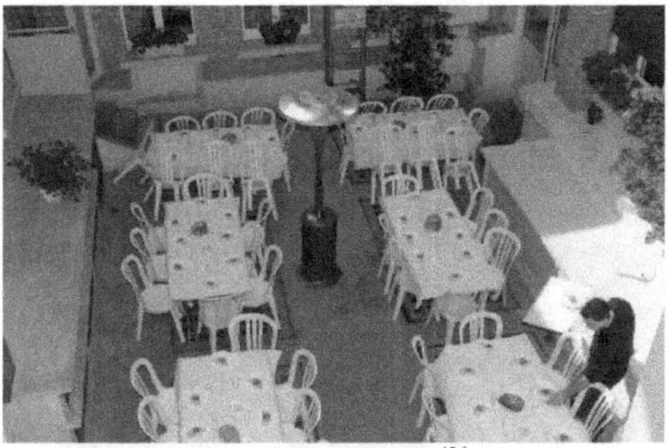

Des repas conviviaux[426].

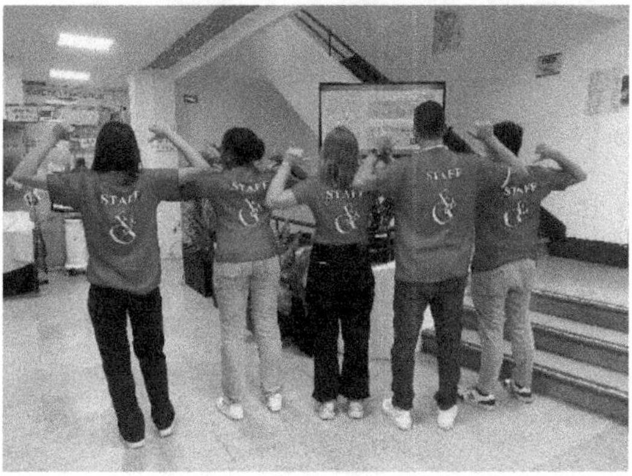

Un staff technique à toute épreuve[427].

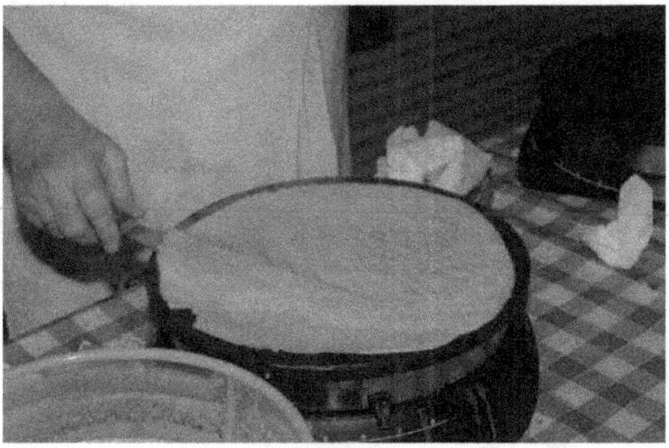

Traditionnelle soirée crêpes[428].

[426] Cf. A.U.O.G., communication personnelle, Paris, 2025, avec l'aimable autorisation de son président, le Pr Bernard Picard.
[427] Cf. A.U.O.G., communication personnelle, Paris, 2025, avec l'aimable autorisation de son président, le Pr Bernard Picard.
[428] Cf. A.U.O.G., communication personnelle, Paris, 2025, avec l'aimable autorisation de son président, le Pr Bernard Picard.

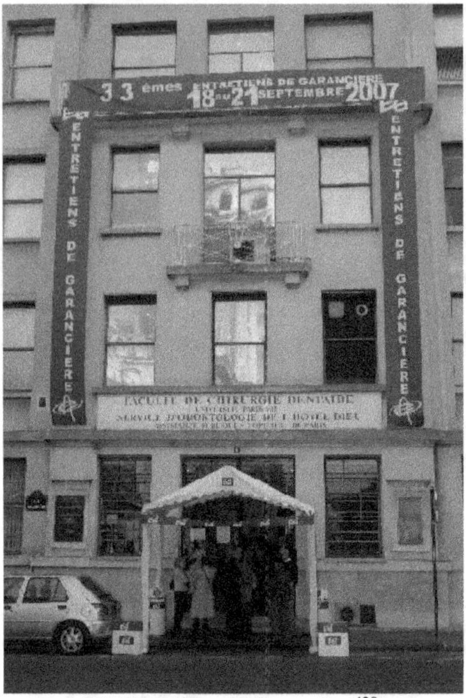

33es Entretiens de Garancière[429].

429 Cf. Pradelle-Plasse Nelly, communication personnelle, 2025, ©Nelly Pradelle-Plasse.

Liste des Directeurs de l'École et des Doyens de l'U.F.R.

. Institut odontotechnique de France (Directeur) - Création 1883
Dr Brasseur (1883-1889)
Dr Gaillard (1889-1890)
M. Damain (1890-1892)

. École odontotechnique de Paris (Directeurs) – Changement de nom 1892 (statut d'utilité publique)
M. Damain (1892-1899)
Dr Quedot (1899-1910)
Dr Siffre (1910-1913)
Dr Lebedinsky (1914-1919)
Dr Léon Frison (1919-1948)
Dr Elie Fourquet (1948-1951)
Dr Pierre Pelletier-Dutemple (1951-1953)

. École odontologique de Paris (Directeurs) – Changement de nom 1953
Dr Pierre Pelletier-Dutemple (1953-1972)
(Statut d'École nationale de chirurgie dentaire à partir de 1965).

. U.E.R. Odontologie Paris VII (Doyens) – Évolution 1973
Dr Pierre Pelletier-Dutemple (1973-1975)
Pr Guy Penne (1975-1982)
Pr Nadine Forest (1982-1984)

. U.F.R. Odontologie Paris VII (Doyens) – Évolution 1984
Pr Nadine Forest (1984-1987)
Pr Patrick Girard (1987-1999)
Pr Marie-Laure Boy-Lefèvre (1999-2009)
Pr Robert Garcia (2009-2017)
Pr Ariane Berdal (2017-2021)

. U.F.R. Odontologie Université Paris Cité – Création 2021, issue de la fusion de Garancière (Paris VII) et Montrouge (Paris V)
Pr Vianney Descroix (2021-)

Par ces quelques mots, le Doyen actuel, le Pr Vianney Descroix, se rappelle de son arrivée : *« Je suis arrivé au 5, rue Garancière en 1995, poussé par une force occulte qui m'avait déjà fait m'inscrire à la Faculté de médecine, deux ans auparavant sans motivation et encore moins de vocation. J'étais là comme j'aurais pu être en fac de droit ou de psycho. Et comme je ne crois pas au hasard, trente ans plus tard, je me dis encore que c'est bien là que je devais être. Cette institution et les gens qui la peuplent, étudiants, administratifs, enseignants doivent être bien accueillants pour que je sois resté ainsi, au même endroit, trente ans de suite, jusqu'à avoir l'immense honneur de diriger la Faculté de chirurgie dentaire de Paris. Mon parcours en son sein est une rencontre. D'abord avec les étudiants de ma promo pour qui je garde une vraie et sincère tendresse, ensuite avec mes patrons qui, sauf un, en l'occurrence Jean-Michel Sautier, ont tous été des patronnes : Nadine Forest, Ariane Berdal, Marie-Laure Boy-Lefèvre. Ces rencontres ont façonné, étayé et modelé le professionnel que je suis aujourd'hui. Je n'aurai jamais assez de gratitude pour les en remercier. À 50 ans, après avoir passé trente ans de ma vie à Garancière, je sais que c'est pour et par la préservation du bien commun que mon existence professionnelle prend tout son sens. »*

Conclusion

Les derniers mots de ce livre reviennent au Pr Albert A. Clément, ancien président de l'Association de l'École Odontologique de Paris. Ils ont été écrits le 23 avril 1982 et figurent dans le fascicule dédié au « Centenaire de Garancière (1882-1982) » publié par la Faculté du même nom.

« Dans cette optique, notre Association, en étroit accord avec la Faculté et le Centre de Soins, a fondé en 1975, sous l'impulsion du Doyen Guy Penne, les « Entretiens de Garancière ».

En 1982, ces « Entretiens » se déroulent pour la 8e année consécutive et ne cessent de se développer.

Il faut savoir encore que notre Association prête actuellement son concours à différentes sections de la Faculté dans la mesure de ses possibilités et organise des séances scientifiques, communes à d'autres Sociétés.

Elle apporte une aide non négligeable à des antennes d'enseignement et de recherche qui ont été, ou restent liées à la Faculté. Notamment, au laboratoire de Biologie et Matières Fondamentales de la Faculté de Chirurgie Dentaire son effort dans le même esprit, cet esprit « Garancière », qui l'anime et que nous souhaitons voir se perpétuer encore bien des années.

Nous pensons aussi que notre Association a toujours été, et reste fidèle à l'idéal de ses fondateurs, formulé par l'un d'eux : le Docteur Brasseur dès 1879 : « Élever le niveau moral et scientifique de la profession dentaire en France. » »

Aujourd'hui, l'Association a plus d'un siècle d'existence, elle est reconnue d'utilité publique. Les enseignants actuels revendiquent toujours cet esprit Garancière. Les Entretiens de Garancière ont 50 ans. Ils ne cessent de prospérer et sont reconnus en France, et à l'étranger. La tradition est respectée et commémorée.

Remerciements

Ma gratitude va au Dr Steve Toupenay, enseignant de l'U.F.R. d'Odontologie, pour sa confiance en moi. J'espère en avoir été digne. Elle s'adresse aussi à la Dr Nelly Pradelle-Plasse, également enseignante, pour son aide, sa disponibilité et sa gentillesse. Merci au Pr Bernard Picard, président de l'A.U.O.G. pour son apport précieux.
Mes remerciements concernent également bien évidemment la Dr Ava Bismuth Pariente qui m'a fait confiance dans la publication de sa thèse de doctorat. Sans oublier aussi les membres de son jury de thèse de doctorat. À savoir : le Pr Vianney Descroix (président), le Dr Philippe Gateau (directeur), le Dr Jean-François Nguyen (assesseur), la Dr Hélène Range (assesseur), la Dr Justine Scaviner (assesseur), la Dr Bouchra Sojod (assesseur), le Dr Eliott Zaghroun (assesseur).
À toute l'équipe enseignante de l'U.F.R. d'Odontologie, à son Doyen, ma reconnaissance profonde. Ce livre est pour vous. Merci aussi aux enseignants qui ont joué le jeu du questionnaire.
Un grand merci à M. Grégory Aupiais pour son aide inestimable.
Bon anniversaire à l'A.U.O.G. qui fête les 50 ans des Entretiens de Garancière cette année (2025) ! Merci aux enseignants d'avoir livré, par leurs témoignages, des moments uniques des Entretiens de Garancière et d'avoir placé cet ouvrage commémoratif à échelle humaine. Merci à Mme Cartier pour sa disponibilité et son aide précieuse.
Mes remerciements aux Éditions L'Harmattan qui ont rendu ce projet envisageable, puis possible.

Bibliographie

Livres

Anonyme, *à la mémoire du Docteur Charles Godon : président fondateur de l'École Dentaire de Paris, officier de la Légion d'honneur, Maire-Adjoint du VIIIe arrondissement, 12 septembre 1854-20 mai 1923*, Impr. Ch. Hérissey, Évreux, 1923, 91 p.

Augier Sylvie, *Les chirurgiens-dentistes français aux Armées pendant la Première Guerre mondiale (1914-1918), Organisation d'un service dentaire et stomatologique*, Thèse Doct. Chir. Dent., Lyon I, 1986.

Caliot Vincent, *Rôle des chirurgiens-dentistes français aux Armées durant la Première Guerre mondiale (1914-1918)*, Thèse Doct. Chir. Dent., Bordeaux II, 1993.

Cecconi L. J., *Notes et mémoires pour servir à l'Histoire de l'Art Dentaire en France*, L'Expansion (éd.), 1959.

Corlieu Auguste, *Centenaire de la Faculté de médecine de Paris (1794-1894)*, Alcan – Baillère – Doin – Masson (éd.), Paris, 1896.

Delaporte Sophie & Audouin-Rouzeau Stéphane, *Les carnets de l'aspirant Laby, médecin dans les tranchées*, Bayard (éd.), Paris, 2001.

Delaporte Sophie, *Les médecins dans la Grande Guerre 1914-1918*, Bayard (éd.), Paris, 2003.

Delaporte Sophie, *Gueules cassées de la Grande Guerre*, Paris, Agnès Viénot (éd.), 2004.

Domeck François-Éric, *Les « Gueules cassées » de la Grande Guerre. Réhabilitation prothétique et chirurgicale : vers une identité retrouvée*, Thèse Doct. Chir. Dent., Lille 2, 2006.

Dupont Michel, *Dictionnaire historique des médecins dans et hors de la Médecine*, Larousse (éd.), Paris, 1999.

Durand Pierre, *Danielle Casanova, l'indomptable*, Messidor (éd.), Paris, 1990.

Ennis John, *The Story of the Fédération Dentaire Internationale (1900-1962)*, FDI (ed.), Londres, 1967.

Fernagut André, *Les corps enseignants de l'École dentaire de Paris : quelques corps enseignés et des dessins humoristiques*, Le François (éd.), Paris, 1920.

Ferret-Dussart Karine, *La chirurgie maxillo-faciale à travers l'histoire*, Paris, Glyphe et Biotem (éd.), Coll. Société, histoire et médecine, 2004.

Hautval Adélaïde, *Médecine et crimes contre l'Humanité*, Actes Sud (éd.), Arles, 1991.

Jamin Sophie, *Le dentiste français pendant la Seconde Guerre mondiale*, Thèse Doct. Chir. Dent., Rennes, 2011.

Kersaint Georges, *Antoine-François de Fourcroy (1755-1809). Sa vie, son œuvre*, du Muséum (éd.), Paris, 1966.

Konieczny Bruno, *Le chirurgien-dentiste dans le service de santé des armées françaises durant les guerres modernes*, Nantes, Thèse Doct. Chir. Dent., 1992.

Lamendin Henri, *Praticiens de l'art dentaire du XIVe au XXe siècle*, L'Harmattan (éd.), Collection Médecine à travers les siècles, Paris, 2007.

Lamendin Henri, *De l'art dentaire à d'autres arts*, L'Harmattan (éd.), Collection Médecine à travers les siècles, Paris, 2007.

Larcan Alain & Ferrandis Jean-Jacques, *Le service de santé aux armées pendant la Première Guerre mondiale*, Paris, LBM (éd.), 2008.

Lemaire Jean-François, *Napoléon et la médecine*, François Bourin (éd.), Paris, 1992.

Lunel Alexandre, *La Maison médicale du Roi*, Champ Vallon (éd.), Collection Époques, Paris, 1828.

Milleliri Jean-Marie, *La médecine militaire en cartes postales 1880-1930*, Bernard Giovanangeli (éd.), Paris, 2003.

Morgenstern Henri, *Les dentistes français au XIXe siècle*, L'Harmattan (éd.), Collection Médecine à travers les siècles, Paris, 2009.

Œuvre collective, *Science et dévouement. Le service de santé – La Croix-Rouge – Les œuvres de solidarité de guerre et d'après-guerre*, Paris, Quillet (éd.), 1918.

Paris-Musées, *Destination Auschwitz des déportés tatoués*, Musées de la ville de Paris (éd.), Paris, 2002.

Riaud Xavier, *La pratique dentaire dans les camps du IIIe Reich*, L'Harmattan (éd.), Collection Allemagne d'hier et d'aujourd'hui, Paris, 2002.

Riaud Xavier, *L'influence des dentistes américains pendant la Guerre de Sécession (1861-1865)*, L'Harmattan (éd.), Collection Médecine à travers les siècles, Paris, 2006.

Riaud, Xavier, *Les dentistes, détectives de l'histoire*, L'Harmattan (éd.), Collection Médecine à travers les siècles, Paris, 2007, 178 p.

Riaud, Xavier, *Étude de la pratique odontologique et de ses déviances dans les camps de l'Allemagne nazie*, Thèse Doct. Épistémologie, Hist. Sciences & Techniques, Nantes, 2007.

Riaud Xavier, *Première Guerre mondiale et stomatologie : des praticiens d'exception...*, L'Harmattan (éd.), Collection Médecine à travers les siècles, Paris, 2008, 220 p.

Riaud Xavier, *Quand la dent mène l'enquête...*, Paris, L'Harmattan (éd.), Collection Médecine à travers les siècles, 2008.

Riaud Xavier, *Pionniers de la chirurgie maxillo-faciale (1914-1918)*, Paris, L'Harmattan (éd.), Collection Médecine à travers les siècles, 2010.

Riaud Xavier, *Dentistes héroïques de la Seconde Guerre mondiale*, L'Harmattan (éd.), Collection Médecine à travers les siècles, Paris, 2011.

Riaud Xavier, *Aux origines de l'Odontologie médico-légale, des « Sherlock Holmes » français*, L'Harmattan (éd.), Collection Médecine à travers les siècles, Paris, 2022.

U.F.R. d'Odontologie de Garancière, *Centenaire (1882-1982)*, Paris, 1982.

Mme Villain Georges, *Georges Villain (1881-1938), In Memoriam*, Paris, n°864/1000, 1947.

Articles

Anonyme, « Garancière est en deuil », in *L'Information dentaire*, 19/02/2020, n°7, www.information-dentaire.fr.

Anonyme, « Julien Philippe », in *L'Information dentaire*, https://www.information-dentaire.fr, 30/10/2017.

Anonyme, « Pierre Machtou », in *www.styleitaliano.org*, 2025.

Aupiais Grégory, Benaphtali Sacha, David Sarah, Elshoubri Morgan, Huang Samuel & Miaci Amina, « Garancière 14-18 », in L'Information dentaire, 20/05/2015, 20 : 23.

Aupiais Grégory & Ruel-Kellermann Micheline, *« Le Musée de l'art dentaire de Garancière. »*, in L'Information dentaire, 06/10/2021, 34 : 54-55.

Aupiais Grégory & Ruel-Kellermann, « La malédiction des musées dentaires parisiens », in *L'Information dentaire*, 06/11/2024, 38 : 40-43.

Baron Pierre, « Dental Practice in Paris », in *Dental Practice in Europe at the End of the 18th Century*, sous la direction de Christine Hillam, Rodopi (ed.), Amsterdam, 2003.

Baron Pierre, « Politique et odontologie », in *L'Information dentaire*, 08/04/2009, n° 14, p. 729.

Benmansour Alain, « Cent ans d'histoire des chirurgiens-dentistes militaires français », Revue historique des Armées, 2003 ; 231 : 106-119.

Berck R., « Étude historique de l'identification par les dents en France », in *Bull. Off. Ordre Nat. Chir. Dent.*, 1988 ; 2 : 6-10.

Boehm-Hurez Christine, « Roger O'Meyer », in Historique – CEO ortho, https://ceoortho.fr, 2024.

Bulletin des lois de la République française, 1er semestre 1892, pp. XIV, 1135, 1633.

Caron Philippe, « La législation des arts de guérir au début du XIXe siècle », in *Actes de la SFHAD*, 1995 : 13-16.

Ferrandis Jean-Jacques, « Le Service de santé durant la bataille de Verdun », in *Histoire des Sciences médicales*, avril-mai-juin 2002, 36(2) : 153, 156.

Journal officiel de la République française du 29/03/1892, pp. 1629-1630.

Journal officiel de la République française du 01/12/1892, pp. 5749-5751.

Journal officiel de la République française, publié à Alger, du 21/10/1943, p. 212.

Journal officiel de la République française du 17/10/1944, pp. 411-412.

Journal officiel de la République française du 28/09/1945, pp. 6083, 6088.

Klewanski Pierre, « Le professeur Jean-Jacques Barelle – L'itinéraire d'une vie exemplaire », in *Objectif Paro*, mars 2011 ; 25 : 37.

Lecomte Olivier & Tristan D., « Les praticiens des armées dans l'histoire de l'art dentaire », Médecine et armées, 2010 ; 38 (5) : 469-476.

Long François-Xavier, « Les blessés de la face durant la Grande Guerre : les origines de la chirurgie maxillo-faciale », *Histoire des Sciences médicales*, avril-mai-juin 2002, 36 (2) : 178-183.

Riaud Xavier, « Anecdotes dentaires présidentielles et politiques », in *Indépendentaire*, n°99, juin 2012, pp. 84-85.

Roy Maurice, « Georges Villain, sa vie, son œuvre », in *L'Odontologie*, 1938.

Viel Claude, « Antoine-François de Fourcroy (1755-1809), promoteur de la loi de Germinal an XI », in *Revue d'histoire de la pharmacie*, 2003 ; n° 339 : 377-394.

Sarazin Jacques, « Les médecins et la bataille de Verdun 21 février-16 décembre 1916 », in *Histoire des Sciences médicales*, avril-mai-juin 2002, 36(2) : 142.

Sites Internet

Amicale de Châteaubriant-Voves-Rouillé, « Puybouffat Roger », in *http://www.amicale-chateaubriant.fr*, sans date, pp. 1-2.

Anonyme, « Histoire de l'U.F.R. /Odontologie – Université Paris Cité », in *https://u-paris.fr*, sans date.

Anonyme, « Un Président pour les « Gueules cassées » », in *www.curieuseshistoires.net*, 2017.

Anonyme, « Pierre Machtou », in *www.styleitaliano.org*, 2025.

Aupiais Grégory, « Garancière, un lieu de savoir, de mémoire et d'histoire », in *Musée de l'art dentaire – U.F.R. Odontologie Garancière, https://museedentairegaranciere. wordpress.com*, sans date.

Baron Pierre, « François Vidal (1922-2001) », in *https://numerabilis.u-paris.fr*, 2009.

Dosso Diane, « Godon Edouard Charles, Docteur », in *cths.fr*, 2014 (en ligne, consulté le 05/07/2017).

Durand Jean-Pascal, « L'enseignement de la chirurgie dentaire : Charles Godon, le savoir-faire et le faire savoir », in *Actes de la Société française d'histoire de l'art dentaire*, 2016 ; 21 : 34-39.

Feltgen, « Antoine François de Fourcroy », in *CHU – Hôpitaux de Rouen*, séance du 16 mars 1994, www3.chu-rouen.fr, pp. 1-15.

François Martine & al., « Brouardel, Paul Camille Hippolyte », in *cths.fr*, 2006.

Grison Emmanuel, « Fourcroy », in *Bulletin de la Société des amis de la bibliothèque de l'École polytechnique*, avril 2000, vol. 23, http://www.sabix.org, pp. 1-5.

https://academiedentaire.fr, « Nadine Forest », 2019.

https://aonews-lemag.fr, *« AO News a rencontré le Pr Bernard Picard »*, n° 44, septembre 2021.

http://cths.fr, *Fourcroy Antoine François*, 2010, pp. 1-2.

https://entretiensgaranciere.fr.

http://fr.wikipedia.org, *Antoine-François Fourcroy*, 2010, pp. 1-3.

https://fr.wikipedia.org (a), *Décret d'Allarde*, 2015.

https://fr.wikipedia.org (b), *Loi Le Chapelier*, 2015.

http://fusilles-40-44.maitron.fr, « Casanova Danielle », 2007-2020.

http://fusilles-40-44.maitron.fr, « Paulin Georges », 2007-2020.

https://lemonde.fr, *Mme Nadine Forest est élue présidente de l'Université de Paris VII*, 26/03/1987.

http://www.curagiu.com (a), *Danielle Casanova – Danielle déportée le 21 janvier 1943 à Auschwitz sous le matricule 31655*, sans date, pp. 1-13.

http://www.curagiu.com (b), *Danielle Casanova – De Vincentella à Danielle*, sans date, pp. 1-13.

https://www.elysee.fr, *« Sadi Carnot/Élysée »*, 2022.

https://www.senat.fr, *Penne Guy*, 2025.

https://www.whoswho.fr, *« Guy Penne »*, 2024.

Landru Philippe, « Fourcroy Antoine de (1755-1809) », in *http://www.landrucimetieres.fr*, 2008, p. 1.

Legent François, « Une brève histoire de la stomatologie », *in https://www.biusante. parisdescartes.fr.*, 2012.

Morin Gilles, « Penne Guy, Georges », in *https://maitron.fr/spip.php?article158963*, 2014.

Paulin Jérôme & Paulin Michel, « Biographie express », in *http://www.georgespaulin-lesite.com*, 2006.

Paulin Jérôme & Paulin Michel (a), « Le styliste automobile », in *http://www.georgespaulin-lesite.com*, 2006.

Paulin Jérôme & Paulin Michel (b), « L'inventeur du coupé-cabriolet », in *http://www.georgespaulin-lesite.com*, 2006.

Paulin Jérôme & Paulin Michel (c), « Le combattant de la liberté », in *http://www.georgespaulin-lesite.com*, 2006.

Pierre Fauchard Academy (PFA), « Dr Charles Edouard Godon », in *https://www.fauchard.org*, Logan, USA, 2017 (en ligne, consulté le 05/07/2017).

Puybouffat-Merrien Rose, « Roger Puybouffat, dentiste au camp de Choisel en 1941 », in *Journal La Mée*, Châteaubriant, 2008.

Riaud Xavier, « Hommage à l'action de Georges Villain (1881-1938), professeur à l'École dentaire de Paris, pendant la Grande Guerre », in *Académie nationale de chirurgie dentaire*, http://www.academiedentaire.fr, 2014, pp. 1-10 (en ligne, consulté le 16/08/2017).

Rousseau Claude, « L'École dentaire de France et l'Institut odontotechnique de France de la rue de l'Abbaye », in *Histoire de l'aménagement opératoire du cabinet dentaire*, www.biusante.parisdescartes.fr, Actes de la Société française d'histoire de l'art dentaire, 1996.

Rousseau Claude, « Les cabinets de Louis-Maurice Champagne et Louis Cheurlin – L'antisepsie, le mobilier et l'éclairage électrique », in *Histoire de l'aménagement opératoire du cabinet dentaire*, www.biusante.parisdescartes.fr, Actes de la Société française d'histoire de l'art dentaire, sans date (en ligne, consulté le 10 et 11/08/2017).

Rousseau Claude, « Henri Petit, créateur d'un cabinet des années 1900, dentiste de l'ambulance 1/44 pendant la Grande Guerre », in *Actes de la Société française d'histoire de l'art dentaire*, http://www.biusante.parisdescartes.fr, pp. 1-7.

Sanz Javier, Bermejo Miguel Ángel López, « Naissance de la Fédération dentaire internationale, FDI, 1900, Paris », in *Actes de la Société française d'histoire de l'art dentaire*, 2009 ; 14 : 60-62.

Union des Blessés de la Face et de la Tête, « Colonel Picot (1862-1938), président fondateur des « Gueules cassées » », in *www.gueules-cassées.asso.fr*, 2019.

Vidal François, « Regards sur l'histoire de l'art dentaire de l'époque romaine à nos jours », in *www.academiedentaire.org*, 2007, pp. 1-32.

www.academiedentaire.org, *Historique*, sans date, p.1.

Zimmer Margueritte, « Petite Histoire de l'Art dentaire : des origines à nos jours - De 1910 à 1920 », in *Actes de la Société française d'histoire de l'art dentaire*, http://www.biusante.parisdescartes.fr, sans date (consulté : 28/03/2008).

Centres d'archives, musées
Association universitaire d'Odontologie de Garancière (A.U.O.G.), Paris, 2024-2025.

Bibliothèque interuniversitaire de Santé (BIUS), communication personnelle, Paris, 2008, 2010, 2017, 2020.

Direction de la Bibliothèque et des Archives du Sénat, Paris, 2025.

Fondation Napoléon, « Fourcroy Antoine-François, comte de (1755-1809), chimiste, conseiller d'État », in *http://www.napoleon.org*, 2008, pp. 1-3.

Bibliothèque nationale de France, *Statuts de l'A. E. C.*, Cote 8-T7-1659, N. C., 1892.

Bibliothèque nationale de France (BNF), Paris, 2007, 2017.

Cimetière du Père-Lachaise, Paris, 2017.

F. N. D. I. R. P., Paris, 2003.

Musée de l'Assistance publique – Hôpitaux de Paris, Paris, 2017.

Musée du service de santé des armées au Val-de-Grâce, Paris, 2006.

Panstwowe Muzeum Auschwitz, Oswiecim, Pologne, 2002, 2003 et 2009.

Union des Blessés de la Face et de la Tête (U. B. F.), Paris, 2006.

Collections privées
Aronis Henri, collection, privée, 2025.

Aupiais Grégory, collection privée, 2025.

Fromentin Olivier, collection privée, 2025.

Maheu Alain, manuscrit inédit de son père, le Dr René Maheu, Saint-Malo, 1999, 2003 (photos) et 2010.

Mainguy Henri, collection privée, 1995.

Pauchard Jean-Michel, Chartres, 2011.

Paulin Michel-Georges, 2008.

Petit Daniel, collection privée de Petit Henri, Nancy, 2006.

Pradelle-Plasse Nelly, communication personnelle, 2025.

Puybouffat-Merrien Rose, collection privée, Paris, 2010.

Riaud Xavier, collection privée, Nantes, 2024.

Toupenay Steve, collection privée, Paris, 2024 et 2025.

Table des matières

Structures éditoriales du groupe L'Harmattan

L'Harmattan Italie
Via degli Artisti, 15
10124 Torino
harmattan.italia@gmail.com

L'Harmattan Hongrie
Kossuth l. u. 14-16.
1053 Budapest
harmattan@harmattan.hu

L'Harmattan Sénégal
10 VDN SICAP AMITIE 3
BP 45034 Dakar-Fann
direction@senharmattan.com

L'Harmattan Cameroun
Tsinga/Derrière polyclinique FECAFOOT
BP 11486 Yaoundé
Jacques.koukam@harmattan.fr

L'Harmattan Burkina Faso
Villa 281, secteur 23 623, rue 14.32
Ouagadougou
zagbie@outlook.fr

L'Harmattan Guinée
Almamya, rue KA 028 OKB Agency
BP 3470 Conakry
harmattanguinee@yahoo.fr

L'Harmattan RDC
185, avenue Nyangwe
Commune de Lingwala - Kinshasa
matangilamusadila@yahoo.fr

L'Harmattan Congo
219, avenue Nelson Mandela
BP 2874 Brazzaville
deunovmikhael@gmail.com

L'Harmattan Mali
Immeuble Mgr Jean Marie Cissé
Aci Hamadallaye
BP 145 Bamako
syllaka@yahoo.fr

L'Harmattan Togo
Djidjole - Maison Amela
face EPP BATOME
02 BP 20680 Lomé
didieramela11@gmail.com

L'Harmattan Côte d'Ivoire
Résidence Karl - Cité des Arts
Abidjan-Cocody
03 BP 1588 Abidjan
harmattan.ivoire@gmail.com

L'Harmattan Bénin
Rue 604, (Immeuble à l'entrée
de la rue UCAO- Cite de Saint-Jean)
Cotonou
stepcorpus@gmail.com

Nos librairies en France

Librairie internationale
16, rue des Écoles
75005 Paris
librairie.internationale@harmattan.fr
01 40 46 79 11
www.librairieharmattan.com

Librairie des savoirs
21, rue des Écoles
75005 Paris
librairie.sh@harmattan.fr
01 46 34 13 71
www.librairieharmattansh.com

www.ingramcontent.com/pod-product-compliance
Lightning Source LLC
LaVergne TN
LVHW011500061026
849535LV00004BA/1146